科学出版社"十四五"普通高等教育本科规划教材

中国医学史

李 剑 主编

科学出版社

北 京

内 容 简 介

本教材是科学出版社"十四五"普通高等教育本科规划教材之一。本教材紧扣教学需要与时代脉搏,充分吸收改革开放以来最新研究成果,探索课程思政与中医药人文的有机融合。主要介绍中国医药学自起源至中华人民共和国成立后,各历史时期中医药发展的主要特色、学术成就和重大事件。

本教材主要读者对象为高等中医药院校各专业学生,也可作为广大中医药工作者及中医药爱好者的参考书。

图书在版编目(CIP)数据

中国医学史 / 李剑主编. —北京:科学出版社,2022.5
科学出版社"十四五"普通高等教育本科规划教材
ISBN 978-7-03-072193-8

Ⅰ. ①中… Ⅱ. ①李… Ⅲ. ①中国医药学-医学史-高等学校-教材
Ⅳ. ①R-092

中国版本图书馆 CIP 数据核字(2022)第 074884 号

责任编辑:鲍 燕 李 媛 / 责任校对:邹慧卿
责任印制:李 彤 / 封面设计:蓝正设计

科 学 出 版 社 出版
北京东黄城根北街 16 号
邮政编码:100717
http://www.sciencep.com

北京九州迅驰传媒文化有限公司 印刷
科学出版社发行 各地新华书店经销
*

2022 年 5 月第 一 版 开本:787×1092 1/16
2023 年 7 月第三次印刷 印张:11
字数:318 000
定价:**39.80 元**
(如有印装质量问题,我社负责调换)

编 委 会

编写说明

本教材为科学出版社"十四五"普通高等教育本科规划教材之一，是在习近平中国特色社会主义新时代发展中医药"传承精华　守正创新"思想的指导下，为贯彻落实《关于加快中医药特色发展的若干政策措施》、《国务院办公厅关于深化医教协同进一步推进医学教育改革与发展的意见》、《教育部关于一流本科课程建设的实施意见》（教高〔2019〕8号）、《高等学校课程思政建设指导纲要》（教高〔2020〕3号）和教育部《普通高等学校教材管理办法》（教材〔2019〕3号）等文件精神，由科学出版社组织编写的。主要介绍了中国医药学自起源至中华人民共和国成立后的发展历史。通过结合社会文化背景，构建中医药知识和技术体系形成与发展的主要历史脉络，对各历史时期中医药发展特色、著名医药学家学术成就、重要医药典籍核心内容、医药发展史上重大事件等均作了客观简明的阐述，展示了中国医药学的历史成就，揭示了中国医药学发展的历史规律。

本教材主要对象为高等中医药院校各专业五年制学生，也可作为广大中医药工作者及中医药爱好者的参考书。通过教学，使学生全面掌握中国医药学形成和发展历史，理解中国医药学的特色，提高学生思维能力和基本素质；使学生树立文化自信与学术自信，增强民族自豪感，巩固专业思想，为进一步学习其他中医药课程奠定基础。

本教材紧扣教学需要与时代脉搏，返本开新，语言精炼，探索课程思政与中医药人文的有机融合。每章设置了学习目标与思考题，绘有配套的思维导图，突出重点与难点，便于学生理解与教师考核。附有PPT等数字化资源，更好地服务于教学工作。在编写过程中，广泛采纳专家学者的宝贵建议，充分吸收改革开放以来历史学、考古学研究最新成果，继承和借鉴既往其他同类教材的优秀经验，补充了党的十八大以来中医药事业发展取得的新成就，改正了既往教材存在的五十余处讹误。如：智聪的国籍与赴日日期，"良医良相说"之源流，北宋校正医书局所刊行医书名录，明代医家兰茂的生卒年及《滇南本草》首见药物，清代医家吴瑭的字、号，等等。

本教材由编委会成员集思广益，共同编写。编委会人员来自全国中医药院校及部分医学院校的中医系共16家单位，他们大多长期在一线从事中国医学史教学，具备丰富的教学经验，在编写过程中充分发挥了各位编委之学术专长。具体分工如下：第一章由胡真、张净秋、严娜编写；第二章由刘渊、梁润英、梁飞编写；第三章由周俊兵、孙灵芝、程佩、赵健编写；第四章由陈蕾蕾、张建伟、王玲、马丹编写；第五章由陈凯佳、张净秋、王玲、张岚编写；第六章由周俊兵、赵健、马丹、张蕾编写；第七章由刘渊、严娜、张蕾、刘鹏编写；第八章由陈凯佳、张建伟、梁飞、张岚编写；大事年表由孙灵芝编写。第一至六章历史背景在小组编写的基础上由程佩进行修撰，第七章历史背景由程佩和李剑编写，第八章历史背景由李剑编写。周俊兵、程佩对全书文史知识进行了核实与校正。最后由李剑、肖雄对全书文稿、思维导图和教学 PPT 进行修订、规范与统稿。在此谨向各位编委老师致以谢忱！

由于我们编撰教材经验欠缺，书中或许仍存在疏漏之处，切望读者片纸录赐，以便再版时修订提高。

《中国医学史》编委会

2022 年 2 月

目　录

第一章 医药的起源

天地玄黄，宇宙洪荒。在具有 45 亿多年历史的地球上，中国是人类文明的重要发源地之一，也是有着辉煌的人类早期文明的国度。中国的原始社会，约从 170 万年前的云南元谋人开始，到公元前 2070 年夏朝建立前为止，经历了原始族群和氏族公社两个阶段。原始族群是人类最早的社会组织形式，是原始社会的低级阶段。这一时期，人类的生产力极低，原始人使用稍加敲打的石器，以采集植物的果实，挖取植物根茎和猎取鸟兽虫鱼为食，共同劳动，共同生活，依靠群体的力量而生存。这一时期，人类按其体质形态进化的程度，分为"猿人"和"古人"两个阶段。猿人阶段，人们就已经能够利用天然火。距今 20 万—5 万年前的"古人"阶段，是原始族群到氏族公社的过渡时期。这一时期的人类，已经能够根据不同的用途制作出不同类型的石器工具，并受打制石器摩擦生热的启发，发明了人工取火。

距今约 2 万年前，人类社会进入母系氏族公社时期。母系氏族公社是原始族群之后形成的以血缘为纽带的家族共同体。这一时期，妇女居于统治地位，血缘群婚与知母不知父是其婚姻家庭形态最基本的两个特点，人类的体质形态逐渐进化到"新人"阶段。母系氏族时期，人们已掌握了磨制、刮挖等修制石器的方法，做出了不同类型的砍伐器、尖状器和刮削器等生产工具。

距今 7000—5000 年，母系氏族公社进入繁荣时期，人类逐渐增多，其活动范围不断扩大，原始畜牧业与原始农业已经出现，制陶、纺织、木工等原始手工业也随之出现，人们普遍建筑了房屋，过着定居的生活。

距今约 5000 年，氏族部落先后进入父系公社时期。社会经济方面，原始农业和畜牧业取代采集与狩猎成为主要的经济形式，手工业发展为独立的生产部门，制陶技术的改进和冶铜业的出现，是其突出成就。婚姻形态从族外群婚逐步发展为相对固定的对偶婚，男子在经济生活中取代妇女发挥重要作用及对偶婚的出现，使其在氏族公社中占据支配地位，形成了世系按父系计算、财产按父系继承的父权制家庭。

原始社会末期，社会生产力发展到一个新阶段，劳动产品有了剩余，成为私有制产生的物质基础。同时，以交换为目的的商品生产的出现，又推动了社会分工和私有制的发展，最终导致原始社会的消亡，阶级社会的产生，人类历史进入奴隶社会。

原始社会是中国医药学的起源时期。这一时期医药的特点主要表现为：一是人类在寻觅和选择最基本的生存环境和措施时，积累了初步的卫生保健知识；二是人们在同疾病的抗争中，发现了某些植物、动物和矿物的治疗作用，制作出简单的医疗工具，初步摸索出一些应对病痛和不适的方法。

第一节　卫生保健的起源

"卫生"一词最早见于《庄子·庚桑楚》，其含义为"护卫生命""争取长生"。护卫生命，保持健康是动物求生的本能。当人类能直立行走、智力发展到一定程度，便在非生物学层面上与"动物"脱离开来，成为主观能动性远高于其他动物的"人类"。原始人类主观的卫生保健活动，从现存的遗迹、古籍记载中都可以找到明显的痕迹。卫生保健是伴随着人类社会的产生而出现的。从早期的茹毛饮血、风餐露宿，到后来的吃熟食、造房屋，人们的卫生保健意识从无到有，直至形成具体的措施和系统的方法，起源阶段是一个漫长的过程。我们无法确定某种具体的卫生保健措施的真正形成时间，只能从原始人吃、住、穿、日常活动、两性关系等方面长期演化的过程中去理解原始人是如何形成卫生保健意识，进而使之成为医学的重要组成部分的。

一、用火与食物

原始人类对火从恐惧和敬畏，从发现到利用，再到创造和使用，经历了漫长的演进过程。根据考古研究，已知最早的古人类——元谋人已经会使用火。在距今约50万年前的北京猿人洞穴中，有厚达6米的灰烬层，表明当时的人类不仅能使用天然火，还能有意识地控制火、保留火种。人类在长期劳动过程中，摩擦生火的经验逐渐累积起来，大约在山顶洞人出现（距今约3万年）之前，最终掌握了人工取火的方法。有关燧人氏"钻木取火"的传说，正是这一史实的反映。

火的使用，特别是人工取火的发明，对于人类自身进化和健康维护，都具有深远影响。恩格斯在《反杜林论》中写道："摩擦生火第一次使人支配了一种自然力，从而最终把人同动物界分开。"也就是说，人工取火、使用火，是人类主观能动性的反映和证明。火，使原始人不再惧怕黑夜，使他们能够克服严寒和抵御野兽侵袭，得以摆脱气候、地域和昼夜的限制，扩大生活领域。更重要的是，火的使用彻底改变了原始人茹毛饮血的饮食习惯，由生食转变为熟食，可对食物起到一定的消毒、杀菌作用，减少消化道疾病和寄生虫病的发生。《韩非子·五蠹》有相关记载："上古之世……民食果蓏蚌蛤，腥臊恶臭而伤害腹胃，民多疾病。有圣人作，钻燧取火以化腥臊，而民说之，使王天下，号之曰燧人氏。"此外，熟食易于消化，食物所含的优质蛋白更容易被人体吸收，从而为人类提供更多营养，促进人体发育和智力增长。

人工取火的发明，为热熨、灸法和汤药等治疗方法的产生提供了必要条件。此外，火的使用还使人类有了更好的尸体处理方法。考古工作者在甘肃临洮的新石器时代遗址中发现，当时的人们已经使用火葬，并把骨灰收藏在陶罐里，在一定程度上消除了尸体腐臭、传播疾病等不良影响。

二、居　　处

古代先民为躲避风雨和野兽侵袭，常常栖身于树上。当他们懂得构木为巢时，即进入了传说中的"有巢氏"时代。不少古籍都有古人构木为巢的记载，如《庄子·盗跖》《韩非子·五蠹》等。巢居虽然可以抵御野兽，但当电闪雷鸣、狂风暴雪时，在树上居住还是难以抵挡恶劣天气。于是，人类开始寻找和利用天然洞穴，改善了古代先民的居住环境。北京周口店的山顶洞穴、河南安阳的小南海洞穴、广东韶关马坝乡的狮子山洞穴等，都是古代先民穴居的遗址。《礼记·礼运》云："昔者先王未有宫室，冬则居营窟，夏则居橧巢。"大自然造就的洞穴，使原始人得以躲避风雨与野兽的侵袭。但是，潮湿等自然因素仍然严重影响他们的健康。考古发现，距今约八千年前，人们开始建造半地穴式的土窑、地窖，逐渐摆脱对天然洞穴的依赖。

进入新石器时代，随着生产力的提高，人们终于能够建造各种样式的房屋。中国南北方的地理环境、气候和可利用的建筑材料有很大的不同，因此南北房屋的差别也比较大。北方多为半地穴式建筑，南方多为干栏式房屋。北方以西安半坡村遗址为代表，室内地面土质干燥，有取暖防潮、烧煮食物的灶坑，透光通风的天窗；南方以河姆渡遗址为代表，房屋的底部架在木桩上，以抵御南方地势低洼、雨多潮湿、虫蛇较多的影响。

三、衣　　着

先民经历了长时期的裸身生活。后来，由于气候变化，为了御寒，他们开始用兽皮或者树皮直接遮裹身体。随着生产力的发展，先民逐渐学会缝制兽皮、树皮，制作较为复杂的衣服。在山顶洞人的遗址中发现钻孔骨针，表明当时的人类已能缝制衣服。穿着缝制的衣服比直接披裹兽皮或者树皮更保暖，行动起来也更方便。

考古人员在河姆渡遗址中发现有原始纺织用具，在西安半坡村遗址发掘出印有布纹的陶片和陶钵，在吴县草鞋山下发掘了麻布残片。这些发现表明，距今约六七千年前，人们开始用野麻做原材料，编织出平纹麻布，然后缝制衣物。除了考古实物发现，文字记载也证实了这一点。《淮南子·氾论训》载："伯余之初作衣也，緂麻索缕，手经指挂，其成犹网罗。"伯余是传说中最早织衣之人，他所处的年代距今大约 6900—6500 年。

古代先民从赤身裸体到用兽皮、树皮、羽毛等覆盖遮裹身体，再到穿上缝制的纺织衣服，衣着的改进不仅满足了审美需求，更是出于保暖、御寒、遮风、挡雨的实际需要。改进后的衣着，帮助人们抵御寒暑、防止虫蛇咬伤，增强了人对气候、环境变化的适应能力，减少了疾病的发生，是人类保健史上的重要一步。

四、舞　　蹈

原始社会后期，人们在狩猎归来、农业丰收和婴儿降生等重要时刻，会用舞蹈来表达欢乐、喜悦、崇敬之情。日积月累，人们发现舞蹈不仅能宣泄情绪、振作精神，还能消除疲劳，使身体畅快，甚至缓解某些疼痛。在不断的实践和探索中，一些舞蹈动作有了较为固定的套路，发展成为健身的运动疗法。相传在尧舜时代，人们已经知道舞蹈的健身作用。《吕氏春秋·仲夏纪·古乐》载："昔陶唐氏之始，阴多滞伏而湛积，水道壅塞，不行其原，民气郁阏而滞著，筋骨瑟缩不达，故作为舞以宣导之。"这段文字解释了人们心情抑郁、筋骨挛缩的原因，说出了解决方法，即用舞蹈来宣泄情绪、强壮身体。

原始舞蹈主要模仿飞禽走兽的不同姿态和动作。《尚书·益稷》载有"鸟兽跄跄""凤凰来仪"等舞蹈时的情形。后来，原始舞蹈中逐渐融入展现劳动场景和美化生活的动作，组成了有一定内容的舞蹈编排。青海大通县马家窑文化遗址出土的陶盆上就有较为具体的舞蹈形象。

在原始舞蹈基础上发展起来的导引疗法，成为运动疗法的重要来源。"导引"一词最早见于《庄子·刻意》："吹呴呼吸，吐故纳新，熊经鸟伸，为寿而已矣。此导引之士，养形之人，彭祖寿考者之所好也。"即通过导引吐出浊气，吸进清气，行气时的动作要像熊那样攀援悬吊，像鸟那样伸直腿脚。原始导引术的出现，为人类健康起到重要的预防和治疗作用。

五、婚　　配

原始社会，人类的婚姻形态随着社会的发展而不断演变，经历了以下几种阶段：杂婚，族内婚，族外婚和对偶婚等。

《列子·汤问》描述了原始社会早期的两性关系："男女杂游，不媒不聘。"彼时，两性关系杂乱无章，族群内部同血缘、不同辈分的两性关系时有发生，不利于后代的健康。随着采集、狩猎经济的发展以及劳动中按年龄分工的出现，原始人群开始分化。同时，在客观条件方面，不同年龄男女之间因生理条件悬殊所出现的反应，以及在主观精神方面的进步，人们开始排斥不同辈分之间的两性关系，进而过渡到同辈分兄弟姐妹之间的婚配，这种形式被称作"班辈婚"。因为同一个血缘家族，既是生产单位，又是通婚集团，所以该形式又被称为"族内群婚"。从"杂婚"到"班辈婚"的转变，促进了人类体质的改善和人类社会的发展。

兄弟姐妹之间长期的婚配繁衍，导致后代发育不良、先天疾病，甚至死婴，严重影响了种群的发展。随着人类活动范围的扩大，氏族部落间的接触增多，出现了不同血缘集团间男女的偶然结合，他们所生育的后代，往往比族内婚生育的后代更强壮健康。这一现象逐渐引起人们的关注，使婚姻形式开始由族内婚向族外婚转变。一个氏族里的男子只能以外族的女子为妻，女子也只能以外族的男子为夫；一个男子可以有一群妻子，一个女子也可以有一群丈夫。

父系氏族公社时期，男子开始取代女子在生活、生产中的支配地位，婚姻形态由交互群婚过渡到配偶相对固定的对偶婚，即：成对配偶在一定时间段内过着相对稳定的同居生活。到了原始社会解体阶段，随着生产力的发展和私有财产的积累，父亲要求由确定的婚生子女来继承财产。只有单偶婚生下的子女才能知母又知父，于是，对偶婚不得不让位于以一夫一妻制为特征的单偶婚。

从杂婚到单偶婚，这种婚姻形态的演变和进步，减少了遗传性疾病的发生，有利于人类身体素质的提高和健康繁衍。

第二节　医药知识的积累

健康是人类的共同追求。利用各种外物或手段护卫健康是中国人很早就开始的积极探索。原始社会时期，人们在长期的实践、积累、总结中，认识到某些植物、动物、矿物具有祛除病痛的作用，发明了一些简单的医疗工具，为中国医药学的发展奠定了实践基础。

一、药　物　知　识

药物是人类在长期生产、生活实践和抗争疾病的过程中发现并逐步发展起来的。我国的传统药物包括植物药、动物药、矿物药等。

关于药物的起源，自古就有"神农尝百草"的传说。《淮南子·修务训》载："古者，民茹草饮水，采树木之实，食蠃蚌之肉，时多疾病毒伤之害。于是神农乃始教民播种五谷，相土地宜，燥湿肥硗高下；尝百草之滋味，水泉之甘苦，令民知所辟就。"除了教民农耕，神农遍尝百草，曾经"一日而遇七十毒"。《史记·补三皇本纪》也记载有神农氏"作蜡祭，以赭鞭鞭草木。始尝百草，始有医药"，反映上古时期人们积极认识药物的过程中付出过生命的代价。

上古时期，人类采集各种野果、收集种子或挖取植物根茎充饥。在此过程中，不免因误食某些植物而出现呕吐、腹泻等不良症状，甚至导致死亡；也可能因食用某些植物使身体原有的痛楚减轻甚至消失；同食一种植物时，可能因摄入量的差异而出现不同感受。随着人类大脑的发育，人们开始关注和思索这些现象，从而逐渐认识了各种植物的治疗作用。

从采集食物到有目的地狩猎、捕捞动物，原始人得到了较多的兽类、鱼类及蚌蛤类食物，并逐渐发现某些动物的脂肪、内脏、骨骼、甲壳等具有食用价值和调整乃至改善人体的作用，从中积累了动物药知识。《山海经》中关于"何罗之鱼……食之已痈""有鸟焉……名曰鹠鹠……食之不饥"的记载，就是先民食用动物时发现动物药的证明。同时，人类长期与动物共存，偶见受伤的动物在进食某些植物后伤口痊愈，便会模仿试食，从而积累了部分药物知识，中药鹿衔草、淫羊藿等便是人类通过观察动物行为而认识的药物。

原始社会末期，人类对矿物的认识不断加深，又逐渐发现某些矿物具有某种特殊性能，例如朱砂能安神定志、石膏能退热、芒硝能泻下等，于是人类开始把矿物作为药物使用。先民在生产劳动中不断发现认识新的药物逐渐由感性认识上升到理性认识，初步形成了中药学知识体系。

二、外 治 法

外治法是指一切从体表施治的方法，如临床上常用的针灸、按摩、推拿，以及熨、熏、洗、擦、涂、敷贴等。人类社会早期，对疾病最直观的认识首先是外伤。考古发现，古人类的遗骸化石上，多见外伤形成的伤痕。人类学家经过考察分析，认为这些伤痕多是遭到尖状、圆状及长条状器物击打所导致的。外伤是原始人最常见的病症，也是最主要的死因之一。

原始人如何处理外伤已无文献可考。人类学家根据在部分原始部落观察到的情况推测，原始人在遭遇外伤时，会出于本能地用手压迫伤处，以缓解疼痛、压迫止血，从而形成最早的按压止血法。同时，原始人也可能会用苔藓、树叶、草茎、泥土、唾液等来涂抹伤口帮助止痛止血；或者用某种植物的茎、叶及其他一些植物纤维来包裹伤口，加强止血效果，防止伤口再次出血。这些简单的方法成为最早的外治法萌芽。久而久之，人们发现某些植物的叶、茎对伤口有特殊止痛、收敛或止血的作用，于是逐渐积累了用外敷药物或者涂抹药液药膏调整身体不适，乃至治疗疾患的经验。

上古时期，人类居住环境恶劣，当肢体某处发生疼痛或不适的时候，会出于本能不由自主地用手抚摸患处，经过按、揉、掐、摩等简单动作，起到散瘀消肿止痛的作用，使疼痛和不适好转。对于因过度的体力劳动所引起的肌肉僵硬、关节劳损，或因搏斗导致的骨关节折伤脱臼，揉按患处同样有利于身体的恢复。经过多次尝试，人类从这种本能的行为中逐渐总结出经验，形成了原始按摩疗法。而对于某些深度的不适或者骨关节的病痛，轻度的按摩不足以解决问题，便采取更有力量的推拿来帮助抚平关节、放松肌肉。轻度的按摩和用力的推拿各得其所，后世的按摩推拿术在两者相结合基础上发展起来。

随着生产工具的改进以及人们与疾病斗争经验的积累，古代先民还懂得了用兽角如牛角等刮擦人体皮肤，借助某些表面光滑的器具按刮身体，进行类似"刮痧"疗法。或者用类似陶罐、石块等物体，加热后紧贴人体的某个部位，以缓解人局部的不适，从而有了"热熨"的疗法。

外治法的不断丰富和完善，有效地拓展了中医药的治疗途径，提升了治疗效果。

三、针　灸

随着社会生产力的不断发展，人类认识水平的提高和实践能力增强，外治法也逐渐发展起来。特别是针灸疗法，以其独特的理论和技术，逐步成为中医学中最具特色的疗法之一。

针灸由"针"和"灸"两种方法组成，其历史悠久，源远流长，是古代先民较早运用的医疗手段。因缺乏更早的文字记载，探讨针灸疗法的起源，只能依据先秦时期零散的文献记录和考古发掘的文物加以探讨。

（一）针法

考古发掘的文物证实，针刺方法的运用可追溯到数万年乃至数十万年前的石器时代。当时恶劣的生存环境和条件，使原始人时常受伤，伤口感染化脓，导致疮疖痈疡等外科疾病很常见。这些疮疖痈疡恰巧偶然地被荆棘或尖石刺破，脓液排出，伤口不久便愈合了。人类对这种现象感到惊奇并开始效仿尝试。此外，关节、头部、四肢等发生剧烈疼痛时，古代先民可能会随手捡起石块挤按、敲打、撞击甚至刺破这些疼痛部位，收得意想不到的止痛效果。

旧石器时代，一些经过简单打磨的尖状石器既是生产用品，也是用以解除病痛的工具。到了新石器时期，随着加工技术的进步，人类能够制作出较为精致的石器，适用于点刺体表特殊部位的即称为"砭石"。《素问·异法方宜论》指出："东方之域……其病皆为痈疡，其治宜砭石。"东汉许慎《说文解字》解释说："砭，以石刺病也。"齐梁间全元起注《素问》时指出："砭石者，是古外治之法，有三名，一针石，二砭石，三镵石，其实一也。古来未能铸铁，故用石为针。"

砭石除用来刺病外，还可用于划破脓肿或者放血。为适应划破、穿刺甚至切割的需要，砭石被磨制出锐利的锋刃，所以，又被分为针石（有锋）或镵石（有刃）。原始社会后期，人类在熟练使用石块或者荆棘刺、骨针、竹针来划破痈肿、排脓、放血等手法的基础上，开始寻找和制造更加适合穿刺和切割的工具，砭石的形状也趋于多样化。新石器之后，人们学会了用动物骨骼和野生竹子、树枝做成类似石针的工具，相比石针更细致光滑。

（二）灸法

灸法是通过对人体某部位进行固定的温热刺激以调理身体、治疗疾病的方法。《说文解字》说："灸，灼也，从火。"灸法古称焫，意为燃烧。人类很早便开始用火取暖，寒冷的北方更是如此，故一般认为灸法产生于北方。《素问·异法方宜论》指出："藏（脏）寒生满病，其治宜灸焫，故灸焫者，亦从北方来。"

古代先民在用火取暖时，偶然发现身体部位被火轻微灼伤反而解除了某种病痛。这种情形启迪人们：温热烧灼或许可以治病。人们开始有意识地选用植物的茎叶燃烧，对局部进行温热刺激。为了保持热度，又尝试将植物包裹石块或砂土进行局部热疗。因寒冷潮湿而导致的关节痛，或因受寒而引起的腹痛等，都能借助热疗得到有效缓解。以此为基础，人们在不断探索中发明了灸法。长江流域的人们还利用艾叶易于燃烧、气味芳香、资源丰富、便于贮藏等特点，将艾叶作为灸治的原材料，使艾灸被广泛应用。

第三节　多种医药起源论

医药起源的争论由来已久，各种观点层出不穷。对这一问题的解答不仅关系中国古代医学史研究，相关探讨也对世界医学起源问题的阐释有着正面、积极的作用与影响。在诸多溯源结论中，医药源于圣人、源于巫、源于动物本能，最为学界所熟知，影响也最大。但从现代研究视角审视，医药起源问题非常复杂，绝非单一因素所能解释。

一、医源于圣人

医源于圣人的说法起源较早。春秋战国时代，诸子散文中就曾对圣人、早期人文始祖在医药方面的发明、发现有所论述。《韩非子·五蠹》中记载："上古之世，人民少而禽兽众，人民不胜禽兽虫蛇。有圣人作，构木为巢，以避群害，而民悦之，使王天下，号之曰有巢氏。民食果蓏蚌蛤，腥臊恶臭而伤害腹胃，民多疾病。有圣人作，钻燧取火以化腥臊，而民说之，使王天下，号之曰燧人氏。"有巢氏是中华人文始祖之一，他使上古先民摆脱了禽兽侵袭，在一定程度上改变了人们生活的环境，对预防疾病具有积极意义。而燧人氏在医学上的贡献更大，他改变了人们的饮食结构，促进了营养的吸收，改善了人的体质，也减少了疾病的发生和寄生虫的滋生。

后世关于医起源于圣人的记载颇多，西汉孔安国序《尚书》曰："伏羲、神农、黄帝之书，谓之三坟，言大道也。"晋代医家皇甫谧、唐代医家王冰等都将医药的起源追溯至伏羲、神农、黄帝等传说中的上古圣人，这些说法不断传播为后人熟知。

中国古代早期历史的记载，均为后代追溯，其中夹杂了大量的神话和传说。所谓"圣人""人文始祖"，是对早期人类社会曾经出现的英雄或杰出人物神化的结果，其中不乏将众多人物事迹归于一人的现象。他们不是某一具体历史人物的专名，而是某一特定历史阶段人群的代称。在探讨医学起源的过程中，不可否认大量杰出人物所起到的重要作用，不能忽视个人的价值；但另一方面，也要看到医学的发展经历了一个漫长的历史过程，从最初的萌芽到逐渐地发展，经过成千上万年，其间必然曾出现无数的失败与挫折，最终才形成今天的知识结构和理论框架，它绝不可能由某个人发明创造而完成。医药的起源与人类的起源相伴，医药发展的过程也与整个人类的历史密不可分。

二、医　源　于　巫

上古蒙昧时代，人们无法解释自然界、社会生活中的种种现象，对难以征服与驾驭的神秘力量由敬畏而生崇拜，认为其具有统摄一切的威力。这其中既包括自然现象，也包括人为想象出来的各种神灵鬼怪。人们力图沟通自然上天、神鬼灵怪，借助祈祷获得护佑。因此，原始社会后期，随着脑力劳动和体力劳动的分工，产生了"巫"这一社会角色。

早期的巫是少数拥有知识的人。除祭祀外，他们还精通占卜术与医药。巫能沟通天地，与神交接，在祭祀鬼神的宗教仪式中充当重要职务，故而成了统治阶层中的一员。

早期文本中对于巫与医药关系的神话记录，曲折地反映出二者之间的自然联系。巫确实掌握着医学知识，并不断积累、传递，发展着早期医学，巫与医也常常并称为"巫医"或"医巫"。繁体

"医"字的写法之一——"毉",便是以"巫"字作为其成字构件,这也从一个侧面反映出巫、医二者之间的密切关系。在历史上也确实存在巫医不分的一个时期。

随着科学技术的发展,医学的进步,理性意识的日趋强大,人的自我认知能力不断提升,人逐渐觉醒。此时,巫术作为带有神秘主义色彩的宗教、数术的代表逐渐与日趋科学理性的医学分道扬镳,各自沿着自身属性方向发展成为一种必然。

认识巫在早期医学发展中的作用与价值的同时,也要承认其在医学发展过程中所起到的消极甚至是阻碍作用。巫与早期医药虽有着紧密的关联,但这绝不是说医药的起源就应当归结于巫,否则不仅犯了以偏概全的错误,也忽视、抹杀了医与巫的本质差别。

三、医源于动物本能

动物常常会出现借助自然界的物质解除病痛以及自救的现象。唐代张鷟在《朝野佥载》记载:"医书言,虎中药箭食清泥;野猪中药箭豗荠苨而食;雉被鹰伤,以地黄叶帖之。又礜石可以害鼠,张鷟曾试之,鼠中毒如醉,亦不识人,犹知取泥汁饮之,须臾平复。鸟兽虫物犹知解毒,何况人乎!"古今中外,动物自救的方法林林总总,为世人所习见,自然便会将其与自身的医药实践进行勾连想象,从而产生了医药源于动物本能之说。

人具有动物的属性,也自然具有动物自救的本能特点,从这个意义上讲,人与动物是一致的。随着人类自身进化的逐步完善,早期社会实践的不断深化,自救本能已经无法满足人们的要求,现实疾病与伤害所带来的困扰与打击亟待解决,人们开始从无意识到逐步有意识地探索祛除、医治疾病与痛苦的方式方法,而这从本质上就有别于动物的自救本能。伴随着经验的积累和人们思维能力的提高,相关知识不断储备,实践经验不断丰富,医药也从零星知识搜集,简单实践,逐渐向经验总结和理论指导方向迈进,医学也在这一基础上逐渐形成。另外,从动物自救与医药实践的差异来看,动物自救完全是一种本能反应,动物对其中的科学原理毫不知晓,也并不能够从这一现象中挖掘出系统的理论进一步指导医疗实践,推进医学的发展。而医药实践则需要从简单的现象,经验的积累上升到理性的思考探究,规律的总结,进而发现科学原理从而推进更深层次的认知与探索,其目标是要最终发现生命的规律与医治疾病的方法。所以,可以说动物本能对医药的起源具有一定的意义,但决不能认为医药起源于动物本能。

无论是医源于圣人,源于巫,还是源于动物本能,对于医药起源问题目前的各种分析尝试与所得结论,都不能成为定论。但要看到,这些看似片面的说法,为世人揭开医药起源之谜提供了多重视角以及颇为丰富的线索资料,为进一步深入分析这一复杂问题提供了有益的尝试和宝贵的经验。医药起源问题的最终解决,涉及相当多的学科领域,需要不同学科的交叉配合,它绝不是医学史这一门学科所能独立完成的。目前考古发现的遗址和文物资料还不能提供足够多的证据来解决这一问题,而人类学、历史学、社会学等领域对这一问题的研究还在继续,要得出较为理想、更为切实的答案尚需时日。可以肯定的是,医药的起源一定是在早期人类生产生活实践中,在寻找、猎取食物的过程中,在自身与自然抗争,逐步改善居住环境,改造自身生活习惯,不断认识自然,认识自我的背景下发生的。它与人类自身的产生相伴,是人类改造世界,改造自身进程中的重要组成部分。

思 维 导 图

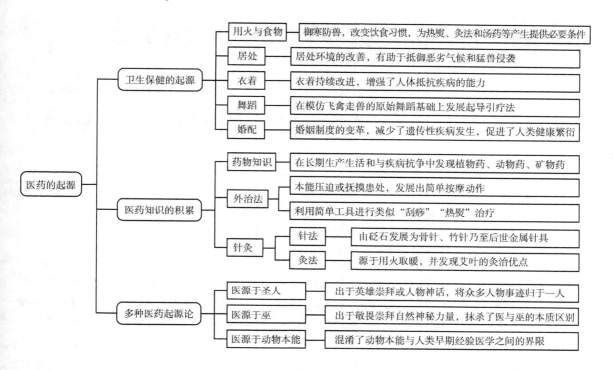

1. 如何理解多种医药起源论?
2. 火的发明和利用在中国医学史上有何重要作用?
3. 结合原始社会人类居住方式的演变,阐述原始卫生保健的起源。

第二章　早期的医药卫生实践与理论萌芽

（夏—春秋　公元前 21 世纪—公元前 476 年）

📖 **学习目标**

1. 掌握早期对病因的认识，酒和汤液的发明及历史意义，周朝的医事制度。
2. 熟悉早期对疾病的认识及诊治和医学思想，以及药物知识的积累情况。
3. 了解医巫分离与早期医药卫生保健。

公元前 21 世纪至公元前 476 年，是我国夏、商、西周及春秋时期。这一时期，中国奴隶社会历经建立、鼎盛、衰亡的过程。同原始社会相比，奴隶社会打破了狭隘的氏族范围，容纳了更多劳动力，扩大了生产规模和社会分工，提高了生产效率，为农业、手工业和医药文化的发展，开辟了广阔空间。

这一时期，天文、历法都有了明显的进步。夏代已有天干纪日法，在此基础上，商代进一步使用十天干、十二地支相配合的干支纪日法。周代还发明了圭表测影，以确定冬至和夏至等节气。历法知识的积累，对于指导人们的农业生产实践和引发人们认识气候变化与人体疾病的关系，都有积极意义。商代中期，兼具"象形""会意""形声"等造字规则的甲骨文的出现，标志着中国文字进入成熟阶段。文字的发明和使用，使医药文化的交流与发展有了基础。

在思想文化方面，随着社会生产力的提升，商代盛行一时的神本文化开始逐渐向周代的人本文化过渡。武王伐纣后，周人确立的兼备政治权力统治和血亲道德制约双重功能的宗法制度盛行天下，并深切渗透于中华民族的民族意识、民族性格、民族习惯之中，深远影响中国社会。虽然周人的宗法制度在汉代以后不再直接表现为国家政治制度，但其强调伦常秩序、注重血缘身份的基本精神原则却维系至今。商周之际神本文化向人本文化的转化，也为春秋以后医药学的独立发展奠定了文化基础。

商周时期，出现了体力劳动与脑力劳动之间的分工，出现了专门从事脑力劳动的知识分子。商代出现了以宗教、科学、文化事业为职业的"卜""占""巫""史"等。东周以后，从事脑力劳动的人数日益增多，逐渐形成了"士"阶层。春秋时期礼崩乐坏的社会大裂变，将原本属于贵族最底层的士阶层从宗法制度中解放出来，并服务于各方诸侯的争霸事业。由于彼时的列国，尚未建立一统的观念形态，故而学术环境宽松活泼，士人们可以进行独立的、富于创造性的精神劳动，从而为之后的"道术将为天下裂"提供了前提条件。士的崛起，意味着一个以劳心为务，从事精神性创造的专业文化阶层形成。脑力劳动与体力劳动的分工也为专职医生的出现提供了社会条件。

夏—春秋时期，随着社会生产力和科学文化的进步，早期的医药卫生知识逐步积累和提高，为此后中医药学理论体系的建立创造了条件。这一时期的医药成就主要表现在对疾病的认识、药物知识的积累、药物品种的增多、早期预防思想建立等方面。同时，在气、精、神、阴阳、五行、八卦等哲学思想影响下，早期医药学理论开始萌芽。而随着医药卫生的进步和社会分工逐步扩大，宫廷医学出现了早期的分科，医事管理制度初步建立。

第一节　中医学的早期形态

远古时期的人们开始对疾病有了初步的认识，并试用多种方法进行诊疗。甲骨文中就记载了少数人体部位的名称、疾病的命名和治疗某些疾病的内容。人们观察到，自然界的气候变化与人类健康及疾病的发生，有着千丝万缕的关系，由此诞生了"六气淫生六疾"的病因学说，于是中医学逐渐摆脱鬼神致病的思想。治疗方法涉及食养、药物、针灸、按摩、洗浴等，呈现多样化的特点。

一、对疾病的初步认识

商代已经有人体部位的命名，并能明确表述疾病部位，开始出现了症状、疾病名称，有了传染病、流行病的简略记载。

了解这些内容离不开对甲骨文的研究。甲骨文是商代乃至周初契刻在龟甲兽骨上的文字，是我国目前已知的最早文字，距今已有 3000 多年的历史，主要用于记载占卜事件。殷墟出土的甲骨总共 16 万余片，其中与疾病相关的有 323 片，和医药相关的有 415 辞。

甲骨文中出现了首、耳、目、鼻、口、舌、齿、肱、肘、臀、趾、心等字（图 2-1），其中"心"字是甲骨文中唯一发现的脏器名称，其字形是心脏的冠状剖面。这一特点表现了以直观的外部形态为主，体现了对人体由表及里地了解与认识的过程。对疾病的认识多数也只是指出疾病的部位，如疒首、疒耳、疒目、疒自（鼻）等，达 40 多种。"疒"在甲骨文中写作"𤓋"，左边是床，右边躺着的是人，中间两点表示汗水，意思是人躺在床上大汗淋漓。《说文解字·疒部》"疒，倚也。人有疾病，象倚箸之形"，后世直接释成"疾"。此外，开始有疾病症状的描述，如耳鸣、下痢、失眠，以及病软（身体软弱无力）、病旋（眩晕）等；也出现了蛊、龋等病名。

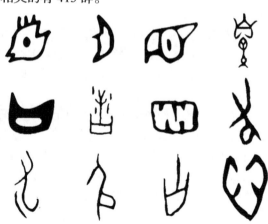

图 2-1　甲骨文人体部位名称，依次为首、耳、目、鼻、口、舌、齿、肱、肘、臀、趾、心

甲骨文中还有关于"疾年""降疾""疾疫"等记载。"疾年"指多疾之年；"降疾""疾疫"表示一次有许多人染病。这些可能是我国最早关于传染病、流行病的记载，说明远古时代的人们已然受到传染病和流行病的困扰。

西周时期对疾病的认识有了较大的进步。如《周礼·天官冢宰》"医师"中提到了肿疡、溃疡、折疡、金疡、疟疾、疥、疕疡等病名。《诗经》中涉的病名和症状达 40 余种，如《诗经·小雅·小弁》中"心之忧矣，疢如疾首"，这是由于忧愁而头痛，"疢"即病痛；《诗经·大雅·板》中有"上帝板板，下民卒瘅"，此处"卒瘅"即积劳成疾。《山海经》中记载了 38 种病名和症状，基本是根据疾病的特点命名的，其中固定病名有瘕、瘿、痔、疥、疽、痹、风、疟、狂、瘘、疣、蛊、疠、厥、疫疾等 23 种，还载有胕（胕肿）、脽（大腹）、腹痛、呕、聋等症状。《左传》中记述了折肱（骨折）、伤疾、瘈咬病（狂犬病）、突秃（发秃）、望视（远视）、上偻（佝偻）等疾病。《尚书》《周易》等文献中也有关于疾病的记载。

二、对疾病的诊治

商周时，人们已经具备了一定的医药知识，开始对疾病进行初步的诊治。诊断上顺应自然，取法天地，通过看颜色、闻气味、听声音等方法，来推断疾病的属性和特点。如《周礼·天官冢宰》记载"以五味、五谷、五药养其病，以五气、五声、五色视其死生。两之以九窍之变，参之以九脏之动"。说明当时已能通过观察人体九窍的特征，来推测病人的内脏变化、可能的疾病和预后；治疗也不是简单的对症治疗，已能选择运用五味（醯、酒、饴、姜、盐）、五谷（麻、黍、稷、麦、豆）、五药（草、木、虫、石、谷），这是十分突出的进步，为诊断学的诞生奠定了重要的基础。

在疾病治疗方法方面，不断总结治病的实践经验，在治法上充分利用自然疗法和天然药物，出现了酒剂、按摩、砭法、针刺、火灸、食养、药疗等，反映出早期临证医疗的特色。如甲骨文中就有关于使用按摩、艾灸、砭法治病的记载。据《史记·扁鹊仓公列传》记载，扁鹊治病的方法已很丰富，不仅善用汤药，也用砭法、针灸、按摩、药熨、手术等，往往是斟酌病情采用相应疗法。从《内经》所追述的古代九针（镵针、镵针、锋针、员针、鍉针、大针、长针、圆利针、毫针）来看，针刺法已广泛使用，针具也呈多样化，人们可根据病情需要选择使用，从而提高疗效。

对药物的认识与使用，西周以后有了突出的进步。《周礼·天官冢宰》载："凡疗疡，以五毒攻之，以五气养之，以五药疗之，以五味节之。凡药，以酸养骨，以辛养筋，以咸养脉，以苦养气，以甘养肉，以滑养窍。凡有疡者，受其药焉。"说明了当时对药物的气、味、自然属性等已有一定的了解。

《吕氏春秋·仲冬纪·至忠》篇记载"齐王疾痏"，派人到宋国接名医文挚往治，文挚察看了齐王的病，认为"王之疾必可已也"，然"非怒王则疾不可治"。于是文挚与太子商量好，故意连续三次失信于齐王，不给齐王诊病，最后"齐王固已怒矣。文挚至，不解屦登床，履王衣，问王之疾，王怒而不与言。文挚因出辞以重怒王，王叱而起，疾乃遂已"。文挚运用情志疗法激怒齐王治愈其病的例子，表明情志疗法已初露端倪。

三、医巫分离与对病因的探索

在夏商时代，由于人们对自然力量的未解和恐惧，一切事物都充满了神秘感，万物有灵成为当时的主要观念。当时社会上出现了许多巫师，他们拥有一定的文化知识，能代鬼神发言，医治疾病，有的还参与政治、军事决策，为统治者占卜吉凶。如《说文解字》《世本》所记载的巫咸，被认为是"殷之元臣，功比伊尹，并列于先王受祀，其祭祀之隆亦与先王相同"，而且兼通医药，在甲骨卜辞中累见其名。上古时期这种巫医或兼通医药的巫师不少，《山海经》中就记载有巫彭、巫抵、巫阳、巫履、巫相、巫咸、巫即、巫盼、巫姑、巫真、巫罗等。《逸周书·大聚》载"乡立巫医，具百药以备疾灾"，反映了巫医在朝野普遍存在的情况。

巫师的祈祷、安抚会对病人起到精神上的医疗作用，使部分情志疾病得到缓解或痊愈。这时的巫医，俨然是无病不可治愈的大仙。然而实践检验总是无情的，单凭祈祷、祝由、咒禁是不能治好所有病的。

《商书·盘庚》中有"高后丕乃崇降罪疾""先后丕降与汝罪疾"的记载，反映了盘庚时期人们对某些病因的认识。当时人们认为发生疾病是天神降罪、鬼怪作祟或祖先生气所致，因而祭祀鬼神、禳除疾病的巫风盛行。随着时代发展，巫在人们生活中的尊崇地位慢慢发生了动摇，医和巫逐渐分流。《周礼》把"巫祝"列入"春官大宗伯"职官中，而"医师"则属于"天官冢宰"管辖，可见周代医和巫已经分开了。医巫分离，意味着鬼神致病说逐渐退出历史舞台，在中医学发展史上有着重要的意义。甲骨文中"蛊""龋"，已将这两种病的原因归结为"虫"所致，不再归结到鬼神。

西周时期的人们已经认识到不同的水质和居处环境会直接影响人体健康。如《左传·成公六年》记载："土薄水浅，其恶易觏。"《吕氏春秋·季春纪·尽数》也有相似记载："轻水所，多秃与瘿人；重水所，多尰与躄人；甘水所，多好与美人；辛水所，多疽与痤人；苦水所，多尫与伛人。"

人们开始关注季节、气候的变化与疾病发生的关系，认识到四季都有其多发疾病，四时气候的异常变化是导致疾病流行的原因。如《周礼·天官冢宰》中记述了四季的多发病："四时皆有疠疾：春时有痟首疾，夏时有痒疥疾，秋时有疟寒疾，冬时有嗽上气疾。"《礼记·月令》中记载了"孟春……行秋令，则其民大疫""季春……行夏令，则民多疾疫""仲夏……行秋令，民殃于疫"等内容。

这个时期开始出现"六气淫生六疾"病因说，这被视为后世邪分阴阳、六淫致病说的早期版本。《左传·昭公元年》记载晋侯有疾，"求医于秦，秦伯使医和视之……天有六气，降生五味，发为五色，征为五声，淫生六疾。六气曰阴、阳、风、雨、晦、明也。分为四时，序为五节，过则为菑。阴淫寒疾，阳淫热疾，风淫末疾，雨淫腹疾，晦淫惑疾，明淫心疾"。这是我国历史上出现得最早的自然致病病因学说，它是基于对自然界气候环境的变化与人体发病关系的认识而形成的。

四、早期的医学思想

夏商早期，以"天"为代表的宗教神学有着不可动摇的地位，"天帝"至高无上，王是受命于"天"的人间统治者。随着社会生产力的提高和科学文化的进步，意识形态领域也逐渐产生变化，人们开始注重自然与现实，虽然没有完全脱离宗教神学的束缚，但思想内容却日渐丰富起来。商周之际，由于朝代更替所经历的急剧动荡和变化，西周以其注重"德"治而成为民心所向，从而产生了"敬天保民"思想，这是具有历史意义的进步。先秦之际，诸子蜂起，百家争鸣，哲学思想活跃，中医学的临床积累也较为丰富，产生了向理论升华的内在要求，立足于当时繁荣的文化土壤，中医学理论开始萌芽。

（一）影响中医理论的几种哲学思想

春秋时期，社会政治发生剧变，空前发展的自然科学，不断揭示了天命观和鬼神论的虚伪性，加之无神论思想的兴起，从而使具有唯物自然观和辩证法思想的气精神、阴阳说、五行说、八卦说等酝酿而成，被人们越来越广泛地用来认识世界万物及人类社会，并逐渐进入到中医学领域，成为中医学中的基础理论。

1. 气、精、神 万物是由什么构成的？从上古时代这个问题就不断地被人类追问。现代物理学认为是由基本粒子构成的，但中国古代认为世界上一切有形的物质都是由无形的气生成、变化而来的，古人对气的认识，由起初的自然之气、呼吸之气发展为万物生成的始基物质。人自然也不例外，《管子·内业》云："气者，身之充也""有气则生，无气则死，生者以其气"。《管子》还进一步描述了人体是由男女之精气相结合，构成水样的流体物质，经过十个月的发育生长而出生的过程。

精，也称"精气"。《管子·内业》云："精也者，气之精者也"，精微之气是生命的渊源，是人体内脏、四肢、九窍等正常生理功能活动之根本。

神，是人体生命活动总的外在表现。《周易·系辞》云："阴阳不测之谓神。"阴阳作为对立面来看，阴是阴，阳是阳，是独立存在的，是可测知的；而阴、阳的相互转化则不易测知，故谓之"神"。对人体而言，神作为阴阳转化的状态，就是人体的功能活动，及其体现在外的精神、思维活动。

2. 阴阳、五行　阴阳的记载始于《周易》，它说"一阴一阳之谓道"，意即阴阳的交互流动，推动着天地万物生生不息的发展，是自然界的客观规律。阴阳根结于气，是由气分化形成的一体两面。

阴阳产生于人们对日光向背的认识，逐渐引申并发展为事物对立的两个方面。如《诗经·大雅·公刘》载："既景乃冈，相其阴阳，观其流泉。"这里的阴阳就是位置的概念，代表山之北、南。阴阳两字繁体作"陰陽"，"阝"音 fǔ，本义是指没有石头的土山。"陽"从日，代表山上有阳光；"陰"从云，代表太阳被云遮挡，阳光照射不到山上。当然，后来阴阳就上升到对相关事物或现象的相对属性，或同一事物内部对立双方属性的概括了。

阴阳在这一历史时期受到人们的高度重视，由自然现象而逐渐被抽象化、系统化，从而衍生出阴阳对立、交感转化、互根消长等多重性质，不仅可以用来解释各种自然现象，而且也渗透于政治、经济、文化、科技等各个领域，具有普遍性意义。

最早记载五行，并归纳出五类物质属性和作用的，是《尚书·洪范》，"五行：一曰水，二曰火，三曰木，四曰金，五曰土。水曰润下，火曰炎上，木曰曲直，金曰从革，土爰稼穑。润下作咸，炎上作苦，曲直作酸，从革作辛，稼穑作甘。"五，古文作"㐅"，《说文解字》释曰：从二，从乂。"二"代表天地，"乂"表示互相交错。其本义是交舞，纵横交错的意思。据清代段玉裁的说法，古圣人在了解木、火、土、金、水之后，才造"五"字。行，金文作"㣏"，像十字路口，本道路，引申为流动、移动。明代医家张景岳《类经图翼》认为，五行即阴阳之气交舞流动。后来五行逐渐代指木、火、土、金、水五类事物的属性，用以归纳世间万物。五行是对复杂世界的高度简化思考模式。

3. 八卦　八卦相传为华夏人文始祖伏羲所创。它是从大自然中抽象出八种最大的物象，从天、人、地三个空间层次或初、中、末三个时间层次，描述物象的时空阴阳特征，并以此为基础，来推演世界各类事物关系的学说。近代以来学者研究认为，《周易》乃周之卜官所作，成于周成王时。该书有一套符号系统，用一长划"—"代表阳，称为阳爻，用两短划"--"代表阴，称为阴爻。然后按天、人、地组合，形成八种组合，即八卦，并赋予物象和意象。

乾（☰），天之象，健也；坤（☷），地之象，顺也。

艮（☶），山之象，止也；兑（☱），泽之象，说也。

震（☳），雷之象，动也；巽（☴），风之象，入也。

坎（☵），水之象，陷也；离（☲），火之象，丽也。

总之，气精神、阴阳五行、八卦学说等哲学思想被中医学广泛吸收，为中医学理论体系的构建奠定了坚实的哲学思维基础。

（二）未病先防的思想

上古时期，人们对疾病缺乏了解，进而通过祈禳等行为求助于神明，以求达到驱邪防病的目的。如大傩，就是起源于商周，盛行于汉唐的一种驱鬼逐疫的盛大仪式。每当大傩之时，由戴假面具的"方相氏"带领化妆的十二神将，以舞蹈的动作象征打鬼驱恶，沿街示威，加上一百多名由儿童担任的"侲子"歌舞呐喊，浩浩荡荡，声势惊天动地。这种形式在西周已成为一种制度，受到朝野的重视。舞傩时，人们还会洒一些有杀虫效果的药水，燃起篝火，这在客观上起到一定的杀灭病菌、蚊虫，以避免传染病的作用。

未病先防的思想或源自社会生活经验。如《老子》云："其安易持，其未兆易谋；其脆易泮，其微易散。为之于未有，治之于未乱。"《周易·既济》载："君子以思患而豫防之。"

为营造适宜的生活环境以预防疾病发生，远古时期的人们就已创造了藏冰等措施。夏朝历书《夏小正》记载，每到三伏天，朝廷就会把藏冰当作珍贵的礼物，赏赐给士大夫。《左传·襄公二十一年》里讲，楚国有个叫蘧子冯的士大夫，为了拒绝楚王要他当令伊的命令，他事先在床下垫上了大冰块来降温，在大暑时节穿着棉袄，盖上棉被，躺在床上装病。从周朝开始，朝廷还专门设立了负责藏冰的官吏，称为"凌人"，此后的历朝历代也都会设立专门的官吏来管理藏冰的事务。

《左传·襄公十七年》还载有："十一月甲午，国人逐瘈狗。"说明当时人们已经认识到狂犬病的危害，并采用驱逐狂犬的方法来加以预防。

为了预防遗传病、先天病，在婚嫁制度上提倡晚婚晚育、不娶同姓。如《礼记·曲礼》载："三十曰壮，有室。"《周礼·地官司徒·媒氏》载："男三十而娶，女二十而嫁。"《左传·僖公二十三年》载："男女同姓，其生不蕃。"

（三）天人相应的思想

《周易》天人合一的整体观，对中医理论的形成有很大影响。中医把人体看成是一个与外在世界息息相通的开放系统。

首先，人的生命活动规律与自然的规律是一致的，正所谓"天地大人身，人身小宇宙"，所以人像天地，天有五行，人有五脏；地有河流，人有经脉；月亮形状有盈亏，人体气血有虚实。人在天地之间，与自然具有相通、相应的关系，不论四时气候、昼夜晨昏，还是日月运行、地理环境，各种变化都会对人体产生影响。

因此，人要顺应天地，做到天人合一。天地、四时、万物对人的生命活动都要产生影响，使人体产生生理或病理的反应。在自然界的大系统中要想求得自身平衡，首先是顺应自然规律，利用各种条件为自身服务。顺应自然包括两方面的内容。一是遵循自然界正常的变化规律，二是慎防异常自然变化的影响。事实上，人不仅可以认识自然，更可以利用、改造、保护自然，建立起更加有利于健康长寿的自然环境，造福于人类。

第二节　药物知识的不断丰富

从相关文献和考古研究进展来看，夏至春秋时期，人们认识和掌握的药物知识开始丰富。尤其是酒和方剂在医疗上的应用，推动了中国早期医药学的发展。

一、药物的种类和数量

考古发掘成果的不断丰富，为我们提供了夏、商时期人们使用药物的可能迹象。1959 年，考古人员发现，河南省偃师二里头夏文化遗址出土的墓葬中有朱砂铺撒在墓底，但未发现将朱砂用作药物的证据；2001 年通过对二里头遗址开展针对性取样研究，发现了杏亚属木炭、毛桃核、桃亚属木炭、酸枣核、枣木炭、桑树木炭和葡萄属木炭，从侧面证明了二里头遗址居民有可能栽培这些果树并食用，比如枣、酸枣以及杏仁核、桃核，但这一时期的人们是否发现它们的药物功能，尚未可知。

1973 年，在河北省藁城县台西村的商代遗址中发现了 30 余枚植物种子，经鉴定都属于蔷薇科种子，其中有桃仁、杏仁、郁李仁，以桃仁为主，这些遗物外形比较整齐，都是剥掉硬壳后储存下来的。它们既可治病，亦可食用。商代甲骨卜辞中，有用枣来治疗疟疾、用鱼肉治疗腹部疾病的记载。

随着用药经验的日益丰富，周代对药物的认识也有了进步。《周礼•天官冢宰》中记载"医师掌医之政令，聚毒药以供医事"，这里的毒药泛指各种治病的药物。"疾医掌养万民之疾病……以五味、五谷、五药养其病"，这里的"五药"即草、木、虫、石、谷 5 类药物，是对药物的初步分类；"疡医掌肿疡、溃疡、金疡、折疡之祝药剐杀之齐……凡药，以酸养骨，以辛养筋，以咸养脉，以苦养气，以甘养肉，以滑养窍"。可以看出，在西周时期，已经积累了一些药物治病的经验，一些简单的药物理论已经出现。

现存的先秦文献《诗经》《山海经》中，关于药物的记载更加丰富。《诗经》是我国现存最早的一部诗歌总集，内容多反映王室诸侯征战、庆典、祭祀、宴请、爱情、婚嫁、思念、农事、人民生活的疾苦以及对幸福生活的渴望。据统计，全书提到的动植物 338 种，其中植物 178 种，动物 160 种，其中不少是药物。如："采采卷耳，不盈顷筐""投我以木瓜，报之以琼琚""陟彼南山，言采其蕨""采莘采莘，首阳之东""彼采艾兮，一日不见，如三岁兮""于嗟鸠兮，无食桑葚""南山有臺，北山有莱"，还有杞、蒿、芩、女萝、棘、椒、白茅根、桃、枣、桑等植物 50 多种，部分植物在当时已供药用，如：《毛传》于"荣苢"下注释："宜怀妊焉"；于"采艾"下注释："可以疗疾"；于"陟彼阿丘，言采其蝱"下注释："将以疗疾"，即用来治疗忧伤过度，苦闷不乐。另外，某些药物简明叙述了药物的产地，如"中谷有蓷，暵其干矣""陟彼南山，言采其薇""山有扶苏，隰有荷华"等；或指出采集季节，如"七月食瓜，八月断壶，九月叔苴""四月秀葽""春日迟迟，采蘩祁祁"等。由于《诗经》形成时，古代先民积累的用药经验较少，《诗经》中记载也比较简略，但是仍不失为早期记载药物的珍贵史料。

《山海经》记述古代地理、物产、神话、巫术、宗教、民俗、医药等内容，并非药物学专著，却收载了不少植物、动物和矿物药。该书收载药物的数量，各家说法不一。一般认为共 126 种，包括动物药 67 种，植物药 52 种，矿物药 3 种，水类 1 种，另有不详类属者 3 种。该书记载的药物，大多简述产地、形状、特征、效用，记载药物的性味较少。《西山经》载："有草焉，其叶如蕙，其本如桔梗，黑华而不实，名曰蓍蓉，食之使人无子。"又如："有草焉，其状如葵，其臭如蘼芜，名曰杜衡，可以走马，食之已瘿。"该书记载的部分药物在后世仍然应用，如薰草、师鱼、丹砂、门冬、蘼芜、芍药、枸杞、蔓荆、桂、雄黄等。该书所载药物治疗的疾病涉及胃病、心脏病、肺病、肠胃病、腹疾、皮肤病、耳目病、痔、漏、疽、肿等 31 种。其中多数是一药治一病，如藷藇"食之已疟"、栎"食之已痔"等；也有数药治一病，如治疗风疾的药物有 6 种，治疗目疾的药物有 7 种；或一药治数病，如虎蛟治肿也治痔。这在药物认识和使用上，显然是一个进步。书中有 60 多种有预防作用的药物，如"食之不蛊""食之无疫疾""服之不狂""食之可以御疫""佩之无瘕疾""食之无肿疾"，反映了预防思想及其实践。在药物的使用方法上，有内用的"服"和"食"及外用的"佩带""坐卧""洗浴""涂抹"等。与《诗经》相比，《山海经》堪称最早记载药物功用的典籍，明确记载了药物的产地、效用和特性，反映人们对药物的认识又前进了一步。

随着医疗实践中用药经验的增加，对于药物种类、性能、毒副作用等方面的认识也不断进步，《尚书·说命》中有"若药弗瞑眩，厥疾弗瘳"的记载，认识到如果用药不到一定的量，则达不到治疗疾病的效果。同时，人们对乌头、莽草、芫花、矾石等有毒药物也有了认识，早在公元前 7 世纪就有晋骊姬置毒药于祭肉内，用以害申生之事。而《礼记》中"医不三世，不服其药"、《易经》中"无妄之药不可试也"的记载，都一定程度地说明了当时人们对用药经验的重视。

二、酒和汤液的发明

1. 酒的发明 关于酒的发明，最著名的两个传说是"仪狄酿酒醪"和"杜康造秫酒"。先秦史官所著的《世本》载："仪狄始作酒醪，变五味；少康作秫酒。"《战国策·魏策》中说得更详细一些："昔者，帝女令仪狄作酒而美，进之禹，禹饮而甘之，遂疏仪狄，绝旨酒，曰：'后世必有以酒亡其国者'。"晋代江统著的《酒诰》载："酒之所兴，肇自上皇，或云仪狄，一曰杜康。有饭不尽，委余空桑，郁积成味，久蓄气芳，本出于此，不由奇方。"南宋周密撰的《癸辛杂识》中讲述了果酒制作的"酿梨酒法"。可见，酒的发明相当偶然，是谷物及水果自然发酵所得。人们由此得到启示，发明了人工酿酒。

考古研究发现，新石器时代早期的河南舞阳贾湖遗址有目前世界上最早的酿酒遗迹。仰韶文化遗址出土了用于盛水盛酒的陶器，证明当时已经掌握了酿酒的技术；在大汶口文化遗址、龙山文化遗址、二里头夏文化遗址均发现专用的陶制酒器，在河南安阳小屯村出土的商朝武丁时期墓葬中有大量的青铜酒器，在河南郑州二里岗商代遗址发现了酿酒的遗迹，河北藁城县台西村商代遗址中还保存一处较为完整的酿酒作坊，证明商代酿酒业已有相当规模，也反映了当时饮酒之风相当盛行。甲骨文也有"鬯其酒"的记载，据《说文解字》，"鬯其酒"是一种芳香药酒，既可以用于祭祀，又可以用于医疗。

酒在医疗上的应用在医学史上具有重要意义。酒，气悍、性温、味甘苦辛。少量饮用有令人精神兴奋和强壮作用，大量饮用则可产生麻醉镇痛的作用。酒能够驱寒散瘀、通血脉、行药势，又具有溶媒的性能，成为后世加工炮制药物常用的溶剂，酒剂也由此成为中医常用剂型之一。酒又有杀毒和防腐的作用。据《周礼注疏》卷十九中有周王死后用酒浴尸的记载："王崩大肆，以秬。"秬就是黍酒，酒的消毒和防腐作用可减缓尸体的腐败。据考古研究，长沙马王堆古尸能保存千年而不腐的原因之一就是用酒浴尸。班固的《汉书·食货志》称："酒，百药之长，嘉会之好。"《说文解字》："醫，治病工也……医之性然，从酉。""酉"象酒坛，反映了早期酒与医药关系密切。

2. 伊尹创制汤液 汤液，即将药物加水经火煎煮，去渣取汁而成的液体剂型，又称汤剂，是中医主要剂型之一。汤液创制的历史记载多与伊尹有关。伊尹，名挚，是商汤王妻的陪嫁奴隶，是一名厨师，后被起用为宰相。《吕氏春秋·季春纪·先己》载有伊尹曾以医喻政："用其新，弃其陈，腠理遂通，精气日新，邪气尽去，及其天年。"说明伊尹具备一定的医学知识。《史记·殷本纪》有伊尹"以滋味说汤"的记载，晋代皇甫谧《针灸甲乙经·序》载："伊尹以亚圣之才，撰用神农本草，以为汤液 "，后世因而出现了伊尹创制 "汤液" 的传说。伊尹烹饪中所用的 "阳朴之姜，招摇之桂"，既是调味品，也可以用来治病。伊尹通过烹调了解到食物的性味，进而用于调治疾病，符合药食同源的发展规律。

在《素问·汤液醪醴论》中记载的 "必以稻米，炊之稻薪" 制成的 "汤液"，是由稻谷蒸煮而成的醪糟或米酒，并非草药煎熬制成的药液。这从明代张景岳的注释可知，"汤液醪醴，皆酒之属"。事实上，汤液是无数先民在烹调饮食、采药、用药的生活实践中，不断积累、总结经验，最终由伊尹创制发明。汤液的发明和使用，意味着从生药吞食，发展到煮汁饮汤，既减低了药物的毒副作用，又便于服用和发挥药效。其次，汤剂的应用促进了单方到复方的发展，从而更好地应对复杂的疾病，更加适应临床治疗的需要。

第三节　卫生保健与医事制度初创

从夏至周，社会生产力不断发展，物质资料日益丰富，人们的生活水平和精神需求也越来越高，开始注重自身健康的维护，积极采取各项措施来预防疾病。同时，生产力的发展还促进了社会分工的细化，医学也最终从巫术中分离，成为了独立发展的专业领域，并创造了较为完善的医事制度。

一、卫 生 保 健

先秦典籍《尚书·洪范》提出了 "五福" "六极" 的概念，其中 "寿" "康宁" "考终命" 三福，"凶、短、折" "疾" "弱" 三极，均与健康密切相关；西周金文常见的 "万年眉寿" "眉寿永年" "眉寿无疆" 等词，《诗经·小雅·南山有台》"乐只君子，万寿无疆" 也是有关健康的祝福；战国时期《庄子》一书，首次出现了 "卫生" 二字，明确强调要护卫生命。这些文献记载，充分体现了当时人们对于健康长寿的无限向往与美好祝愿。而在实际生活中，这一时期的人们，通过个人卫生、饮食卫生、环境卫生等多方面的措施，预防疾病的发生，维护自身的健康。

（一）个人卫生

夏商时期，人们已经形成洗漱、沐浴和清洁污秽等良好的卫生习惯。如甲骨文中出现的盥、沫、浴等象形文字，就展现了人们的个人卫生方式；其中，盥是指将手放入盛水的器皿中清洗，沫是指用器皿盛水后洗脸，浴则是指人进入盛满水的大器皿中洗澡。1935 年，河南省安阳市的殷墟考古发掘中，出土了壶、盂、勺、盘、陶槎、头梳等制作考究的全套盥洗用具，反映了当时的个人卫生状况，体现了商代晚期的文明程度。

至周代，人们保持了良好的个人洗漱习惯，如《礼记·内则》言 "凡内外，鸡初鸣，咸盥漱"，就描述了周人的日常清洁。人们还开始定期沐浴，如《礼记·内则》言 "五日，则燂汤请浴，三日具沐，其间面垢，燂汤请靧；足垢，燂汤请洗"，强调要及时清洗污垢。病人更要注重个人卫生，《礼记·丧大记》倡导 "外内皆扫……彻亵衣，加新衣"；《礼记·曲礼》倡导 "头有创则沐，身有疡则浴"，明确了沐浴的医疗保健意义，为后世所遵从。这些文献记载，生动展现了周代的社会风貌。

（二）饮食卫生

社会生活的发展，促进了饮食材料的丰富和烹饪手段的提高，也提升了人们对饮食卫生的要求。如《周礼·天官冢宰》中，既有对四季不同食材的介绍，也有对食材加工方法的说明，还强调了食材自身的性味、食材之间的配伍与调味，总结了饮食宜忌及与季节气候的关系，在此基础上强调了饮食对于维持健康、防治疾病的重要意义。又如《论语·乡党》言"食不厌精，脍不厌细。食饐而餲，鱼馁而肉败，不食。色恶不食，臭恶不食，失饪不食，不时不食，割不正不食，不得其酱不食"，认为饮食应取材精当、保持新鲜、加工正确，如果腐败变质或烹饪不当，会严重危害健康；《礼记·曲礼》亦强调"食肉不至变味"。此外，《墨子·非攻中》言"与其居处之不安，食饭之不时，饥饱之不节，百姓之道疾病而死者，不可胜数"，则强调了饮食要有规律，要避免不节不时的现象发生。

这一时期，人们还发展出多种有效的食材贮备方法。如殷商之际，人们普遍使用地窖存储，并且会使用火烧或涂抹墙壁等手段，对地窖进行防霉防潮的处理。冷藏方法至周代已较为成熟，如《诗经·国风·豳风·七月》言"二之日凿冰冲冲，三之日纳于凌阴，四之日其蚤，献羔祭韭"，即描述了周人将食材存于冰窖的活动。

饮食卫生中，水源也至关重要。保持水源清洁，不仅有益健康，更能预防疫病。人们在长期生活中发现，地下水相比河水更加清洁，所以打井取水成为饮食卫生的重大突破。考古研究表明，河姆渡文化遗址出现了我国最早的水井；河北省藁城县台西村的商代遗址，发现了商代水井，结构坚固、保留完整；河北省易县及北京陶然亭等地，也相继发现了 2000 多年前的水井。人们还配备了井盖、井栏、井亭等设施，并在每年春季定期清除井中污垢，如《管子·禁藏》言"当春三月……杼井易水，所以去兹毒也"，保证井水不受污染。

（三）环境卫生

从夏商至周代，人们对于环境卫生都十分重视。

首先是环境的选择。在商代，甲骨文中有一些表示猪圈或者牛棚的象形文字，表明人们已意识到，人畜分居能保证环境卫生，从而有效预防疫病的发生。至周代，《诗经·大雅·公刘》言"笃公刘，既溥既长，既景乃冈，相其阴阳，观其流泉"，说明人们选择定居之地的要求，是高广、向阳、接近水源。

第二是房屋的建筑。周人普遍采用了瓦器，如在陕西省岐山县凤雏遗址和扶风县召陈遗址出土有板瓦、筒瓦等，瓦上还有瓦钉或瓦环，这是建筑技术上的重要进步，能够防止暴晒、及时排除雨水，有效保护房屋。

第三是居室的打扫。在商代，甲骨文中已有"洒"字，卜辞中也有室内外清扫、除虫的记载。至周代，文献记载更为丰富，如《诗经·小雅·伐木》"於粲洒扫"、《礼记·内则》"鸡初鸣……洒扫室堂及庭"，均倡导对居室进行定时清洁；此外，《诗经·国风·豳风·七月》载有"穹窒熏鼠"，描述了人们除虫、灭鼠的活动。

第四是污水的排放。河南省偃师二里头夏文化遗址，出土了用于排水的筒形陶管；河南淮阳平粮台古城遗址，在城门及城内发现多处陶管排水设施，是迄今为止中国最早的城市排水系统，涵盖城内居址日常排水、城墙排涝和城门通道排水；河南偃师商城遗址，发现了规模更大、更为考究的排水设施，由宫城内的池苑，经东城墙上的一座城门通向城外的城壕。这些设施颇具规模，在世界文明史上也较为先进。此外，郑州商城遗址、安阳殷墟遗址，以及西周时期的陕西丰镐遗址、周原遗址等地，都发现有各类排水设施。

二、医事制度

从夏商至周代，社会生产不断发展，社会分工也不断细化。在此历史背景下，医学专业化趋势日益明显，最终在周代获得独立发展。一方面，出现医缓、医和等专业医生；另一方面，较为完备的医事制度正式确立。

《周礼·天官冢宰》言"医师掌医之政令，聚毒药以供医事。凡邦之有疾病者、疕疡者造焉，则使医分而治之"，表明周代以"医师"为官职，掌管国家医药政令，统领医工，负责王公贵族甚至全国官民的保健工作。"医师"之下，分为士（上士、下士）、府、史、徒等专职人员，各有职责。其中，"士"负责治疗疾病，并协助医师管理医政；"府"管理药物、器具等；"史"掌管宫廷文书和病案；"徒"看护病人，负责差役杂务。

据《周礼·天官冢宰》记载，宫廷医生分为食医、疾医、疡医和兽医四种，其中食医"掌和王之六食、六饮、六膳、百羞、百酱、八珍之齐"，相当于现在的营养医生或保健医生，负责掌管王室的饮食；疾医"掌养万民之疾病"，相当于现在的内科医生，"以五味、五谷、五药养其病。以五气、五声、五色视其死生。两之以九窍之变，参之以九藏之动"，能够娴熟地运用望闻问切等诊断方法、饮食药物等治疗手段，为王室和民众提供医疗服务；疡医"掌肿疡、溃疡、金疡、折疡之祝药劀杀之齐。凡疗疡，以五毒攻之，以五气养之，以五药疗之，以五味节之"，相当于现在的外科及伤科医生，在治疗中能灵活使用祝药劀杀等内外治法，合理应用各类药物；兽医"掌疗兽病，疗兽疡"，主要治疗家畜的伤病。《周礼》有关宫廷医学分科的记载，是周代医学进步的标志，也是我国关于医学分科的最早文献。

又据《周礼》，"岁终则稽其医事，以制其食。十全为上，十失一次之，十失二次之，十失三次之，十失四为下"。即每年年终，要根据宫廷医生的实际诊疗效果加以严格的考核，以此划分等级，确定宫廷医生的俸禄。此外，"凡民之有疾病者，分而治之；死终，则各书其所以，而入于医师"，这是我国历史上最早关于病案记录和死亡报告的记载。周代对于病案资料和死亡报告的重视，能够促进医疗活动的行政管理与经验总结，更是中国历史上重要的制度创设。

此外，《周礼》中还记载了不少与医药卫生保健工作相关的官职。《周礼·天官冢宰》中的"内饔"，负责"掌王及后、世子膳羞之割、烹、煎、和之事，辨体名肉物，辨百品味之物……辨腥、臊、膻、香之不可食者"，保障王室的饮食卫生；"凌人"负责"掌冰"，为王室提供食物冷藏、降温防暑及尸体防腐等保障；"宫人"负责王室水源清洁。《周礼·地官司徒》中的"司救"，负责天灾疫病时救护民众，"凡岁时有天患民病，则以节巡国中及郊野，而以王命施惠"。《周礼·秋官司寇》中还有负责环境卫生的职官，如"蜡氏""庶氏""翦氏""赤友氏""蝈氏""壶涿氏"等，主管掩埋尸体、祛除毒虫及清洁水源。

总之，《周礼》记载的医事制度，是我国已知最早的医事管理制度，表明周代已经形成较为完善的医政组织。专职医生的出现与医事制度的建立，标志着周代的医学发展到一个新的较高水平。同时，周代的医事制度，也有利于医药经验的进一步积累、整理、总结与交流，促进医药理论与医疗技术的提高，对于医学的发展有着重要意义。

思维导图

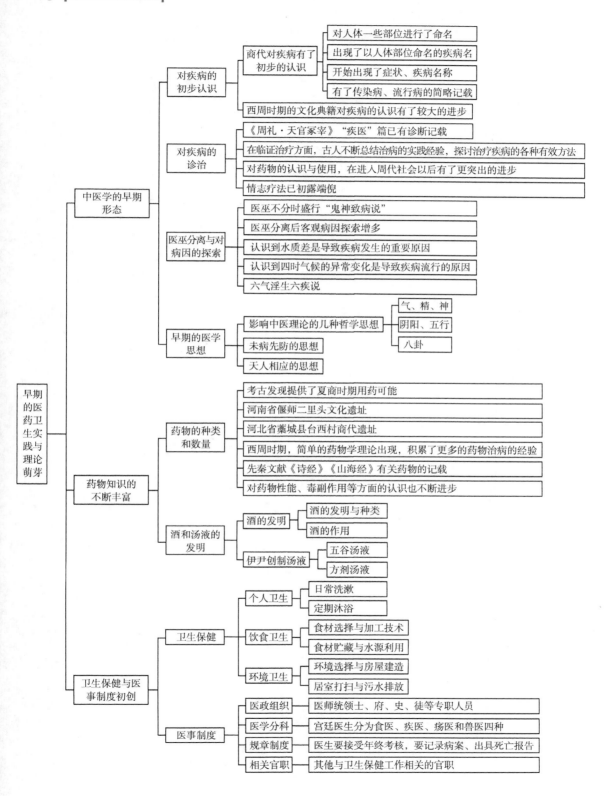

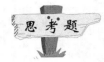

1. 试述"六气淫生六疾"的主要内容和历史意义。
2. 酒的发明在医学发展中的历史意义。
3. 简述汤液的创制及其意义。
4. 周代医事制度包括哪些方面？有什么重要意义？

第三章　中医学术体系的初步形成

（战国—三国　公元前 475 年—公元 265 年）

📖 **学习目标**

1. 掌握中医理、法、方、药体系和辨证论治原则的特点和意义。
2. 熟悉中医"四大经典"的成就及对后世的影响。
3. 了解中医学术体系形成的基本条件和相关因素。

战国到三国时期，是我国封建社会形成、巩固和发展的时期。公元前 475 年，我国进入战国时期，形成了齐、楚、秦、魏、赵、燕、韩七国争雄的局面。经过 250 余年的兼并战争，公元前 221 年，中国历史上第一个统一帝国——秦王朝建立。秦王朝建立后，实行了书同文、车同轨、度同制、行同伦等统一文化的措施，有力增进了帝国版图内各区域人民在经济生活、文化生活和文化心理上的共同性，从而为中华文化共同体的最终形成奠定了坚实的基础。但由于施行暴政，秦王朝很快被农民起义推翻。起而代之的是刘邦建立的汉朝，史称西汉。"汉兴，扫除烦苛，与民休息"，经过汉初六七十年的黄老无为的调整，到汉武帝时代，地主阶级的进取意志再度勃发，政治、军事、文化、科技、农业、手工业、丝织业和水利事业等均取得较大发展。公元 25 年，刘秀建立东汉，定都洛阳。东汉前期，推行"轻徭薄赋""赋民和假民公田""选用循吏，教民耕植"等措施，加之水利、农耕、纺织、制瓷、冶炼、造纸等技术的进步，社会经济迅速恢复和发展。公元前 2 世纪，张骞"凿空西域"，促进了各民族及东西方文化的交流。东汉前期，班超出使西域又促进了内地与西域之间的经济文化交流。两汉四百余年的和平发展，为包括中医在内的中国传统文化的确立和繁荣奠定了坚实的物质基础。

战国时期，恰合德国哲学家卡尔·雅斯贝斯（Karl Jaspers，1883—1969 年）所指谓的人类文明的"轴心时代"。这一时期创立诸子学派的孔墨老庄等，均为中国历史文化长河中旗帜性的人物。他们以巨大的热情、雄浑的气魄，开创学派，编纂中国文化元典著作，并对宇宙、社会、人生等无比广阔的领域发表纵横八极的宏论。正是经由诸子百家奠基，中国文化精神才得以充分地展开和升华，中华民族的文化走向（包括中医的走向）才有了清晰的方向。

秦汉时期，中国君主专制社会如日东升，新兴地主阶级生气勃勃，社会文化精神以更加成熟的姿态展现于世界历史舞台。儒学的经学化，使得中国的政治、思想、文化首次归于一统。开拓进取、闳阔包容的时代精神作用于中华文化共同体内部，使得文化、科技、工艺等诸多领域精彩纷呈。在此闳阔精神的统摄下，传统科技中的农、医、天、算四大门类，均形成自身成熟独特的体系。总之，这一时期的时代精神，不仅推动了中国哲学、科学的发展，而且对中医学术的确立具有深远的影响。

战国至三国时期是中医药学发展极其重要的阶段，随着《黄帝内经》《黄帝八十一难经》《神农本草经》和《伤寒杂病论》的相继诞生，中医学的理（中医理论）、法（诊法和治法）、方（方剂）、药（中药）理论体系初步构建。其中，成书于战国秦汉之际的《黄帝内经》，是中国医学发展史上影响最大的理论经典。它的出现，标志着中医学由经验积累上升至理论总结阶段，在经历了两千年历史的反复验证后，该书直到今天仍然有效地指导着中医的理论发展和临床实践。东汉末年张仲景编撰的《伤寒杂病论》，首次提出辨证论治的范例，确立了后世中医临床辨证论治的原则。此外，该书被誉为"方书之祖"，其所载方剂大多疗效可靠，切合临床实际，基本概括了今日临床各科常用方剂，至今仍广为应用。

第一节　汉墓出土医药文物

20世纪后半叶，从我国各地的汉代墓葬中相继出土了一批帛书简牍，填补了早期医学史的一些空白，在一定程度上反映了当时的医学发展水平。

一、汉墓出土医药帛书简牍基本内容

（一）长沙马王堆汉墓医书

1972年初至1974年初，在湖南长沙东郊马王堆发掘了三座西汉古墓，墓主人分别是西汉时期长沙国丞相轪侯利苍、妻子辛追及利苍的儿子。三座墓共出土珍贵文物数千件，其中一号墓出土一具保存完好的女尸，反映了西汉时期医学防腐的先进水平。三号墓出土了一批帛书和竹木简，帛书共20余种，约12万字，内容涉及哲学、历史、医药、天文、地理等。其中古医书14种，帛书有《足臂十一脉灸经》、《阴阳十一脉灸经》（甲本、乙本）、《五十二病方》、《导引图》、《脉法》、《阴阳脉死候》、《养生方》、《却谷食气》、《杂疗方》、《胎产书》共10种；竹木简200支，包括《十问》《合阴阳》《天下至道谈》《杂禁方》4种，其中《杂禁方》是木简，其余为竹简。上述帛书和竹木简原无书名，后经马王堆汉墓帛书整理小组整理命名。这些医书的成书年代约在战国至秦汉之际，于汉文帝十二年（公元前168年）随葬。

（二）江陵张家山汉墓医书

1983年底至1984年初，在湖北江陵张家山发掘出三座西汉前期墓葬，出土了大批竹简。其中编号为M247的汉墓出土竹简最多，达1000余支。竹简大部分贮藏在竹笥内，保存较完整，字迹清晰。医学著作有《脉书》和《引书》两种。墓葬年代为汉代吕后至文帝初年，这是继马王堆汉墓出土医书后，又一次重大的医学考古发现。

（三）成都老官山汉墓医书

2012年7月至2013年8月，在四川成都天回镇老官山发掘了4座西汉时期的土坑木椁墓，墓葬时间约在西汉景帝、武帝期间，略晚于长沙马王堆和江陵张家山汉墓。其中编号M3的汉墓出土医简920支，根据简文内容暂定名为《敝昔诊法》《诊治论》《六十病方》《诸病》《十二脉（附相脉之过）》《别脉》《刺数》《逆顺五色脉藏验精神》《医马书》。M3号汉墓还出土了一具完整的人体经穴髹漆人像，高约14厘米，五官、肢体刻画准确，白色或红色描绘的经脉线条和穴点清晰可见，不同部位还阴刻着"心""肺""肾""盆"小字，是迄今我国发现的最早、最完整的经穴人体医学模型，对探究中医经脉针灸理论的起源具有重要意义。

（四）武威汉墓医书

1972 年 11 月，在甘肃武威县旱滩坡发掘了一座东汉早期古墓，随葬品包括医药简牍 92 枚，其中木简 78 枚，木牍 14 枚，保存了较完整的医方 30 余首，根据最后一枚简上所书"右治百病方"五字，题书名为《治百病方》。

二、医药帛书简牍内容分析

（一）长沙马王堆汉墓医书

1.《足臂十一脉灸经》《阴阳十一脉灸经》　两书论述了人体 11 条经脉的循行走向及主治疾病，是我国目前发现最早论述经脉学说的文献。书中所记载的 11 条经脉，与《灵枢·经脉》中的 12 条经脉相比，缺手厥阴经。内容比较古朴，经脉的命名也不统一，提示此时经脉名称尚未定型。治疗方面仅载灸法，缺针法和腧穴。11 条经脉的循行路线各自独立，互不关联，反映当时相互衔接、如环无端的经络系统概念还没有形成。而《灵枢·经脉》所载 12 条经脉的循行走向则很有规律，因此，普遍认为这两部灸经是《灵枢·经脉》的祖本。

2.《五十二病方》　该书现存 1 万余字，分为 52 题，每题都是治疗一类疾病的医方，少则 1 方，多则 20 余方。所载医方 283 首，用药 247 种。书中提到病名 103 个。

《五十二病方》反映了西汉以前的医学水平。在临证方面，所论涉及内、外、妇、儿、五官各科，其中外科尤为突出，书中记述用竹管穿狗膀胱，插入患者直肠，对着竹管吹气，使狗膀胱胀大，将痔疮牵引出来进行割除，并用黄芩敷治，反映了当时痔疮手术的水平。

3.《导引图》　3 号墓出土帛画《导引图》是我国现存最早的医疗体操图。经复原后，彩图长约 100 厘米，高约 50 厘米。绘有 44 幅年龄性别不同、动态各异、形象逼真的导引姿势。其动作大体分为呼吸运动、肢体运动、持械运动三种，有的是模仿动物动作，如"信"（鸟伸），有的图中标有防治的疾病名称，如"引聋"等。

4.《脉法》《阴阳脉死候》　《脉法》首句有"以脉法明教（天）下"的字样，强调"脉亦圣人所贵也"，须"书而熟学之"。此脉法主要指灸法和砭法，而非诊脉之法。该帛书是迄今最早提出人体气与脉的关系，并确立治病当取有余而益不足等要领的古医籍。《阴阳脉死候》主要论述了由表知里、诊断致死性疾病的方法，是最早的诊断专书。其中记载了五种死候的具体症状和特征。书中记述的肉、骨、气、筋，反映了医学理论与五行学说尚未配合之前对人体组织的认识。

5.《养生方》《却谷食气》《杂疗方》《胎产书》　《养生方》是一部以养生、房中为主的方书，共 32 篇。全书以医方为主，其内容主要是滋补强壮和增强体力，反映了古人在强身健体、养颜健美、性保健等方面所取得的成就。《却谷食气》主要记载"辟谷"与"食气"等内容，是我国现存最早的有关气功的专著，对于研究我国气功导引的源流和发展有一定参考价值。《杂疗方》内容包括补益男女性功能法、产后埋藏胞衣法、益内利中方药、蛇伤的防治。书中反映出古人讲究强身健体抗衰老，强调预防意外损伤的思想。《胎产书》是我国迄今发现最早的妇产科专门文献。其主要内容有养胎、埋胞、转胞、求子及产后处理等。书中所载胎教是医学史上最早的论述。

6.《十问》《合阴阳》《天下至道谈》《杂禁方》　四种书均为竹木简书，《杂禁方》为祝由方，其余三书主要论述了养生学和房中术等内容。在性医学、优生学、养生学方面具有积极的意义，可为后世借鉴。

（二）江陵张家山汉墓医书

1.《脉书》 该书 2028 字，抄写在 65 枚竹简上。其内容与马王堆出土的《阴阳十一脉灸经》《脉法》《阴阳脉死候》三帛书大体相当。后三书的缺字，以《脉书》作校对，基本能够补足。《脉书》论述了 67 种疾病的名称及简要症状，涉及内、外、妇、儿、五官科病症，有一些病名如醉、浸、浇、殿等，是马王堆医书和《黄帝内经》未收载的，是我国现存最早的疾病证候学专论。

2.《引书》 该书 3235 字，抄写在 113 枚竹简上。原简自名《引书》，题于书首竹简背面。其内容包括四季养生之道、导引术式及其作用、致病因素、防治方法及养生理论，是迄今发现最早的导引术专著。

（三）成都老官山汉墓医书

1.《敝昔诊法》 全书共 50 余支简，专论五色脉诊，有 5 支简简首载"敝昔曰"字样，故名。该书围绕"赤、白、仓（苍）、黄、黑"五色论述脉诊，并据脉象判断五脏病的病机、病状。

2.《诊治论》 全书共 50 余支简，主要论及疾病诊断、治疗、死候等。全书论及"五死""五痹""五风""心至"等疾病的表现及诊断，并记载"石""炙"疗法和宜忌。

3.《六十病方》 全书共 215 支简，约 9000 字。因目录列出 60 种病方及编号，故名《六十病方》。全书以病症和治疗方药为主，共载方剂 81 首以上，用药达 200 余种，所用药物如桂、附子、乌头、蜀椒、细辛等大多沿用至今。所载方剂以复方为主，药物配伍呈现出一定规律性。治疗病症以内科为主，兼及外科、妇科、儿科和五官科。

4.《诸病》 全书共 205 余支简，约 3300 余字，专论各科疾病的病因、症候、鉴别诊断、预后及调摄，是我国迄今为止发现的第一部全面论及各科疾病病因、病机、症候、鉴别诊断的中医疾病学专书。全书分为"诸病一"和"诸病二"2 篇，载有 200 余个病症，以内科病为主，旁及外科、妇科、男科、五官科、伤科等。每类疾病又按辨证分为多种，如风病按脏腑辨证分为心风、肝风、脾风、肺风、胃风，癥病按气血津液辨证分为血癥、气癥、石癥，反映当时已能运用脏腑辨证、气血津液辨证、病因辨证、病位辨证。

5.《十二脉（附相脉之过）》《别脉》 两书共含医简 52 支。《十二脉》记载人体 12 条经脉循行和病候，较马王堆汉墓出土的《足臂十一脉灸经》《阴阳十一脉灸经》中"十一脉"多 1 条"心主之脉"，是迄今为止最早论述"心主之脉"循行和病症的文献，可能是经脉系统由"十一脉"向"十二脉"演变的重要转折点。《别脉》论述 9 条"别脉"的循行、病症和灸法，故名。该书所载经脉循行模式和病候与十二经脉系统的基本特征不相吻合，或为当时另一经脉体系。

6.《刺数》 全书共 45 支医简，文首以"刺数……"开端，故名。是书分为总论和各论两部分。总论论述针刺治疗的总体原则；各论记载了 40 种疾病的针方，每首方包括病证、穴位（部位）、刺激量，论及痛症、神志病、脏腑病、皮肤病、五官病、妇科病等。该书是关于针刺法及其临床运用的最早记载，所载 40 首针方亦是现存最古老的针方。

7.《逆顺五色脉藏验精神》 全书共含医简 66 支，主要记载色诊、脉诊、致病原因、治疗方法等内容。论及脉诊的损至、逆顺、预后，色诊的相乘及五脏相关，不同方位风邪致病的症状和预后，石法、炙法的宜忌等，反映了当时中医诊断方法的水平。

8.《医马书》 全书共含医简 184 支，专论马病的诊治，是我国迄今为止发现的第一部兽医专著。该书论述多种马病的病名、病位、病因病机、病症表现、治疗方法和方药，以及预后、疗效、治疗宜忌、将护方法等。

（四）武威汉墓医书

《治百病方》保存了比较完整的医方 30 余个，涉及药物 100 余味。书中详细记载了病名、症状、药量、制药方法、服药时间及方法，还记载了针灸穴位、针灸禁忌，所论涉及内、外、妇、五官各科。在诊断治疗方面已初步运用辨证论治原则，所用方剂以复方为主，有多种剂型，说明在方剂学方面已达到了相当的水平。

汉墓出土的诸医书，不仅是我国考古学上的重要发现，也历史再现了我国医学早期发展阶段的实际状况，如实地反映了中医学从简单到复杂的发展过程。

第二节　"四大经典"的内容与价值

《礼记》中记载："医不三世，不服其药。"唐代经学家孔颖达在其著作《礼记正义》中注释说："三世者，一曰黄帝针灸，二曰神农本草，三曰素女脉诀，又云夫子脉诀。"孔颖达认为"三世医学"指的是中医学术体系中针灸学、中药学、诊断学的三个重要方面：代表针灸学的《黄帝针灸》，代表方药学的《神农本草经》以及代表诊断学的《素女脉诀》。近代医学家谢观在其著作《中国医学源流论》道："其书之传于后世者，若《灵枢经》则黄帝针灸一派也，若《本经》则神农本草一派也，若《难经》则素女脉诀一派也……其传承派别，可以推见者，华佗为黄帝针灸一派，张仲景为神农本草一派，秦越人为素女脉诀一派。"谢观从中医学术传承的角度，引出了中医学的四部经典著作——《黄帝内经》《黄帝八十一难经》《神农本草经》和《伤寒杂病论》。"四大经典"的出现，标志着中医学术体系的初步形成。

一、《黄帝内经》

班固《汉书·艺文志·方技略》将汉以前的医学分为四类，分别是：医经、经方、房中和神仙。其中，"医经七家"包括：《黄帝内经》十八卷、《黄帝外经》三十七卷、《扁鹊内经》九卷、《扁鹊外经》十二卷、《白氏内经》三十八卷、《白氏外经》三十六卷、《白氏旁篇》二十五卷。七部著作中只有《黄帝内经》流传下来，其他的六部均已亡佚。《汉书·艺文志》曰："医经者，原人血脉、经络、骨髓、阴阳、表里，以起百病之本，死生之分，而用度箴石汤火所施，调百药齐和之所宜。至齐之得，犹慈石取铁，以物相使。拙者失理，以瘉为剧，以生为死。"一言以蔽之，医经是探讨人体生理、病理以及治疗原则的著作。

（一）作者与成书

《黄帝内经》简称《内经》，以问答体形式，托名黄帝与多位臣子岐伯、伯高、鬼臾区、雷公等探讨医学问题。书虽冠名黄帝，并非黄帝所作，亦非一时一人之作，而是战国至秦汉时期众多医家医学篇章的汇集。

《内经》包括《素问》《灵枢》各 9 卷 81 篇，共计 162 篇。《素问》九卷，流传至南北朝时期第七卷的 9 篇已经亡佚，唐代太仆令王冰注释《素问》时补入 7 篇大论；北宋末年医家刘温舒在其著作《素问入式运气论奥》中附有《黄帝内经素问遗篇》一卷，补入《刺法论》和《本病论》2 篇，但是历代学者均认为这 2 篇是伪托之作。目前通行本采用的是明代顾从德影宋刻本。《灵枢》九卷，别名较多，如《九卷》《九灵》《九墟》《针经》等。《灵枢》之名首见于唐·王冰《次注黄帝内经素问》，其流传命运多舛，时隐时现。北宋校正医书局在整理医经之时，《灵枢》已经残缺不全，所以未能完成校注。南宋·史崧将"家藏旧本《灵枢》九卷"进献，由政府组织官员予以校勘印行。目前通行本采用的是明嘉靖年间赵康王朱厚煜居敬堂刻本。

（二）主要内容与成就

《内经》的内容十分丰富，全面论述了人与自然的关系，包括人体生理、病理、诊断、治疗以及预防等问题，确立了中医学的理论体系。《素问》的内容主要包括摄生、阴阳、藏象、经络、病因病机、治疗原则等。《灵枢》除了涉及中医学基本理论之外，着重论述了经络、腧穴、针刺方法等。《内经》的主要学术成就可以概括如下：

1. 强调整体观念　中医的整体观念，主要体现在人体心身的整体性以及人与自然、人与社会的统一性方面。

（1）人与天地自然是统一的：《内经》强调人和天地自然的密切关系，认为人必须遵循自然界的规律。《素问·宝命全形论》说："人以天地之气生，四时之法成。"是指人禀受天地之气而生，必须依照四时气候变化生活，才能保证机体功能的协调。天人关系就是"人顺应天地"和"天人合一"。

（2）人体自身是统一的：《内经》强调人体是一个统一的整体，可以根据外在的表现推测内脏的状态。《灵枢·本脏》记载："视其外应，以知其内脏，则知所病矣。"是指依据望、闻、问、切四诊合参，通过观察病人面色、形态、声音、气味、舌象、脉象等身体外在的变化，可以推断其内脏的病理改变。

（3）人体心身是统一的：《内经》认为人体不只是形体的统一，还是心身高度统一的整体。《素问·调经论》说："神有余则笑不休，神不足则悲。"五脏藏神，五脏中的"心"对应五声的"笑"，五脏中的"肺"对应五志的"悲"，指的是心气实可以出现嬉笑不休的表现，而肺气虚的人则易悲伤、抑郁，如范进中举喜极而狂，林黛玉葬花悲伤病倒。

（4）人与社会是统一的：疾病的发生及演变与社会环境紧密相关，现代医学已经由生物医学模式转变为"生物—心理—社会"医学模式，疗效的好坏并不纯粹是一个技术问题，还要涉及病人的情绪管理等社会问题。《素问·疏五过论》说："凡未诊病者，必问尝贵后贱，虽不中邪，病从内生，名曰脱营。尝富后贫，名曰失精。"医生在诊疗时如果不注意心理疏导，治疗也难以奏效。

2. 重视脏腑经络　《内经》构建了以五脏为中心，以经络为联系通路，内系六腑、奇恒之腑，外联形体、官窍的整体功能活动系统。其主要研究内容包括人体五脏、六腑、奇恒之腑以及经脉、络脉、经别、经筋、皮部的生理功能、病理变化及其相互关系等。脏腑经络学说是中医学基本理论的核心内容，也是中医辨证论治的理论基础。

（1）脏腑：脏腑包括五脏、六腑和奇恒之腑。《内经》认为脏腑是维系人体生命的重要器官，《素问·灵兰秘典论》论述了脏腑的主要生理功能与联系，涉及呼吸、循环、消化、排泄和生殖等。《素问·六微旨大论》指出脏腑之间除了生理上相互联系，病理上也互相影响。如心与肾之间生理功能协调称之为"心肾相交"，若平衡被打破则会出现"心肾不交"的病理状态。《内经》还记载了初步的解剖知识，《灵枢·经水》说："若夫八尺之士，皮肉在此，外可度量切循而得之，其死可解剖而视之。"《灵枢·肠胃》中对人体食管与大小肠的位置及长度有详细的论述，据此记载可得出人体食管和大小肠长度的比例为 1∶35，与现代解剖测得结果 1∶37 近似，可见当时对于脏腑的解剖已有一定的认识。

（2）经络：经络是经脉和络脉的总称。《内经》详细论述了人体经络的循行部位、走向交接、表里关系和生理功能、病理变化及其与脏腑的关系等。《灵枢·经脉》说："经脉者，所以能决死生，处百病，调虚实，不可不通。"经络系统纵横交贯，遍布全身，将人体内外、脏腑、形体、官窍联系成为一个有机的整体。在分析人的生理、病理和诊断治疗时，经络系统具有十分重要的地位。

3. 运用阴阳五行学说　阴阳五行学说属于中国古代哲学范畴，包括阴阳学说和五行学说，是古人认识和解释自然现象的世界观和方法论。《内经》将阴阳五行学说引入医学领域，成为认识人体生理功能、病理变化以及指导疾病诊治和预防的思维方法，并对中医学理论体系的构建产生了重大影响。

（1）阴阳学说：阴阳学说是研究阴阳的内涵及其运动变化规律，并用以阐释宇宙万物发生、发展和变化的古代哲学理论。阴阳是对自然界相互关联的某些事物或现象对立双方属性的概括，它并不是固定不变的概念，只有相互关联且属性对立的两种事物或现象，或一个事物内部相互对立的两个方面才能用阴阳表示。阴阳学说认为阴阳间的交感互藏、互根互用、对立制约、消长转化、自和平衡是宇宙万物发生、发展和变化的内在作用机理。《内经》对阴阳学说的运用反映在以下六个方面：一是阐释形体结构，《素问·金匮真言论》说："夫言人之阴阳，则外为阳，内为阴。言人身之阴阳，则背为阳，腹为阴。言人身之脏腑中阴阳，则脏者为阴，腑者为阳。肝、心、脾、肺、肾五脏皆为阴，胆、胃、大肠、小肠、膀胱、三焦六腑皆为阳。"二是概括人体生理功能，《素问·生气通天论》说："阴平阳秘，精神乃治；阴阳离决，精气乃绝。"三是说明人体病理变化，《素问·阴阳应象大论》说："阴胜则阳病，阳胜则阴病。阳胜则热，阴胜则寒。重寒则热，重热则寒。"四是指导疾病诊断，《素问·阴阳应象大论》说："善诊者，察色按脉，先别阴阳。"五是确立治则治法，《素问·至真要大论》说："谨察阴阳所在而调之，以平为期。"六是归纳药物性能，《素问·至真要大论》说："辛甘发散为阳，酸苦涌泄为阴，咸味涌泄为阴，淡味渗泄为阳。"

（2）五行学说：五行学说是研究木、火、土、金、水五行的内涵、特性和生克规律，并用以阐释宇宙万物发生、发展、变化及相互关系的古代哲学理论。五行原指木、火、土、金、水五种物质及其运动变化，后引申为归纳宇宙万物并阐释其相互关系的五种基本属性。五行学说认为宇宙间的一切事物都是由木、火、土、金、水五种物质构成的，自然界中各种事物和现象的发展变化，都是由这五种物质不断运动和相互作用的结果。《内经》对五行学说的运用反映在以下三个方面：一是构建中医藏象体系，包括人体脏腑组织、精神情志以及与自然界相感应的事物和现象等，《素问·阴阳应象大论》说："南方生热，热生火，火生苦，苦生心，心生血，血生脾，心主舌。其在天为热，在地为火，在体为脉，在脏为心，在色为赤，在音为徵，在声为笑，在变动为忧，在窍为舌，在味为苦，在志为喜。"二是阐释脏腑间生理联系和病理影响，即依据五行生克制化理论说明脏腑生理功能、病理变化间的联系和影响，《素问·六微旨大论》说："相火之下，水气承之；水位之下，土气承之；土位之下，风气承之；风位之下，金气承之；金位之下，火气承之；君火之下，阴精承之。"《素问·五运行大论》说："气有余，则制己所胜而侮所不胜；其不及，则己所不胜侮而乘之，己所胜轻而侮之。"三是指导疾病的诊断和治疗，运用五行特性和生克理论指导疾病的诊治，《灵枢·本脏》说："视其外应，以知其内脏，则知所病矣。"《素问·阴阳应象大论》说："怒伤肝，悲胜怒……喜伤心，恐胜喜……思伤脾，怒胜思……忧伤肺，喜胜忧……恐伤肾，思胜恐。"

除上述三方面主要内容外，《内经》对病因病机、诊断治疗、预防摄生等也有详尽的阐述，为后世中医学的发展奠定了理论基础。

（三）价值与影响

《内经》的问世标志着中医学由经验积累上升至理论总结阶段，完成了中医学理论体系的初步构建。《内经》经历了两千年历史的反复验证，被证明确实能够反映人体生理活动及疾病的发生、发展、转归的规律，故至今仍有效地指导着中医的理论发展和临床实践。

历代有成就的医学家大多承接《内经》的学术思想，汉代张仲景广搜《素问》《九卷》《八十一难》等古医籍，为其撰写《伤寒杂病论》奠定了坚实的理论基础。晋代皇甫谧撰《针灸甲乙经》所依据的三部书中就包括了《素问》和《针经》。金代刘完素《素问玄机原病式》以五运六气为纲，病机十九条为基础，将常见病归类，推论病因病机。可见历代医家对《内经》的重视。日本、朝鲜等国曾把《内经》列为医学生必读的课本。《内经》还被相继翻译成日、英、德、法等多种文字传至国外，足见其影响之大。

由于受到历史条件的制约，《内经》存在着一定的局限性。《灵枢·邪客》篇记载："天圆地方，人头圆足方以应之；天有日月，人有两目；地有九州，人有九窍；天有风雨，人有喜怒。"这种论述是古人朴素的哲学思想的反映，学习时应该客观看待，取其精华，弃其糟粕，弘扬其丰富的内涵。

二、《黄帝八十一难经》

（一）作者与成书

《黄帝八十一难经》，简称《难经》，又称《八十一难》。"难"即问难，"八十一难"是针对《黄帝内经》经义的探讨，设为八十一个论题。《黄帝八十一难经》以问答的形式，解答和发挥了《黄帝内经》中八十一个医学问题。《八十一难》书名最早见于东汉张仲景《伤寒杂病论》序，《黄帝八十一难经》之名出自《隋书·经籍志》。《难经》的作者和成书年代尚无定论。唐代杨玄操认为该书作者是战国时期医家秦越人。《旧唐书·经籍志》亦持此说，遂为后世广泛接受。但《史记·扁鹊仓公列传》和《汉书·艺文志》均无此事的记载。今人普遍认为约成书于西汉末期至东汉之间，不会晚于《伤寒杂病论》的撰写时间。

（二）主要内容与成就

《难经》的主要内容包括诊法、经络、脏腑、疾病、腧穴、针法。其中，一至二十二难、六十一难为诊法，二十三至二十九难为经络，三十至四十四难、四十六难、四十七难为脏腑，四十八至六十难为疾病，四十五难、六十二至六十八难为腧穴，六十九至八十一难为针法。

脉诊方面，《难经》首创"独取寸口"诊脉法，通过寸口脉能够诊查全身气血盛衰变化。《难经·一难》曰："十二经皆有动脉，独取寸口，以决五脏六腑死生吉凶之法，何谓也？然：寸口者，脉之大会，手太阴之脉动也。"《难经》又将寸口脉分为寸、关、尺三部，每部又分浮、中、沉三候，共为九候，即寸口"三部九候"诊脉法。《难经·十八难》曰："脉有三部九候，各何主之？然：三部者，寸、关、尺也；九候者，浮、中、沉也。"此法简单便利，符合时代要求，逐渐取代了《内经》全身"三部九候"诊脉法，成为中医临床最常用的脉诊方法。

经络方面，《难经》首次提出"奇经八脉"的概念，详细论述了奇经八脉的名称、循行部位及病证，弥补了《内经》的不足。《难经·二十七难》曰："脉有奇经八脉者，不拘于十二经，何谓也？然：有阳维、有阴维、有阳跷、有阴跷、有冲、有督、有任、有带之脉，凡此八脉者，皆不拘于经，故曰奇经八脉也。"

脏腑方面，《难经》详细地指出了三焦的部位，把三焦称为"外腑"。《难经·三十八难》曰："脏唯有五，腑独有六者，何也？然：所以腑有六者，谓三焦。"《难经》首次提出"命门"的概念，为后世"命门学说"的形成与发展奠定了理论基础。《难经·三十六难》曰："肾两者，非皆肾也。其左者为肾，右者为命门。命门者，诸精神之所舍，原气之所系也，男子以藏精，女子以系胞。"

疾病方面，《难经·五十八难》提出："伤寒有五，有中风，有伤寒，有湿温，有热病，有温病。"为后世外感热病的论治提供了参考。此外，《难经》还简要论述了积聚、泄泻、癫狂、头痛、心痛等常见病的分类、病因、症状、病位及诊断等。

腧穴方面，《难经》首次提出八会穴及其主治，对针灸临床具有指导意义。《难经·四十五难》曰："腑会太仓，脏会季胁，筋会阳陵泉，髓会绝骨，血会膈俞，骨会大杼，脉会太渊，气会三焦外一筋直两乳内也。热病在内者，取其会之气穴也。"

针法方面，《难经》着重探讨了针刺治疗的原则和方法，如补母泻子、迎随补泻、刺井泻荥等。《难经·六十九难》曰："经言虚者补之，实者泻之，不实不虚，以经取之，何谓也？然：虚者补其母，实者泻其子，当先补之，然后泻之。不实不虚，以经取之者，是正经自生病，不中他邪也，当自取其经，故言以经取之。"

（三）价值与影响

《难经》阐发《内经》之精义，在中医理论方面具有诸多开创性见解，补《内经》之未发，启后贤之才智，对后世中医学术的发展产生了深远的影响。尤其是"独取寸口"诊脉法、三焦命门概念、针灸补泻方法等，为历代医家所尊崇。宋代庞安时曾说："盖所谓《难经》者，扁鹊寓术于其书，而言之不详，意者使后人自求之欤！予之术盖出于此，以之视浅深，决死生，若合符节。"清代徐灵胎认为："惟《难经》则悉本《内经》之语，而敷畅其义，圣学之传，惟此为其宗。"由于受到当时"谶纬"学说的影响，书中部分内容带有神秘色彩，如"脉脱阳者见鬼"等论述，学者自当明辨。

三、《神农本草经》

（一）作者与成书

《神农本草经》简称《本经》，是我国现存最早的药物学专著。书名冠以"神农"，为尊古托名，源于古代"神农尝百草"的传说。"本草"一词首见于《汉书》，汉成帝建始二年（公元前 31 年）设"本草待诏"一职，是掌管医药的官员。五代韩保昇《蜀本草》指出："按药有玉石、草木、虫兽，直云本草者，为诸药中草类最多也。"即以草为本之意。《说文解字》解释："药，治病草也。"

《神农本草经》首见于南朝齐梁间阮孝绪的《七录》，但书中未提及作者和成书年代。学术界对此也一直有争议。陶弘景认为："今之所存，有此四卷，是其《本经》。所出郡县，乃后汉时制，疑仲景、元化等所记""凡采药时月，皆是建寅岁首，则从汉太初后所记也。"《神农本草经》所记采药时月都是以寅月为岁首，秦和汉初实行颛顼历，以亥月为岁首，直到汉武帝太初元年（公元前 104年）改历以后，才改以寅月为岁首。魏晋时期嵇康、皇甫谧等都引用或提到过该书。则其成书年代上限不早于西汉太初元年（公元前 104 年），其下限不晚于东汉时期。书中重视养生、服石、炼丹及神仙不死说，也与东汉时期的社会风气相吻合。综上所述，《神农本草经》大约是秦汉以来医药学家不断搜集，东汉时期加工整理成书，并非出自一时一人之手。

《神农本草经》原著于唐初已经亡佚。现今流传的版本是后人从宋代唐慎微《经史证类备急本草》和明代李时珍《本草纲目》等书中辑佚而成。《神农本草经》现存最早的辑佚本是明代卢复所辑《神农本经》（1616 年），流传较广的是清代孙星衍、孙冯翼叔侄二人辑复的《神农本草经》（1799 年）、清代顾观光辑复的《神农本草经》（1844 年）以及日本森立之辑复的《神农本草经》（1854 年）。20 世纪 80 年代国家组织整理中医经典古籍时，中国中医研究院（今中国中医科学院）马继兴研究员等经认真梳理与考证，出版了《神农本草经辑注》（1995 年）一书。

（二）主要内容与成就

《神农本草经》分为序录 1 卷和正文 3 卷。序录是关于药物学的总论，论述了中药学基本理论、药物的产地、真伪鉴别、临床用药原则、服药方法等；正文部分详细记载了每味药物的名称、性味、主治病证等。《本经》主要成就可以概括为以下四个方面：

1. 创立药物的三品分类法　《本经》载药 365 种，"法三百六十五度，一度应一日，以成一岁"（孙星衍辑本《神农本草经·卷三》），其中植物药 252 种，动物药 67 种，矿物药 46 种。按照药物性能、功效，《本经》分药为上、中、下三品。《神农本草经·序录》曰："上药一百二十种为君，主养命以应天，无毒，多服久服不伤人，欲轻身益气不老延年者，本上经；中药一百二十种为臣，主养性以应人，无毒有毒，斟酌其宜，欲遏病补虚羸者，本中经；下药一百二十五种为佐使，主治病以应地，多毒，不可久服，欲除寒热邪气破积聚愈疾者，本下经。"上品有人参、枸杞等补养药，也有丹砂等矿物药；下品有巴豆、乌头等剧毒药，也有大黄、连翘等苦寒药物。可见，当时对毒性的认识尚未完备。

2. 阐述了药物学基本理论　《神农本草经·序录》中言简意赅地论述了药物学基本理论，如四气五味、药物的采集、加工、配伍法度、组方原则等。

（1）论述了药物的性味和采集加工方法：《序录》指出："药有酸、咸、苦、甘、辛五味，又有寒、热、温、凉四气，及有毒无毒，阴干暴干，采造时月，生熟，土地所出，真伪陈新，并各有法。"正式提出药物的"四气"说，但在其所收药物中，分为寒、小寒、微寒、平、微温、温、大热 7 类，未列凉性药，而平性药竟占 131 味，反映出《本经》并非一时一人之作。《序录》还论及药物的采收季节、生熟程度、晾晒方法、生长地域、真伪陈新等。在制剂方面，书中记载："药性有宜丸者，宜散者，宜水煮者，宜酒渍者，宜膏煎者，亦有一物兼宜者，亦有不可入汤酒者，并随药性，不得违越。"

（2）提出了七情和合的理论："七情和合"指药物的七种配伍关系，包括单行、相须、相使、相畏、相杀、相恶、相反。《序录》指出："凡此七情，合和视之，当用相须、相使者良，勿用相恶、相反者。若有毒宜制，可用相畏、相杀者，不尔，勿合用也。"可知，药物的配合使用需要掌握规律，有些药物合用能增强原有疗效，如相须、相使；有些药物合用会降低药效，如相恶；有些药物合用会产生毒副作用，如相反；有些药物合用可以减轻药物毒性，如相畏、相杀。医者要善用七情和合理论，才能增强药效，避免药物毒副反应的发生。

（3）论述了君臣佐使的组方原则：《序录》指出："药有君臣佐使，以相宣摄合和，宜用一君二臣三佐五使，又可一君三臣九佐使也。"明代医家何柏斋认为："主治者，君也。辅治者，臣也。与君药相反或相助者，佐也。引经及治病之药至病所者，使也。"书中君、臣、佐、使，在临床实际运用中要灵活掌握，不能过于死板和机械。

3. 记述了药物的主治病证与功效　《本经》较为详细地记载了药物的主治病证和功效，涉及内、外、妇、五官各科病证达 170 余种。药物功效方面，如人参"味甘，微寒，无毒。主补五脏，安精神，定魂魄，止惊悸，除邪气，明目，开心，益智。久服轻身延年"。又如麻黄平喘、黄连止痢、海藻疗瘿、猪苓利尿、黄芩清热、大黄通便、水蛭破瘀血等，经过两千多年临床实践的验证，是卓有成效的，今天中医临床仍在广泛运用。

4. 概括了临床用药原则与服药方法 临床用药原则方面，主张对症用药。《序录》指出："疗寒以热药，疗热以寒药，饮食不消以吐下药，鬼疰蛊毒以毒药，痈肿疮瘤以疮药，风湿以风湿药，各随其所宜。"服药则相其所宜，灵活调整。"病在四肢血脉者，宜空腹而在旦；病在骨髓者，宜饱满而在夜。"四肢、血脉的病属于阳病，晨起服药阳气生发，能够帮助药效到达四肢末梢，且空腹作用迅速；骨髓的病属于阴病，夜晚阴气沉潜有助药力到达病所，而饱腹可使药效更加持久。由此可知，服药方法是中医颇有特色的治疗环节。

（三）价值与影响

《神农本草经》是一部集东汉以前药物学之大成的本草著作，系统地总结了东汉以前医家和民间的用药经验，为中国药物学的发展奠定了坚实的基础，是中国现存最早的药物学专著。限于历史的原因，书中某些记载存在着一定的错误。比如，将许多有毒的矿物药列为上品，还记载某些药物具有"久服轻身不老""久服神仙不死"的功效等。

四、《伤寒杂病论》

（一）作者与成书

张仲景，名机，字仲景，东汉南阳郡涅阳（今河南南阳）人，被后世尊称为"医圣"或"张长沙"。唐代甘伯宗《名医录》说："始受术于同郡张伯祖，时人言，识用精微过其师。所著论，其言精而奥，其法简而详，非浅闻寡见者所能及。"据记载，张仲景总角之时拜见过名士何颙，何颙对他的评价是："君用思精而韵不高，后将为良医。"汉灵帝时举孝廉，官至长沙太守，所以被称为"张长沙"。因张仲景在正史中无传，他是否做过长沙太守，学术界尚有争议。

张仲景生活于东汉末期，社会动荡，连年战乱，瘟疫流行，呈现出一幅悲惨景象，曹操《蒿里行》："白骨露於野，千里无鸡鸣。"《伤寒杂病论·序》中记载，张仲景家族原有二百多口人，自建安元年（196 年）以来，不到十年时间，死亡者有三分之二，死于伤寒者占了十分之七，从而促使他立志献身医学，"上以疗君亲之疾，下以救贫贱之厄，中以保身长全，以养其生"。张仲景治学严谨，"勤求古训，博采众方"，最终写出中医学经典著作《伤寒杂病论》。

《伤寒杂病论》原书 16 卷，成书后不久就散佚于战乱中。魏、晋时期著名医家王叔和加以搜集整理，编成《张仲景方》15 卷，晋以后分为《辨伤寒》和《杂病方》两书传抄，《杂病方》后亡佚。682 年孙思邈在《千金翼方》卷九和卷十中收录了《伤寒论》的内容，后世称为"唐本《伤寒论》"。《伤寒论》流传到宋代以后，隐而不现，荆南节度使高继冲进献《伤寒论》，错讹较多。北宋校正医书局重新整理并于宋英宗治平二年（1065 年）出版了大字本，宋哲宗元祐三年（1088 年）刊行了小字本，成为《伤寒论》的官方定本，后世称为"宋本《伤寒论》"。明代赵开美得到宋本《伤寒论》后，将其翻刻并收录于《仲景全书》，被称为"赵开美本"。宋本《伤寒论》不久后亡佚，赵开美本《伤寒论》成为最好的版本。《金匮要略》前期流传不广，直至北宋初年，翰林学士王洙在翰林院残旧古籍中找到《金匮玉函要略方》3 卷，实为《伤寒杂病论》的节略本。林亿、孙奇、高保衡校订时删去上卷伤寒内容，将中、下两卷杂病和治疗妇人病的部分整理编为《金匮要略方论》，在仲景方之外，附上当时收集的良方，成为后世通行本。

（二）主要内容与成就

1. 确立了中医临床辨证论治原则　张仲景在继承《素问》《九卷》《黄帝八十一难经》等中医典籍的基础上，创造性地构建了以六经论伤寒，以脏腑论杂病，病、脉、证、治相统一，融合理、法、方、药于一体的中医临床辨证论治体系，促进了中医基础理论和临床处方用药的结合，奠定了中医临床医学的基础。正如《伤寒论》第16条所说："观其脉证，知犯何逆，随证治之。"就是张仲景对辨证论治原则的扼要概述。

（1）《伤寒论》以六经论伤寒：《伤寒论》全书10卷，22篇，397条，113方（实为112方，禹余粮丸有方无药）。提出了伤寒六经辨证体系。"六经"之名首见于《素问·热论》，指太阳、阳明、少阳、太阴、少阴、厥阴。六经又分手、足经，因而六经统领十二经脉及联络脏腑。

伤寒"六经"传变理论脱胎于《素问》，又有创造性的发展，进而形成独具特色的临床辨证论治体系。《伤寒论》还阐发了伤寒病治疗失当导致的变证、坏证及其补救方法等。张仲景继承了《素问·热论》中伤寒病理论上的传变顺序，并将其发展为伤寒六经辨证体系，这是张仲景对于伤寒病诊疗的重要贡献。

（2）《金匮要略》以脏腑论杂病：《金匮要略》25篇，262方（包括附方和杂疗方）。首篇《脏腑经络先后病脉证第一》概括阐述了对病因、病机、诊断、治疗、预防等方面的认识，为全书的总纲；第2至17篇论述内科病；第18篇属于外科病；第19篇为五种不便归类的疾病；第20至22篇专论妇产科疾病；第23至25篇为杂疗方和食物禁忌。书中提出了以脏腑辨证为中心，运用四诊八纲，病证结合的杂病辨治体系。

在病因方面，《脏腑经络先后病脉证第一》指出："千般疢难，不越三条：一者，经络受邪，入脏腑，为内所因也；二者，四肢九窍，血脉相传，壅塞不通，为外皮肤所中也；三者，房室、金刃、虫兽所伤。"张仲景所论杂病三因说，主要以病位的深浅区分，并成为后世三因致病说的渊薮。在发病方面，提出"五脏元真通畅，人即安和"的理论；在诊断方面，列举四诊所得，结合八纲辨证，将疾病的各种临床表现落实到脏腑经络的病变上；在疾病的命名方面，依据病变在脏腑、经脉、肌表等不同部位所致临床表现的差异而命名。综上可知，张仲景论杂病注重脏腑经络的病机变化，并据此指导临床辨证治疗。

2. 对方剂学的贡献　《伤寒杂病论》共载方269首，组方法度严谨，剂型多样，煎服方法严格，疗效显著。因其对方剂学的突出贡献，该书被后世尊为"方书之祖"。

（1）严密的组方原则：《伤寒杂病论》对方剂的组成与药物的加减变化，均体现了严格的标准。以桂枝汤为例，该方由桂枝、芍药、生姜、大枣、甘草组成，用于太阳中风证。根据病情的变化，桂枝汤可以灵活加减化裁。如桂枝加葛根汤治疗太阳中风兼经气不利者，桂枝加厚朴杏子汤治疗太阳中风兼肺寒喘逆者，桂枝加附子汤治疗太阳中风兼阳虚漏汗者。可见，张仲景对方剂的组方原则既要求严密精准，又反映出辨证论治的特点。

（2）剂型多样：《伤寒杂病论》中的方剂有汤剂、丸剂、散剂、酒剂、栓剂、洗剂、熏剂等剂型，可以根据不同的病状选用。"汤者，荡也"，汤剂相对来说作用较强，多用于较重的病，如麻黄汤、大青龙汤等；"丸者，缓也"，丸剂作用较缓，用于慢性病或疾病的后期调理，如麻子仁丸、理中丸等；"散者，散也"，散剂作用快，急性病多用，如四逆散、当归芍药散等；酒剂能够加强温阳活血的功效，用于手足厥冷、劳伤筋骨等病症，如瓜蒌薤白白酒汤等；栓剂能够直接作用于病位，如蜜煎导方。

（3）煎服法严格：包括煎法和服法。煎药方法包括煎药用水、火候、时间、入煎顺序等。如：

麻黄汤中生麻黄需要先煎、去上沫，防止发汗太过。服法包括日服法、频服法，其中日服法又分为"日三服""日二服""一日一夜服""日三夜二服""平旦服"等，频服法也有"少少与之""温顿服之"等。事实证明，煎服法是保障临床疗效的重要环节，历来医家都讲求细致、严格。

（4）记载了大量临床有效方剂：《伤寒杂病论》收载的方剂临床应用非常广泛，疗效显著，被称为"经方"。如白头翁汤治痢疾、茵陈蒿汤治黄疸等，一直沿用至今。

据学者考证，《伤寒杂病论》中的方剂并非全由张仲景独创，而是继承《汤液经法》的精华。惜《汤液经法》已亡佚。1988年，马继兴《敦煌古医籍考释》收录了《辅行诀脏腑用药法要》一书，后者保存了《汤液经法》的部分内容。对比《辅行诀脏腑用药法要》和《伤寒杂病论》的相应内容，可以了解张仲景对方剂的灵活化裁及其在方剂学方面的重要贡献。

（三）《伤寒杂病论》的价值和影响

《伤寒杂病论》自宋代整理校注后广泛流传，在成书1800余年的时间里，被后世医家奉为圭臬，指导着中医临床实践。历代医家对此书的整理和研究形成了"伤寒学派"，为丰富和发展仲景学说作出了巨大的贡献，对整个中医学的发展也有深远的影响。

春秋战国时期是中国学术发展的黄金时代，在这段时间里诞生了一批伟大的历史人物和著作，中医"四大经典"的主要内容同样产生于这个时期。成书于两千多年前的著作虽然会受到历史局限性的影响，但瑕不掩瑜，历代医家都是从中医"四大经典"中汲取丰富的营养，并结合所处时代的疾病特点推陈出新，不断推动中医学术的发展。

第三节 民间医家及其贡献

战国至三国时期，名医辈出，在传世文献里留下了不少记载。其中著名的医家有扁鹊、淳于意、涪翁、郭玉、华佗、董奉。

一、扁 鹊

扁鹊是战国名医，是我国历史上第一个有正式传记的医学家，司马迁《史记·扁鹊仓公列传》中谓："扁鹊言医，为方者宗，守数精明，后世修序，弗能易也。"他曾提出病有"六不治"，即"骄恣不论于理，一不治也；轻生重财，二不治也；衣食不能适，三不治也；阴阳并，脏气不定，四不治也；形羸不能服药，五不治也；信巫不信医，六不治也。"

据《扁鹊仓公列传》，扁鹊姓秦，名越人，勃海郡郑人（今河北任丘市鄚州镇），约生活于公元前5世纪。秦越人年轻时曾做过舍长，跟随长桑君学习医术，学成后长期在民间行医，积累了丰富的医疗经验。由于他医术高明，深受百姓爱戴，于是用扁鹊来赞誉他。秦越人被称为"扁鹊"历来有许多不同的说法，元代李敬斋说："轩辕时已有此号。今为越人之艺独冠当代，故亦以此号之。"清代陆以湉说："战国时，秦越人慕上古扁鹊学，因称扁鹊。"河北、山东、陕西等地留存有扁鹊墓、扁鹊村、扁鹊庙等，体现了后世对扁鹊高超医术的崇敬、纪念之情，民众也将扁鹊作为心中神医的形象，希望得到其庇佑，免除疾患。

扁鹊精通内、外、妇、儿各科，他遍游各地行医，在邯郸（赵国都城）为"带下医"（妇科），至雒阳（东周王城，今河南洛阳）为"耳目痹医"（五官科），入咸阳（时属秦国）则为"小儿医"（儿科），医名甚著。

扁鹊擅长望诊，通过望色判断病证及其病程演变和预后。《扁鹊仓公列传》记述了他通过望诊判断出齐桓侯有病，并三度劝说其接受治疗的经过，并留下"讳疾忌医""病入膏肓"等典故。

扁鹊是我国历史上最早应用脉诊来判断疾病的医生，并且提出了相应的脉诊理论。《扁鹊仓公列传》中虢太子的案例可看出扁鹊精于切脉。扁鹊还首先指出，病人一时晕厥也可能停止呼吸，但脉搏仍可跳动。这是世界医学史上一大发现，用心脏是否停止跳动作为判定死亡的标准，延续了近2500年，直到20世纪80年代，有些国家才以脑细胞死亡来判定生死。

《汉书·艺文志》载扁鹊著有《扁鹊内经》九卷，《扁鹊外经》十二卷，可惜均失传。传说《难经》是他所著，其实《难经》是东汉时期的作品，还在《内经》之后，非扁鹊所作，只是伪托其名而已。

二、淳 于 意

淳于意（公元前2世纪），在中国医学史上具有重要地位，刘宋裴骃《史记集解》、唐司马贞《史记索隐》和唐张守节《史记正义》均对其生平事迹做过详备的考证。

淳于意曾任齐国太仓长，又称"太仓公""仓公"，临菑（今山东省淄博市）人。自幼喜爱医方，曾拜公孙光为师，因对医方见解深刻而颇受老师青睐，被授以秘方；后拜公乘阳庆为师，被授以《脉书》《五色论》《奇咳术》《揆度》《药论石神》等藏书。经过三年的学习，医术精良，闻名于世。

淳于意诊治病人，为稽考得失，皆备"诊籍"，司马迁将淳于意部分"诊籍"收录在《史记·扁鹊仓公列传》中，是我国现存最早有文字记载的医案。所载病案25例，包括治愈的15例和死亡的10例，载有患者姓名、职业、里居、疾病症状、脉象、诊断、治疗、预后等，反映了中国古代医家实事求是的优良传统。其中有肺消瘅、蛲瘕、不乳、龋齿、涌疝、沓风、服石中热、牡疝等20多种疾病，在治法上有药物疗法、刺灸法、冷敷法等，剂型上有汤、丸、散、酊、含漱剂、栓塞剂等。

淳于意许多观点在医药学史上具有进步意义。例如他提出龋齿的病因是"食而不漱"，"沓风"系嗜酒所致，莨菪类药物可以催产，反对滥用"五石"。

淳于意广授医术，因材施教，培养了宋邑、高期、王禹、冯信、杜信、唐安以及齐丞相府的宦者平等人，是秦汉时期文献记载中带徒最多的一位医家。

三、涪翁、郭玉

涪翁（公元1世纪），涪水（今四川境内）人，因常垂钓于涪水，故称涪翁。涪翁精通脉诊，尤擅针法，其著作《针经》和《脉诊法》，惜都已失传。

西汉末东汉初，涪翁流落乡间，遇有疾者，即下针石，常常是手到病除。他治病不问贵贱，不图钱财，皆全力救治，深受群众爱戴。为示怀念，后人为他树碑立传。涪翁的医术医德远近传扬，常有慕名拜师者，程高便是其中之一。涪翁将自己精湛的医术传给程高，程高不负重望，不仅成为一代名医，而且又培养出再传弟子郭玉。

郭玉（公元1—2世纪），字通直，广汉新都（今成都市新都区）人。少年时师从于程高，善脉法与针。汉和帝时（公元89—105年）任太医丞。和帝曾考验郭玉的脉法，"令嬖臣美手腕者，与女子杂处帷中，使玉各诊一手，问所疾苦。玉曰：'左阳右阴，脉有男女，状若异人，臣疑其故。'帝叹息称善"。据《后汉书·郭玉传》，郭玉曾与和帝论医，"其为贫贱者治病，常一针即瘥，而疗达官贵人，时或不愈。"帝问其缘故，郭玉明确地指出"医之为言意也。腠理至微，随气用巧，针石之间，毫芒即乖。神存于心手之际，可得解而不可得言也。夫贵者处尊高以临臣，臣怀怖慑以承之。其为疗也，有四难焉：自用意而不任臣，一难也；将身不谨，二难也；骨节不强，不能使药，三难也；好逸恶劳，四难也"。郭玉的这段话指出治病疗效不仅取决于医术，社会性因素在诊治疾病的实践中也起一定作用。

四、华　佗

华佗，名旉，字元化，沛国谯（今安徽亳州市）人，生年不详，东汉末年著名医学家。公元208年，曹操令他做侍医，他托故拒绝，终被曹操所害。他的著作没能流传下来，现存《中藏经》是宋代假托。

华佗医学造诣颇深，精通内、外、妇、儿、五官、针灸各科，以外科和针灸最为著名。《三国志·方技传》说他善养生，"晓养性之术，时人以为年且百岁，而貌有壮容"；临证用药精当，"其疗疾，合汤不过数种，心解分剂，不复称量，煮熟便饮，语其节度，舍去辄愈"。

华佗外科手术水平很高，并创制麻沸散作为麻醉剂，是中国医学史上的创举。《后汉书》记载："若疾发结于内，针药所不能及者，乃令先以酒服麻沸散，既醉无所觉，因刳破腹背，抽割积聚。若在肠胃，则断截湔洗，除去疾秽，既而缝合。"华佗使用麻沸散时，"轻试分剂，不效增量"，已经认识到不同个体的耐受程度，是非常科学的。惜麻沸散没能流传下来。

华佗亦擅长针灸，施灸时取穴不过一二处，每处不过七八壮，而病可除。沿用至今有华佗夹脊穴。所留医案，从其治疗范围看，内科病有热性病、内脏病、精神病、肥胖病、寄生虫病，属于外、儿、妇科的疾病有外伤、肠痈、肿瘤、骨折、针误、忌乳、死胎、小儿泻痢等。

华佗强调体育运动是强身之本，模仿虎、鹿、熊、猿、鸟的动作，创制了"五禽戏"，是我国较早期的医疗保健体操。据载华佗的弟子吴普坚持练习五禽戏，"年且百岁，而犹有壮容，时人以为仙"。他的弟子有三人，樊阿善针灸，吴普著《吴普本草》，李当之著《李当之药录》，三人均显名于当时。

五、董　奉

董奉，字君异，侯官（今福建闽侯）人，三国时期著名医学家。关于董奉及"杏林春暖"，见载于葛洪《神仙传》："居山间，为人治病，不取钱物。使人重病愈者，使栽杏五株，轻者一株，如此十年，计得十万余株，郁然成林。乃使山中百禽群兽，游戏其下，卒不生草，常如耘治也。"《三国志·吴志·士燮传》以及《晋书·葛洪传》也载有董奉事迹。此外，南宋周守忠《历代名医蒙求》记载"董奉起死"，引用的是《神仙传》里治疗杜燮的事迹。

董奉的"杏林"佳话不仅成为民间的美谈，而且成为历代医家激励、鞭策自己努力提高医技、解除病人痛苦的典范。"杏林"一词遂成医家专用名词，自古医家以位列"杏林中人"为荣，医技以"杏林圣手"为赞，医德以"杏林春暖、誉满杏林"为誉。"杏林"之意传播至海外亦对国外医学界产生了影响，如日本"杏雨书屋"即是根据杏林内涵而命名，所藏多为中国医学图书善本。

杏林精神不仅是医家精神财富，而且已成为中华民族优秀美德的组成部分。何时希《中国历代医家传录》全引《董奉传》，评葛洪《神仙传》文风云：杏林故事，正见医不贪财，唯须种杏，初供观赏，又可济贫。试想"二月春光闹杏花"，万株一片，何等缛闹。继乃货杏易谷以赈贫乏，医家美德，至此极矣！

思维导图

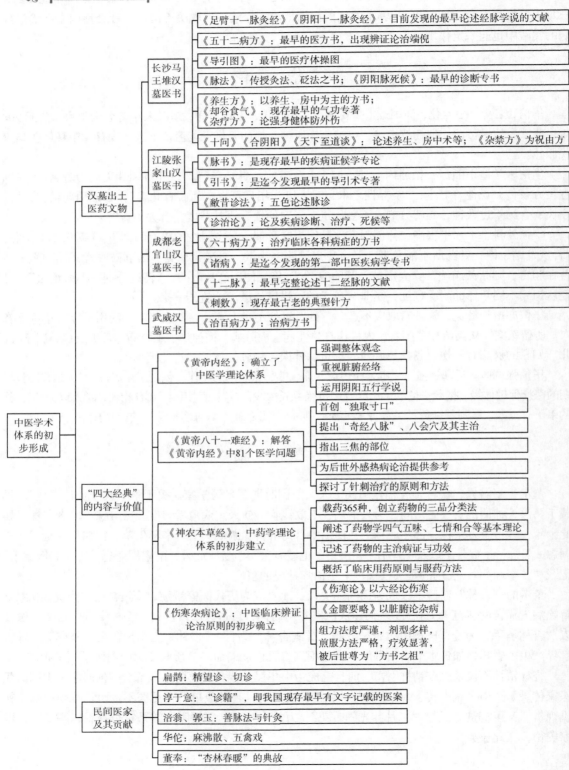

中医学术体系的初步形成

汉墓出土医药文物

长沙马王堆汉墓医书
- 《足臂十一脉灸经》《阴阳十一脉灸经》：目前发现的最早论述经脉学说的文献
- 《五十二病方》：最早的医方书，出现辨证论治端倪
- 《导引图》：最早的医疗体操图
- 《脉法》：传授灸法、砭法之书；《阴阳脉死候》：最早的诊断专书
- 《养生方》：以养生、房中为主的方书；《却谷食气》：现存最早的气功专著；《杂疗方》：论强身健体防外伤
- 《十问》《合阴阳》《天下至道谈》：论述养生、房中术等；《杂禁方》为祝由方

江陵张家山汉墓医书
- 《脉书》：是现存最早的疾病证候学专论
- 《引书》：是迄今发现最早的导引术专著

成都老官山汉墓医书
- 《敝昔诊法》：五色论述脉诊
- 《诊治论》：论及疾病诊断、治疗、死候等
- 《六十病方》：治疗临床各科病症的方书
- 《诸病》：是迄今发现的第一部中医疾病学专书
- 《十二脉》：最早完整论述十二经脉的文献
- 《刺数》：现存最古老的典型针方

武威汉墓医书
- 《治百病方》：治病方书

"四大经典"的内容与价值

- 《黄帝内经》：确立了中医学理论体系
  - 强调整体观念
  - 重视脏腑经络
  - 运用阴阳五行学说
- 《黄帝八十一难经》：解答《黄帝内经》中81个医学问题
  - 首创"独取寸口"
  - 提出"奇经八脉"、八会穴及其主治
  - 指出三焦的部位
  - 为后世外感热病论治提供参考
  - 探讨了针刺治疗的原则和方法
- 《神农本草经》：中药学理论体系的初步建立
  - 载药365种，创立药物的三品分类法
  - 阐述了药物学四气五味、七情和合等基本理论
  - 记述了药物的主治病证与功效
  - 概括了临床用药原则与服药方法
- 《伤寒杂病论》：中医临床辨证论治原则的初步确立
  - 《伤寒论》以六经论伤寒
  - 《金匮要略》以脏腑论杂病
  - 组方法度严谨，剂型多样，煎服方法严格，疗效显著，被后世尊为"方书之祖"

民间医家及其贡献
- 扁鹊：精望诊、切诊
- 淳于意："诊籍"，即我国现存最早有文字记载的医案
- 涪翁、郭玉：善脉法与针灸
- 华佗：麻沸散、五禽戏
- 董奉："杏林春暖"的典故

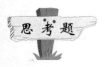

1. 马王堆汉墓医书是如何反映战国至秦汉之际的医学水平的?
2. 如何理解《黄帝内经》为医学的发展提供了理论指导?
3. 简述《神农本草经》的主要内容与成就。
4. 为什么称张仲景为"医圣"?

第四章　医药学的全面发展

（西晋—五代　公元 265—960 年）

📖 **学习目标**
1. 掌握《黄帝内经》和《伤寒论》的整理和注释成果。
2. 熟悉药物学、方剂学所取得的成就，现存最早的临床各科专著主要内容和特点。
3. 了解隋唐时期医学教育及中外医学交流情况。

　　从公元 265 年司马炎代魏自立，建立西晋，到公元 960 年赵匡胤陈桥兵变，取代后周，建立北宋，西晋至五代的近 700 年，是中国古代封建社会的大发展时期，亦是中国古典文明走向辉煌的时期。

　　命祚短暂的西晋王朝未能阻挡北方游牧民族如洪水一般的冲击，一场长达 300 年的战乱由此拉开帷幕。常年的战乱与割据，打破了中华帝国的一元化政治与集权地主经济体制，也严重动摇了西汉以来以儒学为文化内核的模式，取而代之的则是二学（儒学、玄学）、二教（道教、佛教）相互颉颃、相互融合的多元激荡的局面。东晋及其后的南朝时期，由于北方战乱频繁，江南地区相对稳定，因此许多北方汉人南迁，先进的生产工具和生产技术随之被带到南方，促进了江南经济的发展。医学重心在这一时期也首次出现南移。

　　公元 589 年，杨坚建立的隋朝政权灭南陈，正式结束了华夏 300 余年的分裂局面，中国复趋统一。公元七世纪，李唐政权威服四方，持续开疆，建立起东临日本海，西至中亚的唐帝国。在空前辽阔的历史舞台上，中国文化不仅进入了气度恢弘壮丽的盛唐时代，也步入了中国古典文明的巅峰时代。以强盛的国力为依托，唐文化体现出一种无所顾忌、兼容并包的宏大气魄。唐朝奉行儒、释、道三教并行的政策，还以博大的胸襟广为吸收外域文化。南亚的佛学、历法、医学、语言、音乐、美术；中亚的舞蹈、音乐；西方世界的景教、摩尼教、伊斯兰教以及医学、建筑艺术等，纷至沓来。

　　这一时期的思想领域，玄学兴起，佛教融入，道教勃兴。玄学兴起于魏晋，是由老庄哲学发展而来，宗"贵无"，在魏晋士人的推动下，玄学轻人事、任自然的价值观迅速占领中国知识分子的心灵世界，并铸造了古代士人玄、远、清、虚的生活情趣。佛教于两汉之交传入中国，两晋时期借助玄佛合流的社会思潮，佛教很快流播天下，并实现了中国的本土化。随着佛经东传及其本土化，印度医学的"四大"（地、水、火、风）学说、婆罗门方、耆婆方、眼科金针拨障术等，在《肘后方》《诸病源候论》《千金方》《外台秘要》中都有反映。玄学与佛教的合流，极大地推进了中国人的思维水平，使得中国人的理性化、规范化的程度都大为提高，在思维路径、思维结论上达到了空前的高度。道教作为中国本土宗教，起于东汉，发展于魏晋，至南北朝终成一统。道教具有鲜明的民族性格，在宗教思想上从道、儒、墨以及术数家、医家等各门派中汲取营养。在教旨上，以长生成仙为终极目标，讲求养气修身，钻研炼金服丹。道教的勃兴，也为中医的发展提供了又一种路径。道教追求长生不老，提倡无欲无为，推动了中医养生理论和实践的发展。道教炼丹术在药物加工、炮制、矿物药的合成等方面取得的成就，在中药学上具有重要意义。这一时期医学的代表性人物，无论是葛洪、陶弘景，还是孙思邈，皆是游走于道、医之间的集大成者。

两晋至五代时期，医药学在理论体系指导下全面发展。这一时期，《内经》的整理和研究迎来第一次高峰。王叔和整理编次的世传本《张仲景方》，开启了《伤寒杂病论》整理和研究的先河。以针灸学、骨伤科学为代表的临床医学的发展越来越专科化。现存最早或较早的针灸科、外科、伤科、妇产科、儿科专著一一问世。脉学、病因证候学、中药学等实用经验得以丰富发展。应用价值极高的综合性方书纷纷问世。隋唐太医署的医学分科教育，表明临床医学专科化日趋成熟。我国与日本、朝鲜、东南亚诸国、欧洲的医学交流，丰富了我国的中医药学体系。

第一节　医学理论的发展与总结

中医学的学术体系在战国至三国时期已经基本构建形成，西晋至五代时期医家对古籍进行了整理和注释，在脉学、病因证候学等方面取得了较大成就。

一、古医籍的整理和研究

受频繁的战乱、疾病流行及语言习惯的变化等诸多因素影响，古医籍在流传过程中出现了不同版本，错简、脱简情况时有发生。因此，从魏晋时期开始，医家开始了针对中医学经典著作的整理与注释。

（一）《黄帝内经》的整理与注释

最早注释《黄帝内经·素问》的医家是齐梁间全元起，撰《素问训解》8卷，惜于南宋亡佚。宋代林亿等校订的《重广补注黄帝内经素问》保存了该书的编次和部分注解。

隋唐间杨上善的《黄帝内经太素》（简称《太素》《黄帝太素》），是我国现存最早的《内经》注本。杨上善，唐初曾任通直郎守太子文学，精于医术，屡起沉疴。杨氏有感于《内经》之繁杂，于是将《素问》《灵枢》的162篇全部拆散，撰《黄帝内经太素》，凡30卷。

历代医家研究《内经》方式不一，杨上善首创分类研究《内经》的统纂、注释法，是类注《内经》第一家。他将《素问》《灵枢》内容按不同性质分为摄生、阴阳、人合、脏腑、经脉、腧穴、营卫气、身度、诊候、证候、设方、九针、补泻、伤寒、寒热、邪论、风论、气论、杂病共19大类，使《内经》理论体系更加清晰、系统。杨氏校勘了许多《内经》讹误脱衍之文，为后人正确理解《内经》提供了帮助。杨氏精于训诂，《太素》注文上极天文，下穷地理，中通人事，旁及儒、释、道各家，其注音缜密，释义贴切，持之有据。此书在宋元时期散佚，19世纪在日本仁和寺发现其古卷子抄本。

在《素问》诸注本中，影响较大的是唐代王冰的《次注黄帝内经素问》（又名《注黄帝素问》《黄帝内经素问注》）。王冰（710—805年），自号启玄子，唐宝应年间（762—763年）为太仆令，故后人亦称王太仆。王氏有感于当时传世的《素问》"世本纰缪，篇目重叠，前后不伦，文义悬隔，施行不易，披会亦难，岁月既淹，袭以成弊"，遂以全元起《内经训解》为依据，对《素问》进行编次注释，历时 12 年，于 762 年撰成《次注黄帝内经素问》。

王冰对原书卷、篇次序重新编次，删除重出者，合并相关者，辑为 24 卷。整理后的内容分为摄生、阴阳、藏象、诊法、病机、病证、经穴、运气、治法等，条理更为清晰。《素问》传至唐代，第 7 卷已佚，王冰遂将其先师张公秘传本内容补入其中，即《天元纪大论》《五运行大论》《气交变大论》《五常政大论》《六微旨大论》《六元政纪大论》《至真要大论》等 7 篇大论。尽管王氏补入的内容是否《素问》原文尚存在疑义，但毕竟丰富了医学内容，特别是运气学说，对后世有一定影响。王冰的注释，以疏通经文的奥义为主旨，对误文、重文、脱文、错简等均予以校正；对文中的生僻字，用同音字、反切等方法予以注音，并释词。王冰的注文还对《内经》理论多有发挥，充实扩展了中医理论。如对《素问·至真要大论》中"诸寒之而热者取之阴，热之而寒者取之阳，所谓求其属也"。王冰注云："言益火之源，以消阴翳；壮水之主，以制阳光，故曰求其属也。"其注文已成了中医调整阴阳的治疗大法，至今仍为医家所尊崇。

（二）《伤寒杂病论》的整理与注释

张仲景《伤寒杂病论》成书后，由于兵燹连年，加上传抄过程中的讹误，致《伤寒杂病论》残缺不全，失其原貌，因此有必要对该书进行整理。王叔和首开整理编次《伤寒论》之先河。

王叔和，名熙，高平（今山东微山县，一说今山西高平市）人，生卒年代不详，约生活于公元 3 世纪，魏晋时期著名医学家，因医术精湛被擢升为太医令。王叔和将散在的仲景遗论搜集、整理、补充和编次，后经北宋林亿等人校正刊行而流传下来，即之《伤寒论》，对中医学的发展产生了极其深远的影响。王叔和在《伤寒论·伤寒例》中称："今搜采仲景旧论，录其证候、诊脉、声色，对病真方有神验者，拟防世急也。"说明他对《伤寒论》的整理编次是从脉、证、治、方等方面着手的，并启发后世从风伤卫、寒伤营、风寒两伤营卫为纲研究太阳病。

王叔和生活的年代距仲景较近，其所编次比较接近仲景原貌。金代成无己认为，张仲景《伤寒论》得显于世，"迄今千有余年不坠于地者，又得王氏阐明之力也"。而后世研究《伤寒论》的某些医家认为王叔和整理《伤寒论》时掺入己意，使后人无法窥知仲景之书原貌，主张错简重订。但无论古今学者如何评说，张仲景《伤寒杂病论》的伤寒部分，确是经过王叔和的搜集编次才得以流传下来。

孙思邈是隋唐时期的著名医学家，对《伤寒论》也颇有研究。由于王叔和编次的《伤寒论》流传并不广泛，"江南诸师秘仲景要方不传"（《备急千金要方·卷九》），孙思邈晚年才看到《伤寒论》。孙氏辑论其中要妙，单独汇成 2 卷，载入《千金翼方》卷九、卷十中，成为唐代仅有的《伤寒论》研究性著作。

孙思邈采用的研究方法是"方证同条，比类相附"。他将太阳病分为"用桂枝汤法""用麻黄汤法""用青龙汤法"等；将方剂的加减运用、使用宜忌，也都归入相应方证之下。这种以方类证的研究方法，成为后世从方证角度探究《伤寒论》的先导。孙氏还特别重视桂枝、麻黄、青龙三法的运用。他说："夫寻方之大意，不过三种：一则桂枝，二则麻黄，三则青龙。此之三方，凡疗伤寒不出也。"明代医家方有执《伤寒论条辨》、清代医家喻嘉言《尚论篇》将其发挥为"三纲鼎立"说，足见影响之深远。

二、医学理论的提高

脉诊是中医重要的诊断方法，在中医理论体系及诊疗实践中占有非常重要的地位。魏晋时期，脉学取得较大成就，为后世的脉学发展奠定了基础。隋唐时期的医家，在医疗实践中对临床疾病或证候作了新的探索，取得不少重要发现，在病因学和证候学方面均有显著进步。

（一）脉学

我国的脉诊起源很早，在秦汉以前的古代文献中已有脉学资料。《周礼》有切脉以察脏腑病变的记载；《史记·扁鹊仓公列传》有扁鹊、淳于意切脉诊病的事迹，扁鹊在战国时期被公认为脉学鼻祖。《内经》《难经》《伤寒杂病论》中均有脉诊的专题阐述，特别是《难经》提出"独取寸口"的诊脉方法，对后世影响颇大。到公元 3 世纪，王叔和对脉学的理论和应用进行了系统的总结与归纳，撰成我国现存最早的脉学专著《脉经》，使脉学理论更加系统化。王叔和有着丰富的理论和临床经验，尤精脉学。考虑到医者对脉诊"在心易了，指下难明"，他苦心钻研、博览群书，总结前代医家的经论要旨，结合长期临床实践经验，著成《脉经》10 卷，97 篇，约 10 万字。内容包括脉形、诊脉方法、脉象与脏腑关系、脉象阴阳辨析、妇人和小儿脉的辨识，涉及脏腑、经络、病证、治则、预后等。

王叔和在《内经》《难经》的基础上进一步确立了"寸口诊脉法"，首次提出腕后高骨为关、关前为寸、关后为尺的三部定位法。提出左手寸脉主心与小肠，关脉主肝胆；右手寸脉主肺与大肠，关脉主脾胃；两手尺脉均主肾与膀胱，明确了脉诊与脏腑相应的定位关系。使寸口诊脉法与分部主病成为完整系统，为后世脉诊的发展奠定了基础。

《脉经》之前的古典医籍和历史文献所载脉名繁多，表述各异，王叔和结合临证心得，规范临床常见脉象的名称和形态描述，归纳为浮、芤、洪、滑、数、促、弦、紧、沉、伏、革、实、微、涩、细、软、弱、虚、散、缓、迟、结、代、动 24 种，准确描述了各种脉象的形态特征和指下感觉，便于后人辨识。24 脉中，有些脉象在位置、速率、节律、形态、势力等不同方面有一定的相似之处，临床上需要予以鉴别。《脉经》首次指出"浮与芤相类，弦与紧相类，滑与数相类，革与实相类，沉与伏相类，微与涩相类，软与弱相类，缓与迟相类"，并对 8 对相似的脉象做了鉴别。《脉经》还记载了一些危重及特殊情况下的脉象变化。如《平杂病脉》篇中有"脉来乍大乍小，乍长乍短者，为祟"；《诊三部脉虚实决死生》篇有"三部脉累累如贯珠，长病得之，死……三部脉如屋漏，长病十日死。三部脉如雀啄，长病七日死。三部脉如釜中汤沸，朝得暮死，夜半得日中死，日中得夜半死"四种病危时的脉象；并用"屋漏""雀啄""釜中汤沸"等生动形象的词语描述了病危时所表现出异常脉象，便于后学理解和应用。后世医家对危重脉象的描述，多沿用《脉经》所述。王叔和还总结了脉象的临床意义，强调脉、证、治的统一。如"脉来……沉细滑疾者热，迟紧为寒""寸口脉迟，上焦有寒……关脉迟，胃中寒。尺脉迟，下焦有寒"等，充分体现了脉象在辨别疾病寒热、虚实时的重要意义。

《脉经》集魏晋以前脉学之大成，全面总结了公元 3 世纪以前的脉学成就，进一步完善和发展了"独取寸口"的诊脉方法，在规范脉名、确定各种脉象特点以及寸、关、尺分部对应脏腑等方面都进行了全面系统的阐述，使脉法系统化、规范化，是中国脉学发展史上的里程碑，奠定了后世脉学发展的基础。

《脉经》行世后，因文义古奥，托名王叔和所著的通俗本《王叔和脉诀》（简称《脉诀》）一书便应运而出。一般认为《脉诀》是六朝高阳生所著，也有认为是五代或宋人所伪托。该书选用《脉经》的内容，以歌诀形式阐述脉理，文句简明，深入浅出，深受初学者的欢迎。但其学术价值不及《脉经》，其中尚存部分讹误之处。

1899 年，于 10—11 世纪之间收藏于敦煌莫高窟的一批抄本被发现。20 世纪 50 年代起，中医研究院启动敦煌卷子的文献搜集整理工作。敦煌卷子共有 7 部脉书，分别是《平脉略例》《五脏脉候阴阳相乘法》《玄感脉经》《七表八里三部脉》《青乌子脉诀》及《亡名氏脉经》（两种）。这七种脉书分别论述了诊脉部位、方法、脉象特征及主病等，对了解隋唐脉学发展很有帮助。

（二）病因证候学

东汉张仲景曾在《伤寒杂病论》中将病因概括为三类。至两晋隋唐时期，医家在临床实践中对疾病病源、发病原因和证候描述方面，取得了突出成就，其中集大成者是 610 年巢元方等人奉诏编撰的《诸病源候论》。

巢元方，隋代著名医学家，生卒籍贯不详，约生活于公元 6—7 世纪，正史无传。隋炀帝大业年间曾任太医博士，后升为太医令，有丰富的实践经验、高深的医学理论造诣。

《诸病源候论》，又称《巢氏病源》。全书 50 卷，分 67 门，述病源证候 1739 论。卷 1 至卷 27 为风、虚劳、伤寒、温病、时行、杂病等内科疾病，卷 28 至卷 36 为外科、五官科、口腔科疾病，卷 37 至卷 44 为妇产科杂病及胎产病，卷 45 至卷 50 为儿科杂病及传染病。本书详述了各科疾病的病因、病机、症状体征等。有些病证还附有"补养宣导"方法。

《诸病源候论》收载的疾病涵盖内科、外科、妇科、儿科、五官科等，以内科病为多。书中载内科疾病近 40 种，每种病候进一步细分。如风病分为 59 候，虚劳病分为 75 候，咳嗽 15 候，消渴、脚气、黄疸、水肿、虫证等也设专章论述。外科仅金创一类就记载了 23 候，还详论瘿瘤、丹毒、破伤风、瘘、痔、火伤等候。五官科分为目病、鼻病、耳病、牙齿病、唇口病、咽喉病诸候，其中目病就有 38 候，包括翼状胬片、青光眼、夜盲症等。妇产科病包括妇人杂病、妊娠病、将产病、难产病、产后病诸候。儿科杂病有 255 候之多。

该书对多种疾病的病因提出新见解。如在"温病候"中指出，温病的病因是感染"乖戾之气"，该病具有传染性，可以通过预防来控制。书中详述了多种寄生虫病的病源、传染途径和证候特点。如"寸白虫（绦虫）候"载："或云饮白酒，一云以桑枝贯牛肉炙食，并食生粟所成；又云食生鱼后，即饮奶酪，亦令生之"，明确提出该病系食用不熟的牛肉、鱼肉所致。该书还认识到某些地方病与区域气候特点及地理环境密切相关。如三吴以东的"射工""水毒"病，即今之血吸虫病，其流行系疫水所致；岭南"瘴气"由"杂毒因暖而生"，明言"其状发寒热，休作有时，皆由山溪源岭嶂湿毒气故也"。另外，巢氏首次提出疾病的发生与体质禀赋有关。如对"漆疮候"的病因，书中指出乃"特由质性自然，非关宿挟病也"。

该书对疾病的记载广泛、详细而准确。如"消渴候"指出："夫消渴者，渴不止，小便多是也……其病变多发痈疽……此人必数食甘美而多肥，肥者令人内热，甘者令人中满，故其气上溢，转为消渴"，与现代医学的糖尿病特征很相似。书中还记载了肠吻合术、创面缝合术、血管结扎止血术、清创术、拔牙术等内容，反映当时的外科手术已达到一定水平。

《诸病源候论》作为现存最早的病因证候学专著，反映了我国公元 7 世纪时医学理论与临证医学的发展水平，对后世医学发展具有深远影响。此后的医著，如唐代《备急千金要方》《外台秘要》及宋代《太平圣惠方》等都引用了其中大量内容。《太平圣惠方》于每门之首，必先冠以该书之论，宋代太医局还将《诸病源候论》作为医学生必修教材。元代将《诸病源候论》列入"医学七经"。其学术价值，正如《四库全书总目提要》所云："《内经》以下，自张机、王叔和、葛洪数家书外，此为最古。究其旨要，亦可云证治之津梁矣。"足见该书在我国医学发展史上地位之重要。

第二节　综合性方书的编撰

晋唐时期医学的蓬勃发展，还表现在卷帙浩繁的综合性方书的出现。如公元 4 世纪范汪的《杂药方》有百余卷，公元 7 世纪隋炀帝敕编的《四海类聚方》达 2600 卷。现存于世的重要方书有《肘后救卒方》《备急千金要方》《千金翼方》《外台秘要》等。此外，敦煌卷子中发现 21 种魏晋至隋唐年间的方书，如《杂疗病药方》《唐人选方》《单药方》《黑帝要略方》《不知名医方》等，约载方 1100余首。

一、《肘后救卒方》

《肘后救卒方》简称《肘后方》，约成书于公元 3 世纪，晋代葛洪著。葛洪（约 283—343 年），字稚川，号抱朴子，东晋道教理论家、著名炼丹家和医药学家，丹阳郡句容（今江苏句容县）人。葛洪出身于名门望族，13 岁丧父后，家道中落。他生性好学，不好荣利，对神仙导养之法尤感兴趣。其从祖葛玄以炼丹闻名，葛玄将炼丹术传授弟子郑隐，葛洪后随郑隐学习炼丹术。太安二年（公元303 年），葛洪因平叛有功，被赐爵关内侯。晋元帝、晋咸帝都曾以高官厚禄征召，均被他婉拒。葛洪一心钻研炼丹术，拜南海太守鲍靓为师，深得老师器重，并娶其女鲍姑为妻。鲍姑擅长灸法，是历史上著名的女灸家。葛洪听说交趾（今越南）出丹，请求出任句漏（今广西北流市）令，途经广州时被刺史邓岳挽留。此后，葛洪隐居于罗浮山（今广东博罗县内）炼丹，并从事著述。葛洪在炼丹之余，留心医术，集各家著作，总结治疗心得并广泛收集民间经验，完成《玉函方》100卷。由于《玉函方》卷帙浩繁，难于携带检索，他便将书中有关常见病、急救等内容编成《肘后救卒方》3 卷，以应临床急救之需，故该书堪称我国第一部临床急救手册。现存《肘后救卒方》为 8 卷本。由陶弘景增补一次，改名为《肘后百一方》；金代杨用道又增补一次，更名为《附广肘后备急方》。

《肘后救卒方》对天花的病因、症状、预后、传染性的描述，都是世界上最早的记载，而且描述得十分精确。"比岁有病时行，仍发疮，头面及身，须臾周匝。状如火疮，皆戴白浆，随决随生，不即治，剧者多死。治得瘥后，疮瘢紫黑，弥岁方灭。此恶毒之气……以建武中于南阳击虏所得，乃呼为虏疮"。天花存在的最早证据是公元前 1157 年埃及法老拉美西斯五世患天花后留下的瘢痕，国外直到 10 世纪才由阿拉伯医生雷塞斯（Phazes，850—923 年）最早对其描述。该书对沙虱病的记述也是世界最早的。葛洪详细而准确地描述了沙虱病的症状、感染途径，"山水间多有沙虱，甚细，略不可见，人人水浴及以水澡浴，此虫在水中著人身，及阴天雨行草中，亦著人，便钻入皮里"。还指出了沙虱的诊断和预后，"其诊法，初得之，皮上正赤，如小豆、黍米、粟粒，以手摩赤上，痛如刺。三日之后，令百节强，疼痛寒热，赤上发疮，此虫渐入至骨"。更重要的是，葛洪观察到沙虱病的病媒是红恙螨的幼虫，因此也称"恙虫病"。1600 多年前有如此细致的观察与描述是非常难能可贵的。直至 20 世纪初，日本学者才发现沙虱病的病原是"东方立克次氏体"，并弄清携带病原的小红蜘蛛的生活史。书中还首次记载鬼注、尸注（类似于结核病）的传染性，指出其"死后复传之旁人，乃至灭门"的发病过程；记载了恶脉（淋巴结炎）、卒心腹痛（急腹症）等急症。

葛洪首创用狂犬脑组织敷创口"后不复发"之方，这是世界上最早的治疗狂犬病的方法。这种

"以毒攻毒"的疗法可谓人工免疫思想的先驱。直到 19 世纪，法国巴斯德（Louis Pasteur，1822—1895 年）才证明狂犬的中枢神经组织中含有抗狂犬病物质，并制成狂犬病疫苗。德国细菌学家贝林（Emil Adolph von Behring，1854—1917 年）曾称赞："中国人远在两千年前即知'以毒攻毒'之医理，这是合乎现代科学的一句古训。"

《肘后救卒方》中记载了大量的急症及其救治措施，如人工呼吸、腹腔穿刺放水法、导尿、灌肠、止血、清创、引流等，大大提高了我国古代的急症救治效果。如对于小便不通，书中记载"治小便不通及关格：生土瓜根捣取汁，以少水解之简中，吹下部，取通"，可谓我国医学史上最早的导尿术记载。该书还记载了骨折、关节脱位整复手法，首次提出"疗腕折……以竹片夹裹之"，这是小夹板固定治疗骨折的最早记载。

《肘后救卒方》收载药物约 350 种，书中最早记载了青蒿绞汁饮服治疟，为我国现代抗疟研究提供了宝贵的线索。屠呦呦受此启发提取青蒿素，为全世界降低疟疾的死亡率作出重要贡献。2015 年 10 月 5 日，屠呦呦获得诺贝尔生理学或医学奖。再如生姜汁解毒，槟榔治寸白虫，海藻治瘿瘤，硫黄治疥癣等，疗效可靠，药物多为"贫家野居"者易得之物，如黄芩、栀子、葱、姜、灶心土、莲叶、韭根等。

《肘后救卒方》是以治疗急症为主的综合性著作，书中选方切合实用，疗法简便多样，取材便，疗效可靠，充分体现了中医简、便、廉、验的特点。

二、《备急千金要方》和《千金翼方》

《备急千金要方》和《千金翼方》，合称《千金方》，孙思邈撰。孙思邈认为"人命至重，有贵千金，一方济之，德逾于此"，因以名之。孙思邈（581—682 年），京兆华原（今陕西铜川市）人。自幼天资聪颖，勤奋好学，7 岁时能日诵千余言。及长，博通百家之学，善谈老庄，兼好释典。自述"吾幼遭风冷，屡造医门，汤药之资，馨尽家产"。18 岁时立志学医，终生勤奋不辍。孙思邈医术高超，隋唐两朝多次召他入朝为官，均被其婉言谢绝，一生坚持在民间行医。他博采群经，并结合自己数十年经验，于 652 年（永徽三年）著成《备急千金要方》30 卷。晚年又编著《千金翼方》，以补《千金要方》之不足。二书集唐以前医学之大成，具有极高的学术价值，堪称中国医学史上第一部医学百科全书。

孙思邈特别重视医家的医德修养，对医德规范进行了系统的论述。在《备急千金要方》总论中专列"大医精诚""大医习业"两篇，从治学到医德修养，从医疗态度到医疗作风，作了系统阐释，成为中国医学史上最早的医德规范。孙思邈强调医学为"至精至微之事"，医家必须"博极医源，精勤不倦"，才能具备精湛的医术。医家还应有高尚的医德，怀大慈恻隐之心，立济世救人之志，对待患者"普同一等""皆如至亲"，要有"普救含灵之苦"的献身精神和"无欲无求"的高尚情操，不畏艰难，一心赴治，切不可"自虑吉凶，护惜身命"。

《备急千金要方》收载医方 4500 多首，《千金翼方》收载医方 2000 多首，合计收载医方 6500余首，可谓集唐以前医之大成。书中既有前代著名医家用方，又有各地民间流传的验方，还吸收了文人学士、宗教人士、少数民族和来自国外的医方。如民间验方九江散、齐州荣姥方等，少数民族的西州续命汤、匈奴露宿丸，波斯的悖散汤，印度的耆婆方、阿迦陀丸等。其中很多验方流传后世，沿用至今，如犀角地黄汤、紫雪丹、独活寄生汤等。

孙思邈曾遍访名山大川，实地采集和考察药物，积累了丰富的经验，并认识到药物的功效与产地有着密切关系，因此十分重视道地药材。此外，他还对药物的采集、加工炮制、性味等有着深入的研究。《千金翼方》收载了当时 133 个州所产的道地药材 519 种。孙思邈对药物学的发展做出了突出贡献，因此被后世尊为"药王"，他曾隐居的耀县五台山后来也更名为"药王山"，以示纪念。

孙思邈很重视妇、儿疾病诊治，在《备急千金要方》中指出："妇人之病，比之男子十倍难疗""夫生民之道，莫不以养小为大"。书中将"妇人方"3 卷列于各科疾病之首，次则"少小婴孺方"1 卷。书中把儿科病分作变蒸、初生、惊痫、客忤、伤寒、咳嗽、癖结胀满、痈疽瘰疬、小儿杂病等 9 门，收载儿科用方 322 首。《千金翼方》亦强调妇幼保健的重要性，这在当时是极为难得的。孙思邈的成就为古代妇、儿科的发展和独立成科奠定了基础。

孙思邈重视针灸与药物的联合应用，认为"若针而不灸，灸而不针，皆非良医也；针灸不药，药不针灸，亦非良医也"。在针灸方面，绘有彩色《明堂经图》3 幅，是我国已知针灸著作中最早的彩色经络穴位图，惜已散佚。他还提出"以痛为俞"的阿是穴，常于临证治疗时与按摩法联用。

孙思邈吸收各家之长，在养生方面有自己的独到见解，倡导积极养生，重视精神调摄、饮食调养、导引按摩等养生方法，反对当时盛行的服石求长生风气。如"性既自善，内外百病自然不生，祸乱灾害亦无由作，此养性之大经也""养性之道，常欲小劳，但莫大疲及强所不堪耳""安身之本，必资于食"。孙思邈专列"食治"一门，指出"食能排邪而安脏腑，悦神爽志而资血气。若能用食平疴，释情遣疾者，可谓良工"。论述了果实、菜蔬、谷米、鸟兽四类食物的治疗作用，如用动物的甲状腺治疗甲状腺肿，用动物肝脏治疗青光眼和夜盲症，用谷白皮汤预防脚气病等，都是防治营养缺乏性疾病的突出成就。此外，书中还收录了一系列按摩保健养生功法，如"老子按摩法""天竺国按摩法""黄帝内视法""禅观法"等。

《千金方》代表了唐初医学的发展水平。宋代林亿评价该书："上极文字之初，下讫有隋之世，或经或方，无不采撷，集诸家之所秘要，去众说之所未至。"《千金方》不仅在国内影响极大，在亚洲国家也广为传播，被日本医学界誉为"人类之至宝"。984 年，日本医家丹波康赖（912—995 年）编撰的《医心方》便深受该书的影响。近代也有较多日本汉方医家对《千金方》进行研究，如山田业广（1808—1881 年）著有《九折堂读书记·千金方》上、中、下册，《千金杂方考》《千金方药读记诸说索引》《千金方药品解》等。日本医学界还于 1974 年成立了世界上第一家专门研究孙思邈著作的机构——"《千金方》研究所"。

三、《外台秘要》

《外台秘要》又名《外台秘要方》，简称《外台》，是唐代另一部综合性医学著作，《新唐书》誉之为"世宝"。王焘（约 670—755 年），唐代郿县（今陕西眉县）人。唐太宗的宰相王珪是他的曾祖，其祖父及父兄等均为官。王焘自幼体弱多病，其性至孝，母亲患病，常年亲自侍疾，因此对医学饶有兴趣。王焘曾任职于弘文馆（唐代官署，掌校理典籍，相当于国家图书馆）长达二十余年，广泛涉猎医籍，收集诸家方药。后因故被贬房陵等地，恰逢瘴疠盛行，幸有平日收集经方而转危为安。遂决意对所收集诸家医方进行整理，于唐天宝十一年（752 年）编成《外台秘要》。全书 40 卷，共 1104 门，载方 6700 余首。其编写体例为先论后方，医论部分以《诸病源候论》为主，医方部分选取《千金方》最多。该书篇目分明，条理清晰，是对唐以前医学著作比较全面的整理和总结，具有极高的文献价值。

《外台秘要》引证唐代及唐以前医学著作 69 种，2802 条。除《伤寒论》《诸病源候论》《针灸甲乙经》《千金方》等存世医籍外，还保存了大量已亡佚的医籍内容，如《古今录验方》264 条，《张文仲方》134 条，《小品方》111 条，《删繁方》108 条，《救急方》83 条，《近效方》72 条，《深师方》30 条等。所引用资料均详细标明书名、卷次，创立了医学文献整理的范例。《四库全书总目提要》评价该书："古书益多散佚，惟赖焘此编以存。"

《外台秘要》中记载了较多唐以前医学创新的成就。如该书记述"消渴者……每发即小便至甜"，即根据小便味甜诊断消渴的方法，出自《近效方》《古今录验》；而以小便颜色判别黄疸疗效的方法出自《必效方》："每夜小便中浸白帛片，取色退为验""每夜小便里浸少许帛，各书记日，色渐退白，则差"。在眼科方面记载了"金针拨障术"，白内障"一针之后，豁若开云而见白日"。

《外台秘要》中广泛搜集了大量民间单方、验方。如"许明疗人久咳欲死方：取浓榆皮削如指大，去黑，克令如锯，长尺余，纳喉中，频出入，当吐脓血则愈""《救急》疗天行后呕逆不下食，食入则出……以鸡子一枚，于沸汤中煮三五沸，则出水浸之，外寒内热则吞之，神效，无所忌"等，详述其来源、疗效、治疗范围。

由于王焘不是专业医家，认识难免片面，如书中有"针能杀生人，不能起死人"的记载，有失偏颇。《外台秘要》不仅对我国医学发展产生重要的影响，也传到朝鲜、日本，《医方类聚》《医心方》都大量引用该书。宋代林亿曾说："不观《外台》方，不读《千金》论，则医人所见不广，用药不神。"可见该书的重要地位。

第三节　药物学的发展

晋唐时期的药物学开始趋于成熟。在民族大融合和中外交流日益频繁的背景下，药物品种大量增加，药物知识和用药经验也不断丰富。唐代出现了世界上第一部由国家编纂的药典。《隋书·经籍志》著录药物学著作有 31 部，93 卷，《新唐书·艺文志》收载药物学著作 36 部，283 卷。炼丹术的盛行为制药化学的产生创造了条件。药物炮制的理论和方法也日趋完善，为后世中药材的加工处理确立了操作规范。

一、药物分类方法的进步

分类方法是药物学的重要组成部分。自《神农本草经》问世至南齐，药物的品类、医家的用药经验都有了进一步发展，药物学著作也不断增加。但各家本草多依照个人经验，地域不同，水平参差，甚至互相矛盾。有感于此，陶弘景编撰《本草经集注》一书，使药物学的发展进入新阶段。

陶弘景（约 456—536 年），字通明，晚号华阳隐居，丹阳秣陵（今江苏南京市）人，一生经历南朝宋、齐、梁三朝。陶弘景自幼聪慧，10 岁读葛洪《神仙传》，深受影响。19 岁被朝廷任命为诸王侍读，40 岁辞官隐居，致力于修道炼丹和医籍整理。陶弘景才华出众，学识渊博，又与梁武帝萧衍私交甚笃，因此萧衍"每有吉凶征讨大事，无不前以咨询"，时称"山中宰相"。其一生著作丰富，除《本草经集注》外，还有《补阙肘后百一方》《效验方》《养生延命录》《药总诀》等。

《本草经集注》是陶弘景在《神农本草经》的基础上加入《名医别录》中所记载的 365 种药物整理而成，全书载药 730 种。在编写体例上采用《神农本草经》原有内容朱书，新增内容墨书，以示分别。鉴于《神农本草经》"三品混糅，冷热舛错，草石不分，虫兽无辨"的弊端，在药物分类方法上，陶弘景创立按药物的自然属性分类法，分为玉石、草木、果、菜、虫兽、米食及有名未用七类。这是本草学史上的一大进步，后广为沿用。陶弘景还根据临床需要，首创"诸病通用药"，详细列举了80多种疾病的通用药物，如治风通用药有防风、秦艽、独活等，治腰痛通用药有杜仲、狗脊等。这种按药物功用分类的方法，亦为后世本草学著作所效仿。此外，《本草经集注》在药物的性味、产地、采收、加工、炮制及鉴别等方面也有较多的补充。

《本草经集注》总结了南北朝以前的本草学成就，规范了本草学的编写体例和分类方法，在本草学发展史上具有承上启下的意义，是继《神农本草经》之后的又一里程碑。由于当时南北分治，陶弘景又是道教徒，该书对北方药物的记载不够，并较多采用道教的思想方法和理论，是该书的局限所在。

二、国家药典的出现

唐代初年国家统一，经济发达，交通和贸易空前繁荣，外来药物、少数民族药物大量输入，使药物品种不断增加。陶弘景《本草经集注》行世百余年后，其本身不足逐渐显露，加之传抄讹误，有必要对药物知识进行一次全面而系统的整理。唐高宗显庆二年（657年），苏敬上书朝廷请求修订本草，经唐高宗批准，令长孙无忌、李勣领衔，苏敬等23人实际编写。在编写过程中，以"《本经》虽阙，有验必录，《别录》虽存，无稽必正"为指导思想，依据前世本草文献，并诏令全国各地征集道地药材，绘制药图。历时近两年，于公元659年完成《新修本草》的编撰，颁行全国。

《新修本草》卷帙浩博，又称《唐本草》《英公本草》，共54卷，由正经、药图、图经三部分组成。其中正经20卷，目录1卷，论述了药名、分类、性味、产地、采集、功用、主治等。药图25卷，目录1卷，根据各地所产药材绘制成图。图经7卷，是对所绘药图的文字说明。《新修本草》在《本草经集注》的基础上进行了全面的修订，全书载药844种，其中新增药物114种，包括部分外来药物，如安息香、阿魏、龙脑香、茴香、郁金、底野迦。新增药物均标以"新附"二字，以示区别。出自陶弘景《本草经集注》的药物则在小注开头冠以"谨按"二字。在药物的分类方法上，《新修本草》在继承《本草经集注》分类方法的基础上，将药物由7类扩展为9类，包括玉石、草、木、兽禽、虫鱼、果、菜、米谷及有名未用等。该书通过绘图描记药物形态和颜色的标准，对药物形态鉴别、药物真伪辨识均产生积极影响，是我国本草学史上的创举。

该书药图、图经部分北宋开宝年间已亡佚。正文部分大多被收录于《经史证类备急本草》等书中。清光绪年间，傅云龙发现731年影抄的《唐本草》10卷传抄本，并将小岛质所辑1卷，一并摹刻刊行，编入《籑喜庐丛书》。20世纪初敦煌发现的唐代残卷三种，均流散国外，现分别藏于英国大不列颠博物馆和法国巴黎博物馆。现存辑佚本有四种：日本小岛质辑本、日本冈西为人辑本、清末李梦莹补辑本、现代尚志钧辑本。

《新修本草》是我国医学史上第一部由国家颁行的药典，也是世界上最早的国家药典，它比《纽伦堡药典》要早八百多年。《新修本草》颁行后广为流传，沿用四百余年，至宋初《开宝本草》问世才逐渐被取代。该书不仅在国内影响很大，也受到日本医学界的重视，在公元10世纪日本律令《延喜式》中记载："凡医生皆读苏敬《新修本草》"，将其作为医学生的必修课本。

三、其他药物学著作

（一）《本草拾遗》

《本草拾遗》，是继《新修本草》之后唐代又一部重要的本草著作。作者陈藏器，约生活于公元

8世纪，生卒年代不详，四明（今浙江宁波市）人。陈氏平素对本草学颇有研究，有感于历代本草著作仍有遗漏和不足，决意在《新修本草》的基础上拾遗补缺，于唐开元二十七年（739年）撰成《本草拾遗》。全书10卷，新增药物692种。仅矿物药，即新增110种之多。提出将药物按功效分为"十剂"，即宣、通、补、泄、轻、重、涩、滑、燥、湿十剂，对后世方剂学按功效分类有较大的影响。

《本草拾遗》现已亡佚，但在当时流传甚广，曾被多部医籍引用，如日本《医心方》、宋代《开宝本草》《嘉祐本草》《证类本草》及明代《本草纲目》等。李时珍对其高度赞誉："其所著述，博极群书，精核物类，订绳谬误，搜罗幽隐，自本草以来，一人而已。"

（二）《食疗本草》

《食疗本草》是我国唐代较为全面的食疗专著，作者孟诜（621—713年），唐代汝州梁（今河南汝州市）人。自幼好学，曾师事孙思邈，深受影响，尤精于食疗和养生。孟诜于唐长安年间（701—704年）撰成《补养方》3卷，后经张鼎于唐开元年间（721—739年）增补为《食疗本草》。原书3卷，138条，张氏补入89条，合为227条。书中收载了大量的食疗药物，详细分析药性，论述功用和禁忌，并附单方，提出"以食养脏"的主张。原书虽佚，其佚文散见于《证类本草》和《医心方》，对后世食疗学的发展产生了重要影响。

（三）《海药本草》

《海药本草》是我国现存最早的以记载外来药物为主的本草著作。作者为唐末五代时期的李珣，字德润，前蜀梓州（今四川三台县）人，约生活于公元10世纪左右，生卒年代不详。李珣祖籍波斯，家中世代以售香药为业，又曾游历岭南，对药学颇有研究，故撰《海药本草》。全书6卷，载药128种，详述药物的来源、性味、主治等内容。书中所载药物以芳香类药物居多，标注外国产地的药物达96种，如安息香、金钱矾等。《海药本草》补充了唐代本草的不足，纠正了前人的一些错误，为我国药物学增添了许多新品种，汇集了五代以前外来药物的精华，是我国唐代与中亚、南亚以及西亚各国之间的医药文化交流的产物。原书至南宋末亡佚，其内容散见于《证类本草》和《本草纲目》等著作中。

四、炼丹术与中药剂型的丰富

炼丹术，又称"金丹术""黄白术"，大约起源于战国时期，先秦时期方士为了迎合统治者追求"长生不老"的欲望，认为"金性不败朽，故为万物宝，术士服食之，寿命得长久"，在冶炼技术的基础上炼制使人"长生不老"的灵丹仙药，由此形成炼丹术或炼金术。

现存最早的炼丹理论著作是东汉魏伯阳所著的《周易参同契》，也被称为"万古丹经王"，炼丹术开始与道教结合。两晋南北朝时期，统治阶级崇敬道教，炼丹术盛行，服石蔚然成风。据《诸病源候论》记载，服石之风始于三国时代，兴盛于南北朝。所谓"服石"即长期服用"五石散"。"五石散"由石钟乳、硫黄、白石英、紫石英、赤石脂五种矿物药研末而成。因服食"五石散"后身体烦热，必须"寒衣、寒饮、寒食、寒卧，极寒益甚"，故又称"寒食散"。又因服后身体发热，常需袒露身体行走以散热而称为"行散"。实际上五石散毒性极大，服石中毒者不计其数，轻者生痈疽、全身溃烂、神志癫狂，重者多死。

晋唐时期炼丹术尤为盛行，著名的炼丹家有葛洪、陶弘景、孙思邈等。葛洪著《抱朴子·内篇》

专论炼丹，介绍历代方士的炼丹方法，涉及的原料有水银、丹砂、雄黄、矾石、戎盐、赤石脂、铅丹、云母、雌黄、雄黄等，介绍了 30 多种炼丹法，还记载了许多炼丹设备、丹方和有关炼丹、炼汞的方法，为研究炼丹术提供了可靠的史料。陶弘景晚年潜心研究炼丹，著有《合丹法式》4 卷、《集金丹黄白方》1 卷、《服云母诸石药消化三十六水法》。他认识到"水银有生熟"，其生者，系指天然产的水银；熟者，乃冶炼朱砂而得。还通晓水银与金、银形成合金，可在物品上镀金、银。孙思邈曾著《丹房要诀》讨论炼丹术。此外，梅彪的《石药尔雅》，唐楚泽改编的《太清石壁记》也对炼丹方法及原料进行了重点说明。

炼丹术丰富了中药剂型，一些丹药在外科疮疡的治疗方面取得独特的疗效，如葛洪炼制的红升丹可用于拔毒封口；《崔氏方》中白降丹治疗疮疽、发背、疔毒等，至今仍为中医外科所常用。至迟在隋代，中国炼丹家已经通过焙烧雄黄制取了砒霜，《备急千金要方》中记载煅烧雄黄、雌黄、曾青、磁石，经升华而得到"光明皎洁如雪"的结晶，其主要成分为三氧化二砷，还有微量的氧化汞、硫酸铜、硫酸铁等。孙思邈曾使用砒霜治疗疟疾。

医药学家在炼丹的过程中，也发现了重要的化学原理，如葛洪在《抱朴子》中记述了"丹砂烧之成水银，积变又还成丹砂""铅性白也，而赤之以为丹；丹性赤也，而白之以为铅"等氧化还原反应，以及升华、结晶、熔融、蒸馏等方法，客观上促成了制药化学的肇始。《本草经集注》中记载了硝石的真伪鉴别法："以火烧之，紫青烟起，云是真硝石也。"陶弘景在炼丹过程中，发现了"灌钢冶炼方法"，即把生铁、熟铁混炼可以降低含碳量，这是炼丹术对我国古代科技事业的一个贡献。

炼丹术不仅在我国盛行，后经阿拉伯传入欧洲成为化学和制药化学的源头。英国著名科技史专家李约瑟（Joseph Terence Montgomery Needham，1900—1995 年）说："整个化学最重要的根源之一，是地地道道从中国传出去的。"

五、药物炮制学的发展

中药的加工炮制，历史悠久，早在马王堆汉墓所出土的《五十二病方》中已载有烹、煮、燔、淬等方法。西汉海昏侯墓出土的"海昏草"是迄今为止年代最早的地黄炮制品。经过加工炮制，可以减低或解除药物毒性、增强药物功效，并能够防止变质、便于贮藏，因此备受历代医家重视。《黄帝内经》《神农本草经》《伤寒杂病论》均载有药物的加工炮制方法。至南北朝时期，药物炮制已积累相当丰富的经验，并出现了我国现存第一部中药炮制专著《雷公炮炙论》。

《雷公炮炙论》，作者雷敩，南朝刘宋时人。原书 3 卷，载药 300 种，系统总结了南北朝以前中药加工炮制的经验，介绍了药物采集、鉴别、煮熬、修治等方面的理论与操作方法。书中所载的炮制方法有炮、炙、焙、煨、蒸、煮、去芦、去足、制霜、制膏、酒制、蜜制、药汁制等，经现代药理研究大多正确。如修治巴豆，"敲碎，以麻油并酒等煮，研膏后用"，其有效成分巴豆油可溶于麻油，加热后毒性蛋白质变性，从而减轻巴豆的毒性。《雷公炮炙论》确立了中药加工炮制规范，为中药炮制学的发展奠定了基础，雷敩因此被后世尊为中药炮制的鼻祖。

原书元代已亡佚，其内容散见于《经史证类备急本草》《本草纲目》。1932 年张骥所辑《雷公炮炙论》，收录药物 189 种。现代尚志钧辑复本载药 288 种，较为接近原书。

第四节　临证各科的发展

随着医疗经验的不断积累，医学理论的不断完善，临床医学出现了专科化趋势。我国现存最早的外科、伤科、产科、儿科、针灸科专著均在此时期出现。隋唐太医署医学教育的分科，表明临床医学专科化日趋成熟。

一、内　　科

这一历史时期，内科专著尚未问世，内科文献大多数保留在综合性医著中，内科的发展特点主要有两方面：一是对内科疾病的病因和证候的认识有明显进步。如《诸病源候论》有 27 卷专论内科疾病近 40 种，每种病进一步细分诸候。如风病分为 59 候，虚劳病分为 75 候，咳嗽 15 候，分述其病因、病机和主要症状。在《肘后救卒方》《备急千金要方》《千金翼方》《外台秘要》等方书中也有内科病因、证候的大量篇章和相关论述，反映了这一历史时期对内科疾病的认识水平。二是丰富了内科疾病的治疗方法。如《备急千金要方》中，内科证治约占全书篇幅的三分之一，并构建了内科杂病以脏腑辨证为核心的辨治体系。此外，《肘后救卒方》中记载了大量的急症及其救治措施，如人工呼吸、腹腔穿刺、导尿、灌肠、止血、清创等，提高了我国古代的急症救治效果。

二、外　　科

周代宫廷已置"疡医"治疗外、伤科疾病，后世外科亦称"疡科"。至晋唐时期，外科有较为突出的发展。《肘后备急方》提出对各种创伤及脓肿的清创办法，记载了咽部异物剔除术、器物灌肠术等外科手术，还有不少关于烧伤、烫伤、冻伤及虫兽咬伤的治疗经验。《诸病源候论》对痈疽、疔疮、丹毒、麻风、痔瘘、金疮、虫兽所伤等病的病因、症状记载尤详。在该书"金疮肠断候"中，记述了腹部创伤的处理方法："夫金疮肠断者，视病深浅，各有死生……肠两头见者，可速续之，先以针缕如法，连续断肠，便取鸡血涂其际，勿令气泄，即推内之。"这是中国最早的断肠吻合术的明确记录。唐代太医署设"疮肿"专科，以培养外科医生，对外科的持续发展十分重要。《外台秘要》记载了"竹筒吸拔法"。《千金要方》中详细描述了丹毒、瘰疬、带状疱疹等外科疾病的临床表现，记载了疗三十六瘘方、骑竹马灸法治疗痈疽等；其中葱管导尿的技术和方法，比西方用橡皮管导尿早 1200 年。

这一时期，出现了现存最早的外科学专著《刘涓子鬼遗方》。《刘涓子鬼遗方》，东晋刘涓子撰，后经南齐龚庆宣整理编次，约成书于刘宋元嘉十九年（442 年），定稿于永元元年（499 年）。据其自序，该书是"黄父鬼"所遗，故名《鬼遗方》。原书 10 卷，载方 140 余首，今本为宋刻 5 卷本。该书主要论述痈疽、金疮、外伤、疥癣、瘰疬、竹木刺伤、火伤等外科疾病，其中对痈疽的记载尤为详细。

魏晋以后服石之风渐盛，痈疽的发病率大增。《刘涓子鬼遗方》依据《灵枢·痈疽》，详述痈疽的病因、病机、传变、鉴别诊断，其痈肿的辨脓法尤具特色。其法为："痈大坚者，未有脓；半坚薄，半有脓；当上薄者，都有脓，便可破之。"这一宝贵经验，至今仍具临床价值。痈肿的治疗采用内治和外治。痈肿早期，多用清热消散法；若脓已成则以针、烙排脓；痈肿后期，溃脓较多，出现"少气""虚惵"者，则用内补黄芪汤等补托方药。可见，外科消、托、补三治则，在当时已有应用。该书所载洗、灸、薄、贴、膏、摄、熏、敷、绢压、箍围、水蛭吮吸等外治诸法，较前更加丰富，可根据病情选用。从对痈疽的论述可以看出，该书的理论和临床治疗内容都极为丰富，不仅是对晋以前外科成就和经验的总结，也表明当时的外科医疗已具有相当水平。

三、伤　　科

伤科在我国源远流长，甲骨文中"疾"字，是人被箭镞射伤的象形，本义是伤病、外伤。周代"疡医"也负责治疗金创、折疡。当时对不同程度的外伤已经有了明确界定，"皮曰伤，肉曰创，骨曰折，骨肉皆绝曰断"。

晋唐时期，伤科发展很快，并日趋专科化。如葛洪《肘后方》有用竹片作夹板固定治疗骨折的最早记载。《诸病源候论》有金疮 23 候，腕伤 9 候，对许多伤科疾病的病源、病理详加阐述。《外台秘要》中记载用旋复草根捣汁外敷治疗断筋。《备急千金要方》中记载了下颌关节脱臼的整复手法。

这一时期，集中体现伤科发展水平及专门化标志的医籍，是唐武宗会昌年间（841—846 年）蔺道人所撰《仙授理伤续断秘方》，它是我国现存最早的伤科专著。蔺道人，长安（今陕西西安市）人，是一位精通骨伤疾病诊疗的僧人。唐武宗时曾下诏拆寺，迫使僧尼还俗，蔺道人因此由长安遣至江西。他将自己掌握的医学知识、诊疗技术毫无保留地传授给一位经常热心帮助他的彭姓老者，并将珍藏的《理伤续断方》相托后，隐居不出。人们视其为神仙下凡，将书名改为《仙授理伤续断秘方》。

全书 1 卷，主要论述骨折、脱臼、伤筋、内伤的治疗，载方 40 余首，有外洗、外敷、内服等多种用药方法。其突出成就是较为系统地记述了骨折和脱臼的治疗原则和方法。蔺道人提出骨伤的治疗总则是：复位、固定、功能锻炼、内外用药。对于骨折，蔺氏采用"拔伸""捺正"先行复位，"凡伤损重者，大概要拔伸捺正，或取开捺正"。对于关节脱位，蔺氏创手牵足蹬法整复髋关节脱位，椅背复位法整复肩关节脱位，后者为元代危亦林"架梯复位法"和现代"改良危氏法"的产生奠定了基础。骨折复位后的固定主要采用杉皮、苎麻夹缚，并提出骨折固定的具体方法和时间应根据病情确定。蔺氏十分重视骨伤固定后的锻炼，提出："凡曲转，如手腕、脚凹、手指之类，要转动，用药贴，将绢片包之。后时时运动，盖曲则得伸，得伸则不得屈，或屈或伸，时时为之方可。"此外，蔺氏既强调局部外用药，又重视内服药。如将骨折分为闭合骨折和开放骨折，闭合骨折，予黑龙散外敷，以行气活血，化瘀止痛；开放性骨折，予风流散填创面，外周敷以黑龙散，同时配合内服行气活血、补肝肾、长筋骨的药物以促进创伤修复。这些原则和方法，一直为历代医家所尊奉，既有理论指导意义，又有临床实用价值。

四、妇　产　科

北齐徐之才在十月养胎法的基础上，提出逐月养胎法和辅助方药，被收录于《千金要方》之中，其中有关于先兆子痫症状的记载。《诸病源候论》中载有妇人病 8 卷，总计 283 论，探讨多种妇产科疾病的病因、症状；《千金要方》更将妇人方列于卷首，论述了赤白带下、崩中漏下、求子种子等多方面内容，涉及女性生命全周期；书中还收载有关药方 557 个，灸法 30 余条，弥补了《诸病源候论》有论无方的缺陷。王焘《外台秘要》中分别论述了妊娠、产难、产后、崩中、带下诸疾，还记载了若干堕胎、断产法。

唐大中年间（847—859 年）咎殷所撰《经效产宝》（又称《产宝》），是我国现存较早的产科专著。咎殷，四川成都人，约生活于唐代中后期。精于医，擅长妇产科、儿科，官至成都医学博士。《经效产宝》全书 3 卷，上卷论安胎养胎、妊娠诸疾、难产诸疾，中、下卷论产后诸疾，共载方 378 首。书中较为详细地归纳了妊娠、难产、产后常见病候与方药。提出妊娠期以养胎、保胎为要；对胎产病证的治疗，重视调理气血，补益脾肾；若遇难产，内宜用药，外宜用法，多措并举，力求保全母子。《经效产宝》总结了唐以前产科经验和方药，对产科发展有重要贡献，并对宋代杨子建《十产论》、李师圣《产育宝庆方》、陈自明《妇人大全良方》产生了重要影响。

五、儿　　科

儿科也在这一时期发展为专科。《脉经》中已论及小儿脉法，认为小儿脉疾，一息 7～8 至曰平；《诸病源候论》小儿疾病有 6 卷 255 候，并已观察到危害初生儿最常见的疾患是"脐疮"。《千金要方》述之更详，从小儿洗浴、哺乳和衣着等保育护理，到伤风咳嗽等常见病的治疗，无不赅备；《外台秘要》将唐以前治疗小儿疾病的丰富经验和有效方剂保存了下来。唐太医署于医科中专设儿科，更是为中医儿科学的独立发展提供了条件。

现存最早的儿科学专著是《颅囟经》，约在唐末成书，撰著者不详，今本为来自《永乐大典》的辑复本。全书 2 卷，载方 42 首。上卷论小儿脉法、小儿疾病的特殊诊断和鉴别方法、小儿病证及治疗，并详论小儿惊、痫、癫、疳、痢的临床表现和治疗方法；下卷首论火丹（丹毒）15 候，次论杂证。该书最早提出"凡孩子三岁以下，呼为纯阳"，奠定了后世儿科纯阳理论的基础。该书提出的"小儿变蒸"说亦为后世医家袭用，认为"凡孩子自生，但任阴阳推移。即每六十日一度变蒸，此骨节长来四肢发热，或不下食乳。遇如此之时，上唇有珠子如粟粒大，此呼为变蒸珠子，以后方退热饮子疗之，不宜别与方药"。可见，《颅囟经》确实是中医儿科的奠基之作，其学术价值正如《宋史·方技传》所言："钱乙幼科冠绝一代，而其源实出于此书。"

六、五 官 科

关于五官科疾病的记载，在我国可追溯到殷商时代，甲骨文中已有"疾目""疾耳""疾齿""疾自（鼻）"的记载，战国的扁鹊也曾做"耳目痹医"。《淮南子·氾论训》中所记"目中有疵，不害于视，不可灼也；喉中有病，无害于息，不可凿也"，说明西汉时已有眼和喉部疾患的手术治疗。《后汉书·艺文志》中载有《张仲景口齿经》1 卷，惜已亡佚。

晋唐时期，五官科专书逐渐增多，如《陶氏疗目方》《甘氏疗眼方》《邵氏口齿论》《排玉集》等，均已亡佚。巢元方《诸病源候论》中有目病 38 候、鼻病 11 候、耳病 9 候、牙齿病 21 候、唇口病 17 候、咽喉病 9 候，详细阐述了各种疾病的病因及临床表现，内容广泛，见解精辟。葛洪的《肘后救卒方》中载有以热盐、蒸熨治疗耳疾的方法。王焘在《外台秘要》"脑流青盲眼"（白内障）中提出"此宜用金篦决，一针之后，豁若开云而见白日"。这是我国医学文献中关于金针拨障术的最早记载。另外，我国在唐代已经能够装配义眼，并曾出现《龙树眼论》等受印度医学影响的眼科专书，惜未能流传。此外，唐太医署设有耳目口齿专科，专门培养五官科医生，有力地促进了五官科的进步。

七、针　灸　科

这一时期针灸学发展的最突出成就是针灸学专科的确立。其显著标志是我国现存最早的针灸学专著——皇甫谧的《黄帝三部针灸甲乙经》问世。皇甫谧（215—282 年），幼名静，字士安，自号玄晏先生，安定朝那（今甘肃灵台县，一作宁夏固原县）人，后随叔父迁居河南新安。20 岁后刻苦读书，博览百家典籍，人称"书淫"。淡于名利，晋武帝屡下诏征辟，固辞不就，潜心著述，撰有《帝王世纪》《高士传》《列女传》《逸士传》《玄晏春秋》等。42 岁患风痹后，开始研习医学。皇甫谧根据《素问》《针经》《明堂孔穴针灸治要》等古代文献，"使事类相从，删其浮辞，除其重复，论其精要，至为十二卷"，名为《黄帝三部针灸甲乙经》（又称《针灸甲乙经》《甲乙经》）。

《针灸甲乙经》全书 12 卷，128 篇。卷 1 至卷 6 是中医学的基本理论与针灸学的基本知识，卷 7 至卷 12 论针灸临床治疗。《针灸甲乙经》对古医籍所记载的腧穴进行系统地归纳和整理，厘定腧穴总数 349 个，其中包括双穴 300 个、单穴 49 个。书中详细介绍了这些穴位的名称、定位、取穴方法，并采用分部划线布穴的方法，把腧穴按头、面、项、肩、胸、背、腹、四肢等 35 条线路排列。每一穴位，均述其定位、针刺深度、灸疗壮数。如膈俞穴，"在第七椎下，两傍各一寸五分，刺入三分，留七呼，灸三壮"。这种穴位排列方法，对后世有一定影响，唐代甄权《明堂人形图》、孙思邈《备急千金要方》中所论针灸腧穴曾参照该体例。该书对针灸操作方法、禁忌叙述甚详，如"伏兔，在膝上六寸，起肉间，足阳明脉气所发，刺入五分，禁不可灸"。该书卷 7 至卷 12 为针灸临床治疗，论及内、外、妇、儿、五官等科疾病 200 多种，详述病因、病机、证候、腧穴、治法、禁忌和预后等，所提出的针灸治法达 500 多条。书中所论内容，至今仍有较高的临床实用价值。总之，《针灸甲乙经》首次全面总结了晋以前的针灸理论和临床治疗经验，为后世针灸学的发展确立了规范，是我国现存最早并以原本形式传世的第一部针灸学专著。《备急千金要方·大医习业》指出："凡欲为大医，必须谙《素问》《甲乙》《黄帝针经》《明堂流注》……等诸部经方。"

隋唐时期，政府非常重视针灸学的发展。唐太医署设有针科，专门培养针灸医生。隋唐医家在针灸中也积累了丰富的临床经验，并提出了新的学术观点。如甄权创制了明堂图，孙思邈提出孔穴主对法，倡导保健灸法；巢元方将经络理论和脏腑学说相结合，用以说明病因和临床表现。

此外，唐朝还出现了彩色经络穴位图和独立成科的针灸教学。敦煌卷子中发现的《灸法图》《新集备急灸经》是唐人写绘的灸疗专书，也是现存最早的针灸图谱。图谱中将病症与穴位用线连接起来，可按症索穴，形象生动。

第五节　医学教育和医政制度

据《唐六典》载，晋代已设有医官教习；南朝刘宋元嘉二十年（443 年），太医令秦承祖奏置医学，以广教授，是我国最早的官办医学教育的明确记载。北魏设有太医博士、太医助教，以教习医学。隋朝整顿和建立了一系列典章制度，医学教育和医政设施更加完善。隋文帝时设立太医署，内设太医令、丞、医监、医正、主药、医师、药园师、医博士、助教、针博士、按摩博士、咒禁博士等职。

一、医学教育

唐朝沿袭隋制，于624年在长安设太医署，署内设有行政、教学、医疗、药工四类人员，承担医学教育和医疗多重职能。医学教育又分医学（表4-1）和药学（表4-2）两部。内设太医令、丞、府、史、医监、医正、掌固等管理行政教务；博士、助教、师、主药、工等从事教学。

表4-1　《唐六典》载太医署医学部人员一览表

	博士	助教	师	工	生	典学
医科	1	1	20	100	40	10
针科	1	1	10	20	20	
按摩科	1		4	16	15	
咒禁科	1	2		8	10	

表4-2　《唐六典》载太医署药学部人员一览表

府	史	主药	药童	药园师	药园生	掌固
2	4	8	24	2	8	4

太医署的医学教育分为：医科、针科、按摩科和咒禁科。其中医科又分为体疗、少小、疮肿、耳目口齿、角法5个专科。不同专科规定的学制也不同，分别为体疗7年、少小5年、疮肿5年、耳目口齿4年、角法3年。

课程规定：先集中学习《素问》《神农本草经》《脉经》《甲乙经》等基础课程，再分科学习，月、季、年度都要考试，以评核成绩。"若业术过于见任官者，即听补替，其在学九年无成者，皆退从本色"。赏罚分明，有利于人才的选拔。此外，还规定要临床实习，并到药园辨认诸药。

唐朝除在首府设有太医署外，各州、府也兼有地方性医学校，甚至在诸县设置专门人员管理"医药陈设之事"，表明唐朝对医学教育的重视。

二、医政制度

两晋南北朝医政基本承袭汉魏，置太医令、丞等职。北周医政设置更加细化，分为太医、小医、疡医、医正、食医、主药、兽医等七类，并形成等级制。有太医下大夫、小医下大夫、疡医上士、疡医中士、疡医下士、医正上士、医正中士、医正下士、食医下士、主药下士，均属于天官；兽医上士、兽医下士，属于夏官。分类分级管理对于医绩考核和提高医生业务水平颇有裨益。

隋文帝建立政权后，除改周之六官外，其法度多依前代之法。唐代则多承袭隋代。隋唐医事制度主要建立三个系统，一是为帝王服务的尚药局；二是为太子服务的药藏局；三是为百官医疗并承担医学教育职责的太医署和地方医疗机构。

唐代尚药局属殿中省，有尚药奉御、直长、侍御医、主药、药童、司医、医佐、按摩师、咒禁师、合口脂匠等。此外，尚食局设有食医。尚药奉御掌管为帝王诊断、立法、处方并调和御药，直长为其助理；侍御医的职责是在帝王身边侍奉并观察病情，调和御药；司医协助其治疗王公大臣及其他宫廷人员的疾病；主药、药童主管药物加工；按摩师、咒禁师职责与太医相同；食医掌管宫廷膳食的四时五味配合之宜。

药藏局是东宫官署下的机构，归门下坊管理，专为太子服务。唐朝设有药藏郎、丞、侍医、典药、药童、掌固、书令史、书吏等。药藏郎掌合和医药，丞为其助理。皇太子有疾，由侍医诊候议方，典药、药童修合医药。此外，太子内宫中还有掌医主医药，治疗东宫宫人之疾；另设有典医丞管理医事。

太医署属太常寺，为国家医疗机构，也是医学教育机构。隋朝由太医令掌医疗及太医署的行政，丞为助理。医师、医正、医工的主要职责为诊疗疾病，诸博士及助教除医疗外，还兼教授医学生。唐太医署继承隋制，设太医令、丞、医监、医正、府、史，并设置医科、针科、按摩科、咒禁科，每科均有博士、助教教授学生，医工、医师辅助教学。

隋唐时期地方医事制度也有建树。京兆、河南、太原等府、州、县设医学博士、助教，为民众开展医疗服务，教授医学生；医学生还承担在州境内巡回医疗的任务。

第六节　中外医药交流

晋至五代时期，我国医学处于世界领先水平，随着国内外商业贸易的发展和科学文化的交流，中医药学对东南亚各国和阿拉伯地区均有较大影响。随着中外医药交流的不断深入，不但丰富了我国医药学内容，也促进了世界医学的发展。

一、中朝医药交流

中朝两国早在公元前 2 世纪就有交往，至魏晋南北朝时期，中朝医药交流较前代更加深入。公元 514 年，针灸术传至朝鲜。公元 541 年，梁武帝应朝鲜百济圣王之请，派遣医师赴百济传播中医理论及药学知识；百济在医事制度方面仿照中国，设立太医丞和药藏丞，设置了医博士和采药师。百济新罗时代，加罗（任那）诸国之一的久礼人智聪赴中国学习医术。隋唐时期，中朝交流更加频繁，百济、新罗等国均派遣人员来中国学医，其医事制度也仿照唐朝设置。如公元 693 年，新罗官办医学教育中，以《素问》《脉经》《难经》《甲乙经》《针经》《明堂经》《本草经》等中医典籍作为指定教材，后又增加《新修本草》。之后，《伤寒论》《诸病源候论》《千金方》《外台秘要》等也陆续传入。公元 769 年，唐政府为普及医药知识，解决疾病流行时缺医少药的困难，颁行《广利方》于全国。朝鲜当局得知后，即派使节向唐朝请求得到此书。

朝鲜药物和医学知识也随着两国交往传入中国。如《本草经集注》中记载有人参、五味子、白附子、金屑、芜荑、昆布等 11 种朝鲜所产药物；《新修本草》中增加了朝鲜传入的石茸、延胡索等药物；《本草拾遗》中记载了蓝藤根、大叶藻、昆布等产于新罗的药物；《海东绎史》中收录了土瓜、海石榴、海红花、茄子、石发、海松子、腽肭脐等产于新罗的药物；唐政府颁行的《广济方》中记述了应用高丽昆布治疗膀胱结气病；《外台秘要》记载了治脚气病的"高丽老师方"。这些朝鲜输入的药物与医方，为中医药学的应用与研究提供了宝贵的经验。

以上虽难以窥得中朝医药交流的全貌，但已足见当时医药交流的盛况。

二、中日医药交流

秦汉以来，中日两国文化交流日益发展，历经三国、两晋、南北朝，正式交往从未中断。中国医学传入日本，早期多经由朝鲜实现。智聪习得医术后，于钦明天皇初（约 542 年）携药书、《明堂图》等中医书籍赴日。稍后，中日医学交流即步入直接的交往。公元 552 年，我国赠给日本《针经》一套。随着中日交流的频繁，日本政府不断派遣使者和留学生来中国学习，其中有许多医药生。如公元 607 年，日本推古天皇遣小野妹子使隋，带回《四海类聚方》300 卷。同年，又派遣药师惠日、倭汉直福因等来中国学医，于公元 623 年学成回国时，带去《诸病源候论》等重要医书。公元 630 年和公元 654 年惠日又两次作为遣唐副使来中国学习。据日本学者木宫泰彦所著《日中文化交流史》记载，公元 7—9 世纪的 200 多年间，日本共派遣唐使 19 次，计 38 船，有 5000 人左右。

日本政府还邀请中国学者赴日讲学。公元 743 年，留学中国达十年之久的日本人荣睿、普照等邀请精通佛学和医学的扬州高僧鉴真（姓淳于）赴日本传授佛学和医学。鉴真及其弟子数十人，历时 10 年，终于在第六次东渡成功，于公元 753 年（唐天宝十二年）到达日本。鉴真东渡时，双目失明，但他通过嗅、尝、触等，将药物的收藏、炮制、使用、配伍等知识毫无保留地传授给日本人；在传律讲经时，传授中医药知识。他带去大量的香料和药材，如沉香、甘松香、檀香、零陵香、青木香等，此外，还有奇效丸、半心丹、万病药等药方至今仍在使用。公元 763 年，鉴真于日本奈良招提寺逝世，日本人尊其为医药始祖，尊称其"过海大师""药王"。鉴真逝世后，其弟子法进在日本继续讲授医药，后来传其术的徒孙有东大寺的惠山、元兴寺的圣一、山田寺的行潜等。鉴真东渡，不仅传扬了佛法，而且把祖国医学传播到日本，对中医药学在日本的传播起了很大的促进作用。

我国医学的传入，对日本的医学产生了重要影响。日本文武天皇于公元 701 年颁布"大宝令"，完全效仿唐朝设置其医政与医学教育制度。如在医学教育中，医生、针生分科学习，医生必修《甲乙经》《脉经》《小品方》《集验方》，针生必修《素问》《针经》《明堂》《脉诀》《流注经》《偃侧图》《赤乌》《神针》。可见，当时许多中国医书已作为教材得到日本官方的认可。日本许多医家受到中国医学的影响，其个人著作中都带有浓重的中国医书色彩。如平城天皇的侍医出云广真等编写的《大同类聚方》（808 年），参考了《黄帝内经》《针经》《脉经》《甲乙经》《小品方》《新修本草》等中国医学著作。之后，《太素经集注》《药经太素》《摄养要诀》《辅仁本草》等日本医学著作，参考了《小品方》《范汪方》《广利方》《新修本草》等医学著作内容。据藤原佐世编撰的《日本国见在书目录》（891 年）记载，当时日本官方所收藏的中医书籍有 163 部，1309 卷，基本上是中国隋唐以前的医学著作。

在民间，当时的日本人不仅了解我国唐以前的许多著名医家，而且对他们充满敬仰之情。如日本最古老的和歌集《万叶集》中收录了著名歌人山下忆良于公元 733 年所作的《沉疴自哀文》："吾闻前代多有良医……若扁鹊、华佗、秦和、缓、葛稚川、陶隐居、张仲景，皆是在世良医，无不除愈也。"此外，中国的正月初一饮屠苏酒、五月五日饮菖蒲酒、九月九日饮菊花酒等医药卫生风俗和中国饮茶文化，经遣唐留学生和学问僧传到日本后，也在奈良朝后逐渐流行于全国。

三、中印医药交流

印度医学发明较早，约在西汉末年，印度医学便随佛教传入我国。到了魏晋南北朝，由于六朝的皇帝都尊崇佛教，同印度往来十分频繁，因此当时医学受印度医学影响很深，许多医书都富有浓厚的印度医学色彩。如关于生命的构成和病理，佛教认为由地、水、火、风"四大"造成，若其中"一大"不调，则会产生101种疾病，"四大"可致404种病。此种说法得到当时诸多医家的认可。如南北朝梁代医家陶弘景在增补《肘后方》中云："人用四大成身，一大辄有一百一病。"孙思邈在《备急千金要方》中云："地水火风，和合成人。凡人火气不调，举身蒸热；风气不调，全身强直，诸毛孔闭塞。""凡四气合德，四神安和，一气不调，百一病生，四神同作，四百四病，同时俱发。"王焘在《外台秘要》中将阴阳、精气与四大并列解释人的生理现象。巢元方在《诸病源候论》中试图将四大、五风与五行学说对应结合。

见于文献的最早传入中国的印度药物是《肘后方》中记载的"药子"。这一时期，丁香、豆蔻、龙脑、阿魏、诃黎勒、郁金香、龙脑香等印度药物传入我国，被中医界所认识，成为中药的重要组成部分。除药物外，印度医书、医方也传入我国。《隋书·经籍志》记载了11种翻译成中文的印度医书，包括《龙树菩萨药方》4卷，《西域诸仙所说药方》23卷，《西录波罗仙人方》4卷，《西域名医所集要方》4卷，《婆罗门诸仙药方》20卷，《婆罗门药方》5卷，《耆婆所述仙人命论方》2卷等，其中记载了较多印度医方。《备急千金要方》《千金翼方》中载印度医方10余首，如耆婆万病丸、耆婆治恶病方、阿伽陀圆、服菖蒲方等；《外台秘要》中载印度医方20余首，如莲子草膏、酪酥煎丸、治肺病方等。

古印度眼科相当发达，佛教东来，眼科也传入我国。据载最早传入的眼科著作是东晋竺昙无兰翻译的《佛说咒目经》。印度眼科医术对我国影响最大的是金针拨障术，这种技术约自南北朝始进入中国。据《梁书》载："后又有目疾，久废视瞻；有北渡道人……慧龙下针，豁然开朗，咸谓精诚所至。"隋唐时期，有一些印度医生来华行医，其中以眼科医生为多，如《唐大和尚东征传》记载的为鉴真治眼疾的胡医，以及刘禹锡写诗所赠婆罗门眼医均为印度医生。《外台秘要》引载了《天竺经论眼》中所论的"金针拨障术"。此外，天竺国按摩法，古印度佛教中揩齿、焚香、沐浴等卫生习惯，也在此时传入中国。

同时，中国也有较多药物输入印度，如人参、茯苓、当归、远志、乌头、附子、麻黄、细辛等，被称为"神州上药"。唐代高僧义净西行求法，曾在印度居住20余年，他不仅以中医药为印度人治病，还向印度人宣传介绍中医学。据义净所撰《南海寄归内法传》记载，他曾向印度人介绍本草学、针灸学、脉学、延年益寿术等内容。

四、中越医药交流

中国与越南山水相连，秦汉时期中央政府在今越南北部设置日南、交趾二郡；唐代设立安南都护府，故又称"安南"。据越南史料记载，在公元前257年，中国医生崔伟曾在越南行医，治愈了雍云和任修的虚弱症，著有《公余集记》行世，这是我国医学传入越南之始。据《大越史记全书》载，三国时期，中国名医董奉曾到过越南，治愈了交州刺史杜燮的中毒假死症，"士燮常病，死已三日""以一丸药与服，以水灌之，捧其头摇消之"，不久便"开目动手，颜色如故，渐复"，半日"能起坐"，四日后"能语，遂复常"。南齐有苍梧道士在越南采药时，曾遇一下腹胀患者，予温白丸治疗而愈，此方遂传入越南。隋唐时期，诸多历史名人如沈佺期、刘禹锡、高骈、樊绰等都去过越南，说明当时中越交流的频繁与深入。据《玉堂闲说》记载，曹州观察判官申光逊（中国人）精通中医，以胡椒、干姜等辛辣药物治愈了越南人孙仲敖的头痛病。

在中越两国的交往中，越南的一些药物也逐渐输入我国，如汉代传入的薏苡，唐代传入的琥珀、沉香、犀牛角、龟板、槟榔等。据《唐会要》记载，开元中，位于越南中部的林邑国王建多达摩献驯象、沉香、琥珀等；天宝八年，"献真珠一百余、沉香三十斤……贞元九年，环王国因遣使贡犀角"。据《唐六典》记载，安南曾献龟壳、槟榔、鲛鱼皮、蚺蛇胆等药材。《新修本草》《本草拾遗》等著作中，收载了从越南传入的白花藤、丁香、庵摩勒、毗黎勒、诃黎勒、詹糖香、苏方木、白茅香、桐木等药物。此外，越南医家所制的成品药也输入中国。中越医药交流促进了双方的医学发展，丰富了两国的医学内容。

五、中国与阿拉伯诸国的医药交流

中国与阿拉伯国家的医药交流较多，最早可以追溯至汉代。公元前138年到公元前115年时西汉武帝曾派张骞两次出使西域，到唐代，这种交流凭借"丝绸之路"和航海两条途径，开展了广泛的贸易和文化交流。《魏书》中已有阿拉伯地区药物的介绍，"波斯……其国产药材甚多，如薰陆香、郁金、苏木、胡椒、荜茇、石蜜、千年枣、香附子、诃黎勒、无食子、雌黄等"。《梁书》中记载当时已有部分阿拉伯药物传入中国，"大秦人采苏合，先榨其汁以为香膏，乃卖其滓于诸国贾人，是以辗转来达中国"。

唐朝称阿拉伯为大食。《旧唐书·大食传》记载："大食国本在波斯之西，永徽二年始遣使朝贡。"此后，不断派遣使节前来朝觐。从永徽二年（651年）至贞元五年（789年）的138年间，大食正式向唐朝派遣使节达37次之多，而几乎在同一时期，波斯向中国派遣使节也达到了28次之多。不少使节携带的本国物品之中就有香料和药物。《册府元龟》记载，唐玄宗开元十二年（724年）大食来献龙脑香；开元十八年（730年）波斯王子继忽婆来朝献香药、犀牛角等。据当时的本草文献考证，已有乳香、没药、血竭、木香、密陀僧、绿盐、阿月浑子、无食子、阿魏、马脑、阿芙蓉、薰陆香、苏合香、丁香、诃黎勒等药物由波斯大食等地传入我国。唐代来中国经商的波斯商人及其后裔对中国与阿拉伯地区的医学交流作出了重要贡献。较多阿拉伯医方经由商人传入中国，《备急千金要方》《千金翼方》《外台秘要》等方书中均有记载。如《千金翼方》中记载了波斯方悖散汤（又名牛乳补虚破气方、乳煎荜茇煎），据传张澹曾用此方治愈唐太宗的痢疾。唐末五代著名诗人兼学家李珣，为波斯商人李苏沙之后，其家以贩卖香药为业，有丰富的海外药物知识。他撰有《海药本草》一书，是我国第一部收载海外传入药物的著作，总结和记述了波斯等海外药物。另外还有郑虔的《胡本草》等也记载了许多阿拉伯药物。

隋唐时期，中国的炼丹术、脉学、本草学等内容已传入阿拉伯。至迟在公元8世纪前，中国的炼丹术就曾多次传入阿拉伯各地，并经阿拉伯传往西欧各国，为世界制药化学的发展作出了开创性的贡献。中国的脉学在公元10世纪时传入阿拉伯，被誉为阿拉伯"医学之父"的阿维森纳（Avicenna，980—1037年）所著的《医典》中也重视脉诊，载有48种脉名，其中许多脉名与王叔和《脉经》中的脉名大同小异。《医典》中还收录了我国隋唐时期关于糖尿病患者尿有甜味、高热病人有循衣摸床的征象、麻疹的预后等知识，以及用水蛭吮吸脓毒血液、用烙铁烧灼狂犬病人伤口等疗法。中国古代麻醉法，也曾传入阿拉伯医学界。美国人拉瓦尔（Lawall）在《药学四千年》（*Four Thousand Years of Pharmacy*）一书中认为阿拉伯人的吸入麻醉法可能是中国传入的。

14世纪初，由波斯（今伊朗）著名的政治家、医生兼学者拉什德·阿尔丁·阿尔哈姆丹尼（Rashid al-Din al-Hamdani，1247—1318年）主持编译了迄今发现最早的一部波斯文中国医学丛书——《伊儿汗的中国科学宝藏》（即《唐苏克拉玛》），其脉学方面的内容与《脉经》相似，并附有切脉部位图，书中特别提到了王叔和的名字。

综上所述，晋唐时期的中外医药交流促进了中医药学在海外的传播，我国也因此吸收了许多外来医药文化知识，丰富了中医药学的内容，促进了世界医学的发展。

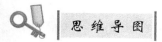思维导图

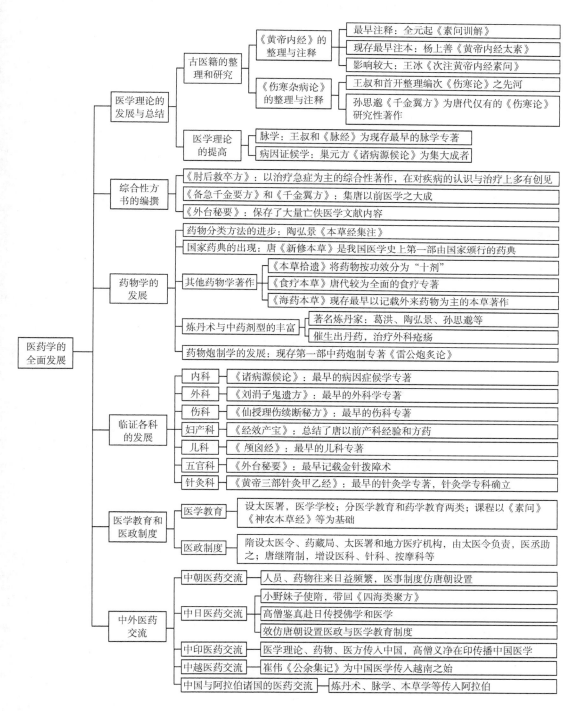

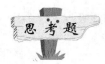

1. 论述两晋至五代时期历史背景对医学发展的影响。

2. 结合有关史料，谈谈孙思邈的人生经历与成就。

3. 论述《肘后方》对传染病的贡献及影响。

4. 论述两晋至五代时期临证各科的发展及对后世的影响。

5. 结合两晋至五代时期的医学教育，谈谈自己对当代中医教育的看法。

6. 试述隋唐时期丝绸之路医学交流的情况。

第五章　临床经验的全面总结与学术争鸣

(宋—元　公元 960—1368 年)

📖 学习目标
1. 掌握金元四大家的主要学术观点、代表著作，以及药物学和方剂学方面取得的成就。
2. 熟悉宋政府对古医籍整理与研究的成就，以及临证各科的发展状况。
3. 了解宋元医家对中医经典的整理与注释，以及宋代的医药机构与医学教育情况。

公元 960 年，赵匡胤夺取后周政权，建立了宋王朝，定都汴梁（今河南开封市），史称北宋。当时，东北、西北有契丹族建立的"辽"和党项族建立的"西夏"；西部有吐蕃诸部，西南有"大理国"。1115 年，松花江两岸兴起女真族，建立金国；1125 年金灭辽，1127 年又灭北宋，迫使宋室南迁临安（今浙江杭州市），建立南宋。此后，宋金对峙百余年。13 世纪的欧亚大陆刮起了一股成吉思汗旋风，蒙古骑兵以风卷残云之势先后征服西夏、金、吐蕃和大理。1271 年，已经继承蒙古汗位的忽必烈将国号由"大蒙古国"改为"大元"，并于 1279 年消灭南宋残余势力，统一全国。元王朝的高度统一，促进了各民族间的交往和融合。

宋代，是中国历史上文明极为昌盛的时代，"华夏民族之文化，历数千载之演进，造极于赵宋之世"。宋元时期，中国的天文学、地理学、地质学、医药学、冶金术、造船术、纺织术、制瓷工艺等诸方面都取得令世人瞩目的成就。也是在这一时期，中国的文化，通过陆、海两路，向西、向东、向南传播，对世界文明的影响极为巨大。中国古代四大发明中的造纸术、印刷术、指南针，就是在这一时期定型并普及开来，并被传播至世界各地，大大推动了世界文明的进展。

宋元时期，中国的社会经济结构发生巨大的变迁，而与之相对应的，是中国文化的转型。由中唐社会政治危局揭示了潜藏已久的种种危机，进而引发晚唐直至两宋的巨大社会变革——唐宋变革。大体而言，唐宋社会变革包含以下几个方面内容：第一，人民地位的变化。唐以前，人民（奴婢或部曲）实质上是贵族的奴隶。宋以后，人民的奴隶身份得到解放，不再隶属于贵族，而成为国家的佃客。从部曲到佃户的变化，反映出唐宋间新的劳动形态出现。在生产力得到进一步解放的基础上，医学等各个领域都迎来了发展的新机遇。第二，官吏任用法的变化。隋唐时期，虽然实行科举考试，但是参与者基本上还是贵族，且录取人数极少，很难改变整个官僚集团的成分构成。至宋代，科举考试面向普通大众，贵族子弟与平民机会均等，以成绩取士。应试者与录取者人数都大大增加，由此造就一个新的官吏群体。这种新型的官吏任用法，刺激大量的平民读书应举。因而宋代读书人数激增，这也为宋代儒医群体的兴起奠定了人才基础。第三，经济上的变化。实物经济终结，货币经济开始。商品经济的发展，促使人们的职业选择更加市场化。"不为良相，便为良医"，医生的社会地位大为提高。越来越多的人开始将经济收入较高的医生作为人生职业目标。第四，文学性质的变化。宋人一改汉唐学者疏不破注，偏重考据的治学方法，突破传统，疑经改经，纷立新说，学派争鸣。经学由重师法、疏不破注变为疑古、以己意解经。流风所及，人们对中医文献的解读开始出现大量新的立意，中医各家学说纷纷出现。总之，正是因为宋代以来社会发生了较为深刻的变革，因而宋代以后的医学开始呈现出与之前迥然不同的特点。

宋元时期，思想文化方面最显著的标志是宋学的兴起。宋学重视研究儒家经典著作，并从中搜寻符合其思维的条文、篇章进行阐述与发挥。其所争论的主要内容是理、气、性、命、阴阳、心、情、道、物等的探讨。在解释世界的本源、运动本质、阴阳的互根互化、心性与养生等关系方面，宋学对金元以后中医学理论影响极大，许多医家借用宋学理论阐释医学理论及人体的生理、病理知识，奠定了宋元医学理论创新的思想基础。

宋金元时期，国家十分重视医药学的发展，医药设施和医政制度逐步完善，建立了国家药局，并颁布了世界最早的国家成药标准。宋代太医局实施的三舍法，表明了古代医学教育达到新的高度。医学争鸣，促成了中医各家学派的建立，出现了著名的"金元四大家"。临床医学深入发展，尤以妇产科、儿科、伤科、针灸科、法医学成就显著。宋元时期，对外贸易与海陆交通均较前代发达。中外医药交流空前发展。

第一节　古医籍的整理与研究

宋金元时期，政府极为重视医药文献的整理和编纂，受这种社会氛围影响，民间医家对古医籍的整理研究也颇为流行。加之雕版印刷和造纸技术的成熟和广泛应用，大量的医籍得以刊刻流传，为中医文献的有效传承提供了可能，也为临床经验的总结与金元医家的理论创新奠定了基础。

一、校正医书局的创设与贡献

（一）校正医书局及其所校勘古医籍

宋代之前战乱频仍，医药书籍散佚严重。赵宋立国之后，注重典籍，多次组织大规模搜集、编修医药古籍工作。如开宝六年（973 年），宋太祖诏令医官刘翰、道士马志编撰《开宝本草》，开宝七年（974 年）又命翰林学士卢多逊、李昉、王祐、扈蒙等重为刊定。淳化三年（992 年），命王怀隐等编修《太平圣惠方》100 卷等。

嘉祐二年（1057 年），宋仁宗采纳枢密使韩琦的建议，下诏在编集院设校正医书局，集中了一批著名学者、医家，对历代重要医籍进行校勘工作，命直集贤院掌禹锡、林亿校理，张洞校勘，苏颂等为校正，后又增命孙奇、高保衡、孙兆为校正。校正医书局是我国历史上首次由政府设立的医书校勘专门机构，是北宋发展医学的重大措施之一。校正医书局设立后，搜求佚书，征集众本，"正其讹谬，补其遗佚，文之重复者削之，事之不伦者缉之"（见高保衡等《新校备急千金要方·序》），一言去取，必有稽考。每书校正完竣，则作序陈述校正经过，并予以评价；随即奉请仁宗亲览，而后交由国子监刻版刊行。经过校正的医书于熙宁间（1068—1077 年）陆续印行。计有：《嘉祐补注神农本草》《图经本草》《伤寒论》《金匮玉函经》《备急千金要方》《金匮要略方》《千金翼方》《重广补注黄帝内经素问》《脉经》《黄帝三部针灸甲乙经》《外台秘要方》共 11 种。

（二）校正医书局校勘古籍的意义

校正医书局对古医籍的校勘整理，使宋以前一批重要医籍得以保存，并起到统一版本和定型化的作用，对中国医学的传播做出了重大贡献。校正医书局对古医籍进行校勘时采用的工作方法和积累的校勘经验，为后世医家校勘医籍提供了重要借鉴。至今，我们在校勘整理古代医籍文献时，依然采用这些方法和经验。

从现存林亿等所校诸书的校勘记及有关资料看，在校勘依据、校勘内容、校勘方法及校勘记的书写等方面，均取得了较大成就。在校勘依据方面，已不是单纯地运用别本相校，而是采用了较多别书传文相校。如所校《素问》一书，除使用多种别本外，又引用了《太素》《甲乙经》《灵枢》《针经》《九墟》《难经》《伤寒论》《脉经》《备急千金要方》《外台秘要》《天元玉册》等，同时参阅经史方面的著作。广泛利用别书相校，不仅可以进一步强化以不同版本相校的信实程度，而且可以发现诸多单靠不同版本相校不易发现的问题，极大地提高了校书的质量。此外，校勘时亦常采用本书内容相校及据理推断的方法。后世把这些方法概括为对校法、他校法、本校法、理校法四种校勘方法，广泛应用于古籍的校勘整理工作。其校勘记的书写，出言有据，层次分明，繁简得宜。凡改动原文处，注意保存原貌，极为审慎。在校勘的同时，注意辨别伪书。对同书之不同传本，亦审慎从事，不随意否定。对古籍整理及学术研究，均具有十分重要的历史意义与现实意义。

二、宋金元医家对古医籍的整理研究

除了校正医书局有组织地对古医籍进行系统的整理研究外，宋金元时期的许多民间医家也对《黄帝内经》《难经》《伤寒论》等古代重要典籍进行了整理研究，取得了丰硕的成果，其中又以对《伤寒论》的注释和研究最具影响力。

（一）《黄帝内经》和《难经》的整理研究

1.《黄帝内经》的整理研究　除校正医书局《重广补注黄帝内经素问》外，这一时期还出现了很多专门研究《黄帝内经》的著作。现存比较有代表性的有宋代刘温舒《素问入式运气论奥》、金代刘完素《素问玄机原病式》《黄帝素问宣明论方》《素问病机气宜保命集》和元代滑寿《读素问钞》等。

刘温舒《素问入式运气论奥》3 卷，成书于宋哲宗元符二年（1099 年）。该书是北宋后期运气学说的代表性著作。由于官修方书《圣济总录》及宋徽宗亲撰之《圣济经》对运气学说的倡导，此后运气学说得到了进一步地推广，研习运气学说者代不乏人，金代刘完素等受运气病机学说之影响尤为明显。

《素问玄机原病式》1 卷，约成书于公元 1152 年前后，初刊于金大定二十六年（1186 年），金代刘完素著。该书以《素问·至真要大论》的"病机十九条"为基础，将常见疾病分为五运主病和六气为病，并逐条逐证加以注释，对病因、病机、治则和转归等均有所阐发，弥补了原文过于简略之不足。其中六气为病，分风、热、湿、火、燥、寒六类，而以火热为主，倡导"六气皆从火化"之说。

《黄帝素问宣明论方》15 卷，撰于金大定十二年（1172 年），金代刘完素著。全书共分 17 门。列《素问》中所载的 61 种病证，述其病因、病机、诊断、治则、方剂，计有 69 方。每一病证均先引《素问》经文，再阐发其理法方药，补充和丰富了《素问》的治疗体系。

《读素问钞》3 卷，元代滑寿著。该书选录《素问》中的重要内容，重新编排，分为藏象、经度、脉候、病能、摄生、论治、色诊、针刺、阴阳、标本、运气和汇萃 12 类，并予以简要注释。这种类编方法对后世医家影响很大。

2. 《难经》的整理研究　对于《难经》的注释整理研究，宋金元时期有关书目著录及别书援引，有近 20 种，惜大都亡佚。现存于世并影响较大者，当推滑寿所著《难经本义》。

《难经本义》2 卷，初刻本刊于元至正二十五年（1366 年）。书前列"阙误总类""难经汇考"两篇，考证《难经》的名义源流及错简、衍文。卷上为一至三十难，卷下为三十一至八十一难。其注文考《素问》《灵枢》以探其源，旁及张仲景、王叔和、孙思邈、王焘等，引录吕广、杨玄操、丁德用、虞庶、周舆权、王宗正、纪天锡、张元素、袁坤厚、谢缙孙、陈瑞孙等 11 注家，择其善者而从，间附己义。其中后三家元代医书已佚，赖该书才得以窥见一二。滑寿对《难经》的整理和阐发相当精辟，清代著名医家徐灵胎称其"最有条理"。《四库全书总目提要》称"其注则融会诸家之说，而以己意折衷之。辨论精核，考证亦极详审"。

（二）《伤寒论》的整理研究

宋金元时期，医家对《伤寒论》的整理研究颇为兴盛，各类著述多达数十种，按其整理研究方式，可以归纳为以下几类：

1. 全文注释研究　这一时期，系统全面的《伤寒论》注本，仅有金代成无己初刊于 1144 年的《注解伤寒论》。该书共 10 卷，22 篇，篇次及各篇内容与林亿等人校正的"宋本"《伤寒论》基本相同，但增删部分文字。其注释多援引《黄帝内经》的理论，以经释论，因而更能发明仲景原旨。每方之后，训解方义，开仲景方解之先河。每卷之后，附以"音释"，此亦《伤寒论》"音释"之首见者。

2. 以方类证研究　以方类证即以《伤寒论》方为纲，将其主治条文或证，类列于下。如刘元宾《通真子伤寒括要》，取《伤寒论》方 31 首，如桂枝汤证，下列《伤寒论》中桂枝汤主治条文 15 条，后列桂枝汤方药组成及煎服法。

3. 以方立论研究　以方立论即取仲景方，重点论述其方药的组合、配伍及主治机理，即所谓的方论、方解。如成无己《伤寒明理论》卷四"伤寒明理药方论"，选取仲景方 20 首，分论其方名、治法、配伍、主治、药性等。此法不仅是对 20 首方剂的深入论述，亦为全面研究《伤寒论》提供了经验，对明清之际"方论"诸书的问世具有一定的影响。

4. 以证类文研究　以证类文者，以《伤寒论》原文所见诸证，兼及伤寒别证为题，将《伤寒论》条文或释文，类列其后。如许叔微《伤寒发微论》卷上"论伤寒七十二证候"，共列 72 证，每证之下，以注文形式类列《伤寒论》条文或别书内容，间出己论。该方法开创了以证类方或以证类论研究《伤寒论》的方法，对后世亦有较大影响。

5. 以证案带论研究　以证案带论即以证名为题，以医案为例而兼发论述者。许叔微的《伤寒九十论》是其代表作。许氏选择了 90 则伤寒治验病案，有以方名为证者，如大青龙汤证；有以证候为证者，如指甲黑青证；有以病名为证者，如风温证；有以病机为证者，如阴中伏阳证；有以辨药为证者，如辨桂枝汤用芍药证等。每证之下，首列自治病案一则，继之以分析讨论，反映了许氏较高的理论水平与治疗技术。所记病案录有姓氏、职业、时间、病候、诊断、治法、方药、预后等项，并包括了 11 例死亡病例，对加深理解《伤寒论》有一定的指导意义。

第二节　药物学的发展

宋元时期，特别是宋代，药物学取得了前所未有的发展，巨大成就奠定了其在中国古代药物史上的高峰地位。这一时期，不仅官方药典多次修撰，民间私人撰著也不时涌现；不仅收载药物数量大幅增多，对药物的认识也不断深化，专题本草著作亦各具特色。宋元药物学的发展为后世相关领域研究的拓展，尤其是《本草纲目》的出现奠定了坚实的基础。

宋代药物学取得长足发展的原因是多方面的。首先，宋以前药物学知识的积累与经验的总结，促成了药物学的勃兴和综合性本草著作的反复修撰。其次，宋朝结束了五代以来分裂、战乱局面，国家稳定，经济迅速发展，社会空前繁荣。同时，宋朝统治者推行重文抑武的统治策略，文臣、儒生待遇优渥，朝廷建立的相关机构、颁布的有关政策都为医药的发展提供了便利条件。再次，图书刊刻技术迅速提高，知识传递更为快捷，这有利于医药研究成果的传播和相关知识的学习。

一、综合性本草的成就

宋代本草学勃兴的标志当为综合性本草著作的大量涌现，其中既有官方组织编写的《开宝本草》《嘉祐本草》《本草图经》，也有个人撰写的《重广补注神农本草并图经》《经史证类备急本草》等。这些著作前后承继，推动本草学的不断发展。

（一）《开宝本草》

宋初，太祖赵匡胤就关注本草图书的编纂，鉴于《唐本草》成书已过 300 余年，其"朱字墨字，无本得同；旧注新注，其文互阙"，故下诏"详定《唐本草》"。《开宝本草》实际是先后两次整理所得成果的统称，开宝六年（973 年）先行整理得《开宝新详定本草》，刊于国子监，宋太祖御制序文，书已佚。开宝七年（974 年），在前书基础上再行整理得《开宝重定本草》，该书也已亡佚，仅李昉序文存世。

《开宝本草》由尚药奉御刘翰等人负责编撰，翰林学士李昉等人审核。其在《唐本草》基础上，参考陈藏器《本草拾遗》、李含光《本草音义》，考订谬误，革新类例，注文按语均作标示。共收药物 983 种，其中《神农本草经》360 种，《名医别录》182 种，《唐本草》所附 114 种，有名无用者194 种，刘翰等人新附 133 种。

此书在刊刻体例上最大的改变，是"以白字为神农所说，墨字为名医所传，唐附今附，各加显注"。这一变化开后世《证类本草》系列典籍以白字、墨字刊刻之先河。

（二）《嘉祐本草》

嘉祐二年（1057 年），在《开宝本草》编纂 80 余年后，仁宗下旨令太常少卿、直集贤院掌禹锡，职方员外郎、秘阁校理林亿，殿中丞、秘阁校理张洞，殿中丞、馆阁校勘苏颂等重加校正。最初动机是校正本草，但在工作过程中发现诸多问题，如：存世诸本草内容浩繁，虽经整理，原则不一；有些内容《本草经》虽载，但颇为简略；一些民间常用药物，朝廷竟闻所未闻；过去有些内容并未特别记载，遗漏散亡内容颇多等。正因如此，工作由校正径改为补注。

该书补注的具体体例与内容，可概括为以下几点：

补注以《开宝重订本草》为底本，循其旧例，内容上与旧文相参合，重则删除，缺则增益。引用参考的文献包括各种医书、药谱和经史百家之书，凡可借鉴均为采纳，以引书先后为次第，标注出处。对于药物著录来源亦皆标注，如为新补药物，则于文后补缀"见某书"字样。

《嘉祐本草》全书并目录 21 卷，共收药 1082 种，在《开宝本草》983 种基础上，新增 99 种，其中新补 82 种，新定 17 种。

该书在编纂过程中，协助之人多有增补，如：医学秦宗古、朱有章，太子中舍陈检，光禄寺丞高保衡等。嘉祐六年（1061 年）十二月，补注工作全面结束，仁宗赐名《嘉祐补注神农本草》。此书今已亡佚，其内容见于后世诸本草典籍。

（三）《本草图经》

在《嘉祐本草》编纂过程中，主持相关工作的掌禹锡等人于嘉祐三年（1058 年）十月上奏，提出仿效《唐本草》修撰时以图相辅而行，编纂图经。

《本草图经》由太常博士、集贤校理苏颂编纂，载图多为地方郡县所呈送，番夷所产，则请榷场、市舶司商客辨认。共载药物 780 种，635 种药名下共绘药图 933 幅。嘉祐六年（1061 年）十月成书，送校正医书局修写，嘉祐七年（1062 年）十二月一日进呈，奉敕镂板施行。全书共 20 卷，又目录 1 卷，其中"图以载其形色，经以释其同异"，主要就药物同名异物、产地差异、采集时月、入药部位、性味药效、未识物种、后世详识等诸多问题，加以整饬、解说与发明。该书今已亡佚，相关内容亦载后世诸本草典籍。

（四）本草的整合与《证类本草》系列典籍的问世

《嘉祐本草》《本草图经》刊刻出版之后，出现了两部综合二书且有所增补的著作，即《重广补注神农本草并图经》《经史证类备急本草》。尤其后者，在中国古代药物史上的意义与价值，举足轻重。

《重广补注神农本草并图经》，又称《本草别说》，作者陈承，四川阆中（今南充市北）人。《嘉祐本草》与《本草图经》成书后，在当时影响不大。很多医者仍因循旧法，穷乡僻壤尤难获见。陈承"患二书传者不博，而学者不兼有也"，于 1092 年将二书合并，补注古今论说及个人所见。该书 23 卷，图文并茂，对《嘉祐本草》《本草图经》的推广起到了一定的作用。

与《重广补注神农本草并图经》几乎同时，《经史证类备急本草》一书问世，作者是华阳（今四川成都市）人唐慎微。

唐慎微，字审元，生卒年不详，约生活于宋哲宗时期。唐氏容貌丑陋，为人朴讷，但头脑明敏，治病多验。诊病探疾，言说症候不过数语，再问辄怒，不予回应。他临证问病不论患者身份贵贱，有召必往，不避寒暑风雨，为世人疗疾，不取钱，只求名方秘录。因此士人读经史诸书，有得必录交予唐慎微。其二子、女婿传其技艺，皆为成都名医。

《经史证类备急本草》一书现已亡佚，但该书在两宋时期被不断增补、刊刻，其主要内容均有留存。全书 31 卷，又目录 1 卷，共计 60 余万字，收药物 1746 种，较之《嘉祐本草》多出 628 种。该书体例及价值大致可归纳为以下几个方面：

①《经史证类备急本草》继承了《嘉祐本草》的原有体例和结构框架，将《本草图经》中各药内容逐一缀合于药物之后。作者所撰续注，以"墨盖子"形式将其与旧文截然区分开来，使得全文结构清晰，层次明了。

②《经史证类备急本草》引用文献的类别与数量，较《开宝本草》《嘉祐本草》进一步扩大。

除中医方药类著作外，还涉及经史与道教文献等，大致所引经史方书共 246 家。另外，该书在每味药后还大量附方，呈现出关注药物的实际运用与医药并重的思想。

③《经史证类备急本草》对后世影响极大，在它基础上又生成了诸多本草典籍，它是李时珍《本草纲目》问世前最重要的本草著作，也是《本草纲目》撰写的蓝本。之后该书传入朝鲜、日本等国，对这些国家医药的发展产生一定影响。英国著名科学史家李约瑟博士曾评价说："十二三世纪的《大观经史证类本草》的某些版本，要比十五和十六世纪早期欧洲的植物学著作高明得多。"

唐慎微著成《经史证类备急本草》之后，是否直接刊刻出版，不得而知。目前所见留存最早的版本，是宋徽宗大观二年（1108 年）的《大观经史证类本草》（后简称《大观本草》）。从序文来看，此书是在《经史证类备急本草》基础上，"命官校正，募工镂板"而成。

政和年间，因《大观本草》并录诸书、义理明洽，宋徽宗敕令"杨戬总工刊写，继又命臣（曹孝忠）校正而润色之"。该书约于政和六年（1116 年）前后完稿，命名为《政和新修经史证类备用本草》（后简称《政和本草》）。

靖康二年（1127 年），开封城陷落，北宋灭亡。国子监所藏板片、图书绝大部分被金人劫掠，《政和本草》未能幸免，该书因此得以在北方流传，并几经刊刻。目前最为常见者是蒙古定宗四年（1249 年）张存惠刊晦明轩本，其将《本草衍义》内容逐条缀合其中，更书名为《重修政和经史证类备用本草》。

偏安江南一隅的南宋王朝，《政和本草》获见极难，朝廷于绍兴二十七年诏令重新校定刊刻《大观本草》。该书现有部分残卷抄本存世，卷首题《绍兴校定经史证类备急本草》（后简称《绍兴本草》）。

《大观本草》《政和本草》《绍兴本草》，都是在唐慎微《经史证类备急本草》或其增改本基础上修订而成，保留了《经史证类备急本草》的绝大部分内容，实际构成了两宋本草系列著作。

除此之外，宋元时期还出现了《新编类要图注本草》《类编图经集注衍义本草》等著作，多为增删、改动前代著作而成。

二、本草的专题研究与发挥

除综合性本草外，这一时期本草专题研究也取得极大成绩。代表性的著作有：《本草衍义》《珍珠囊指掌补遗药性赋》《饮膳正要》。

（一）《本草衍义》

作者寇宗奭，为寇准曾孙，徽宗政和年间由承直郎澧州司户曹事，转为通直郎添差充收买药材所辨验药材。

关于《本草衍义》一书的撰写意图和目的，寇宗奭在政和六年（1116 年）所撰《衍义总叙》中说："然《本草》二部，其间撰著之人，或执用己私，失于商较，致使学人检据之间不得无惑。今则并考诸家之说，参之实事，有未尽厥理者，衍之以臻其理；隐避不断者，伸之以见其情；文简误脱者，证之以明其义；讳避而易名者，原之以存其名。使是非归一，治疗有源，检用之际，晓然无惑。是以搜求访缉者，十有余年，采拾众善，诊疗疾苦，和合收蓄之功，率皆周尽。"由此可知，此书是在《嘉祐本草》《本草图经》基础上，结合诸家之说，同时参考自己常年积累的经验所作考证、增补和阐发。

该书共 20 卷，目录 1 卷。体例仍承继《嘉祐本草》《本草图经》，前 3 卷为《序例》上、中、下，后 17 卷按玉石、草、木、禽兽、虫鱼、果、菜、米谷的顺序，对 470 种药物一一进行阐述，再加上附载和兼述的，全书所载药物达 570 余种。此书既阐明了养生之道，也叙述了为医诊疾用药之法，针对前代本草著作中未载、语焉不详和未有定论之处，结合个人实践经验，详加说明，涉及药物名称、产地、形状、性味、炮制及功效等。该书多载前人未发之言，备受后世医家推崇。李时珍曾评价其"参考事实，核其情理，援引辨证，发明良多。东垣、丹溪诸公亦尊信之"。

（二）《珍珠囊指掌补遗药性赋》

又名《珍珠囊药性赋》《雷公药性赋》等，原题李杲著，成书年代不详。目前所见多为 4 卷本，有学者认为李杲所著当为其中第 1 卷。

该书卷 1，载药性总赋，收寒性药 66 种、热性药 60 种、温性药 54 种、平性药 68 种，共 248 种，每味药简述其功能、主治，后附"用药发明"16 种。卷 2，载 90 种药的"主治指掌"，简要概括每种药的药性、主治，后附"用药须知"6 种。卷 3、卷 4 均为药性赋，分玉石、草（上、中、下）、木、人、禽兽、虫鱼、果品、米谷、蔬菜等 11 部，收药 408 种。两卷共载药性赋 256 首，每首先概括药物的药性、功能和主治，后加以补充说明。

此书由于篇幅不大，通俗易懂，语言深入浅出，易于背诵，因此成为很多中药初学者的启蒙读物，在明清时期翻刻极多。

（三）《饮膳正要》

约成书于元文宗天历三年（1330 年），作者是元代宫廷饮膳太医忽思慧，其他编校人员还有耿允谦、金界奴、拜住、常普兰奚等。据忽思慧所撰《进书表》，该书系忽思慧与赵国公常普兰奚"将累朝亲侍进用奇珍异馔、汤膏煎造，及诸家本草、名医方术，并日所必用谷肉果菜，取其性味补益者，集成一书，名曰《饮膳正要》"。

该书共 3 卷，主要内容有：食疗的基本理论，包括养生饮食禁忌，饮酒避忌，妊娠哺乳食忌，食物利害、相反与中毒等；食谱、药方与服饵方，包括宫廷饮食谱 150 余种，药膳方 60 余种，神仙服饵方 20 余种；食物本草，共收米谷、禽、兽、鱼、果、菜、料物等七类 230 余种，主要介绍其性味、主治，并论述食疗、食品制作等内容。该书还附有本草图 168 幅。

《饮膳正要》撰写目的主要是为满足元代宫廷饮食保健的需要，它吸收了前代有关食疗学和本草学的成果，特别在北方少数民族饮食、医药及外来食谱、方剂方面提供了丰富的资料，也侧面反映出当时各民族医药文化交流的情况。此书在继承前代本草著作的同时，不乏创新之处，具有一定的参考价值。

第三节　方书的编著与发展

宋代官方对医学的关注不仅表现在大型本草类书籍的编纂与反复修订，还表现为数种大型官修方书的编纂。新朝初定，官方一方面安抚民众，以医术救民去疾，另一方面也以此彰显仁政与王道，施恩于百姓，借以巩固政权，宣扬教化。

一、官修方书的编纂

宋代官修方书数量多，规模大，为历朝之最。如现存的《太平圣惠方》100 卷、《圣济总录》200 卷，亡佚的《神医普救方》甚至有 1000 卷。以下主要介绍对后世影响较大的《太平圣惠方》《太平惠民和剂局方》《圣济总录》。

（一）《太平圣惠方》

《太平圣惠方》100 卷，历时 14 年编纂而成，约成书于太宗淳化三年（992 年），基本上汇集了北宋以前医方的大部分内容。

北宋以前方书众多，但由于当时印刷技术尚未普及，大量方书均以抄本形式流传；加之晚唐五代历数十年战乱，各种书籍散佚殆尽。宋太宗即位两年后的太平兴国三年（978 年），便下诏令翰林医官院征集"家传经验方"，获万余首。在此基础上，太平兴国七年（982 年），太宗命王怀隐、王佑、郑彦、陈昭遇"校正编类，各于篇首，著其疾证""方药次之"。淳化三年（992 年），书成，太宗赐名《太平圣惠方》，并亲撰序文。

《太平圣惠方》的内容来源多样，其中有 1000 余首药方来自太宗于潜邸时所收藏，10000 余首是翰林医官院征集的名方，地方官吏、名医、名僧献方百余首，前代医书所载方剂 6000 余首。该书首卷论述医学理论，脉诊方法等，卷 2 阐述药物的来源、炮制、性状、作用等。卷 3 至卷 100，根据病症分门立论，阐述病因，附载病方，理法方药俱备，便于披览。

《太平圣惠方》于淳化三年（992 年）成书后，颁赐全国诸道、州、府。由于该书卷帙浩大，不便使用，于是相继出版了《简要济众方》《圣惠选方》等节选本。此书后世屡经刊刻，被称为"国朝第一方书"。之后，该书又成为医学生的教材，中央和地方医学生考试的出题依据，南宋后逐渐上升到医经的地位。影响到同时期的辽、金、西夏，并远播朝鲜、日本。

（二）《太平惠民和剂局方》

宋初，虽然建立了官方的制药售药机构，但成药并非国家专卖，民间药商经营质量参差又无统一标准，且谋利之风盛行。熙宁五年（1072 年），王安石推行"市易法"，成药实行国家专卖，这很大程度上加强了国家对成药质量、安全的监管，也大大地提高了政府的财政收入。

为了进一步规范成药的制造，元丰五年（1082 年），宋神宗下诏："天下高手医，各以得效秘方进，下太医局验试，依方制药鬻之，仍模本传于世。"由此拉开了《太平惠民和剂局方》编纂的历史，之后八易其稿，至南宋末年才形成传世的定本，共 10 卷，载 788 首方。

该书所录方剂，分 14 门、23 种疾病依序编排，有论有方。所收医方都是广泛运用于临床的诸家名方、经验效方，因此受到地方官吏、医患和百姓的关注、青睐。自出版以来，不断翻刻，远播周边少数民族政权区域和国外，对元、明、清代皆有影响。

（三）《圣济总录》

宋徽宗即位后，继续积极采取措施推动医学发展，改制官方售药机构，改革医学教育，组织修撰医学著作。政和四年（1114 年），徽宗下诏令翰林医官曹孝忠等人成立"编类圣济经所"，征求当时民间及医家所藏医方。徽宗据此撰成《圣济经》，此书主要阐发医学理论，收医方甚少；曹孝忠等撰成《圣济总录》，征集的大量医方被编入此书。医方均经整理和验试，确有效验方可入编。

《圣济总录》全书 200 卷，宋徽宗撰写序文。该书以《黄帝内经素问》《天元玉册》《圣济经》为指导，"以病分门，门各有论，而叙统附焉"。共分 66 门，医方 2 万余首，卷 1 至卷 4 为医学基础理论；卷 5 至卷 184 为诸科疾病症候、主治、组方和服药法等内容；卷 185 至卷 200 为补益门、食治门、针灸门、符禁门、神仙服饵门。

《圣济总录》成书年代不可确考，当于北宋末年刊刻完毕。然而未及颁行即遇靖康之变，书板为金人掳走。前人研究认为，金大定本就是在北宋刊刻本基础上改刊而成。后世各代也多有刊本和抄本流传。与该书在北方流传形成鲜明对比的是，偏安江南一隅的南宋并无此书流传，对其在北方的传播情况也一无所知。

《圣济总录》是北宋所修最后一本医书，代表了当时医学理论、临床实践以及药物学的最高水平。后世对此书的价值颇有赞誉，金代焦养直序就称此书"实医经之会要，学者之指南，生民之司命也"。

二、私撰方书的代表

宋代由于官方对于医药事业的关注，长期推行仁政治国理念，影响所及，广大医者和士人也多重视医学书籍的搜集整理、注释编纂。在官方编撰大型方书的同时，民间出现了诸多私人撰写方书典籍。以下略举几部，以窥其一斑。

（一）《博济方》

《博济方》，又称《王氏博济方》，作者王衮，约生活在北宋仁宗庆历、神宗元丰前后，是当时著名医家，曾任钱塘酒官。其父母皆身患重病，因此他留心医药，经二十余年，搜集方论 7000 余首，皆经效验。他在验方中择其精妙者 500 余首，编成该书，勒为 5 卷（一说 3 卷）。《博济方》初刊于庆历七年（1047 年），后毁于兵火。清代修撰《四库全书》，从《永乐大典》中辑出该书 350余方，虽仅占原书的十分之七，但已弥足珍贵。

今本《博济方》，以证统方，分为 29 类：卷 1 存伤寒、风证、劳证、血证四类；卷 2 存上焦证、中焦证、下焦证、三焦总治、五脏总治、诸风、诸积七类；卷 3 存目疾、齿须发、眩晕、嗽喘、痰饮、霍乱、翻胃、癥癖、水气、脚气、小便证、大便证、中毒十三类；卷 4 存胎产、经气杂证二类；卷 5 存疮科、丹药、修制药法三类。每类之下，先列方名，再论症状、病因、治法，后言药名、剂量和使用方法。

《博济方》有三个特点：第一，药物多选用矿物类药、动物类药，其中像返明丹、辰砂膏、三圣丸、神宝丹等，所用几乎皆为矿物类药。这在一定程度上也反映出当时医界用药的一些特点。第二，剂型以丸、散、膏、丹为主，极少选用汤剂。第三，由于时代的局限性，文中掺杂了一些神仙方术类的内容，如服食丹药可飞升腾空。但总体而言，《博济方》为作者长期积累所得，其博取验方，采录他书所未备者，详加记录，使医家可参考权变，是一部十分难得的方书。

（二）《苏沈良方》

《苏沈良方》，又名《苏沈内翰良方》，是沈括、苏轼所撰方书和医药笔记合编之作。沈括曾撰《良方》一书，约成书于 1089—1095 年前后，苏轼曾著有若干医药笔记，约写就于 1080—1100 年之间。

《苏沈良方》传世版本分 10 卷本和 8 卷本两个系统。10 卷本存世最早者为明嘉靖年间刻本，流传不广。至清代修撰《四库全书》，纪昀嘱王史亭从《永乐大典》中辑出 168 篇，分 8 卷刊印问世。8 卷本讹误较少，刊刻精美，但内容缺失较多；10 卷本错讹较多，但内容更为完整。

10 卷本《苏沈良方》收方论 200 余篇，内容十分丰富，涉及医学理论、药物辨析、临证治疗等，对应疾病包括内、外、妇、幼等科，其中不乏重要的发现和记载。书中首次详细记载"秋石"的提炼方法和临床应用，首次对人体咽喉进行符合现代解剖学意义的分析，另外还有很多重要方剂第一次被记载下来，至今仍被临床使用，如至宝丹、沉麝丸、麦饭石等。

（三）《普济本事方》

《普济本事方》，又名《类证普济本事方》，作者为宋代著名医家许叔微。许叔微（1080—1154年），字知可，真州（今江苏仪征市）人，曾在徽州、杭州任府学教授。幼时因"百日之间，并失怙恃"，因此留心医术。晚年他汇集平生亲验效方、医案和理论心得撰成此书，题为《普济本事方》。

该书 10 卷，分为 25 门，涉及内、外、妇、儿、五官各科。共录医方 300 余个，每方首列主治，次列组方、煎服法，间附治验病例。其特点可归纳为如下三点：其一，所收方剂来源广泛，除许叔微自创方剂外，还收录有《千金要方》《太平圣惠方》《太平惠民和剂局方》《经效产宝》中方剂，张仲景、孙兆、庞安时、沈括等众多学者、医家效方及民间验方。所采医方均经许叔微临证亲验。其二，方中所用药物精当，且注重炮制。书末"制药制度总例"专门就 100 余味药物炮制方法详加说明，对后世具有参考意义。其三，该书贴近临床，蕴含了作者毕生临床经验总结和理论见解，其中不乏真知灼见。

（四）《严氏济生方》

《严氏济生方》作者严用和，字子礼，生卒年不详，约生活于南宋宁宗、理宗、度宗三朝。严氏感念古今风土有别，"概执古方，以疗今之病，往往枘凿之不相入者。辄因臆见，乃度时宜，采古人可用之方，哀所学已试之效，疏其论治，犁为条类，名曰《济生方》"。该书"论治凡八十，治方凡四百，总为十卷"。十五年后，严氏又得良方 90 首，评语 24 则，作《济生续方》。

二书后世亡佚，清代编撰《四库全书》，由《永乐大典》中辑出 8 卷。此后学者从日、韩传本及《医方类聚》，辑复整理，二书的状貌、内容得见于世。

《严氏济生方》以记载杂病诸方为主，立论精要，重视脏腑论治。作者不仅吸收汉、唐经典理论，受南宋诸家影响也很大，如五积散、香苏散、十神汤等出自《太平惠民和剂局方》《三因极一病证方论》。他强调脏腑辨论，分别症候类型，以此立法处方。临证注重扶持胃气，重视肾之作用，多用温补之法。注重民间验方和药物的炮制。

第四节　医学各科的成就

宋金元时期医学各科都有所发展，从基础理论中的病因病机学、诊断学、人体解剖学到临证各科均取得了突出成就，涌现一大批著名的医家和著作。

一、病因病机的发挥

在病因研究方面，南宋医家陈言（1131—1189 年，一说 1121—1190 年），字无择，号鹤溪道人。于 1174 年撰成《三因极一病证方论》，简称《三因方》。陈氏在张仲景的"三因致病说"基础上进一步阐发，将病因分为三类：一为外因，即天之六淫；二为内因，即人之七情；三为不内外因，诸如房室不节、虫兽所伤、金疮折跌、畏压缢溺等。这种分类虽与张仲景略同，但内容有所发展，陈氏对各类病因概括得更加具体，范围更全面，因此更符合临床实际。陈氏"三因致病说"使中医病因学说更加系统化、理论化，一直为后世医家所遵循。

在病机学说方面，宋金元时期医家们结合临证进行多方面阐发。钱乙针对小儿的生理特点，总结出小儿发病"易虚易实，易寒易热"病机特点；陈自明总结妇产科理论，结合中医基础理论阐发妇产科病机特点。刘完素发挥《素问》的病机理论，提出"六气皆从火化"的论点；张从正总结出邪气侵袭人体上、中、下三部，使人之气血壅滞，进而因邪致病的病机理论；李杲阐发脾胃病的病机，提出"内伤脾胃，百病由生"的论点；朱震亨在前人基础上继续探讨虚火致病病机，总结出"阳常有余，阴常不足"的病机特点。

宋金元时期医家们对病因病机的广泛研究和深入探讨，取得了可喜成就，为后世病因病机的进一步发展奠定了坚实的基础。

二、诊断学的进展

宋金元时期，在诊断学方面取得重要进步，主要体现在：脉诊逐渐出现以浮、沉、迟、数为纲的学术体系，脉图及舌诊图首次出现，指纹脉法在儿科发展应用。

（一）脉诊

宋金元时期，重视诊断经验的总结和脉学文献的研究，脉学研究的一个显著特点是由博返约。

《脉诀》，托名南宋崔嘉彦所著，成书于 1189 年，原作者为崔氏三传弟子张道中。崔嘉彦为南宋孝宗时的道士，号紫虚真人，故该书又称《崔真人脉诀》《崔氏脉诀》《紫虚脉诀》。《脉诀》对《脉经》的 24 种脉加以论述，提出浮、沉、迟、数为纲，风、气、冷、热主病，执简驭繁，便于临床应用。由于该书以歌诀为体裁，易于习诵，流传较广，为历代医家所重视。

《察病指南》，南宋施发撰于 1241 年，以脉诊为主，兼及听声、察色、考味等诊断方法，是重要的诊断学专著。书中记载的 33 种脉象图，是作者根据自己体察出来的脉搏跳动情况绘制，以图示脉，是人体脉象描绘方面的一个创举。

《诊家枢要》，元代滑寿撰于 1359 年，1 卷，首论脉学理论及辨脉法，颇多创见，继则简析 30 种脉象。该书以浮、沉、迟、数、滑、涩六脉为纲，并在《脉经》24 脉基础上增加长、短、大、小、牢、疾 6 脉，并专论妇、儿病脉象。

（二）舌诊

元代敖氏（一说敖继翁）著《金镜录》，主要讨论伤寒的舌诊，列舌象图 12 幅。后来杜本认为 12 幅图不能概括伤寒的所有舌象，增补了 24 图，合为 36 种彩色图谱，取名《敖氏伤寒金镜录》，于 1341 年成书。其中 24 图论舌苔，4 图论舌质，8 图兼论舌苔和舌质，主要病理舌象均已提到。每图附文字说明，结合脉象阐述所主证候的病因病机、治法和预后。该书为我国现存第一部图文并茂的验舌专书。

（三）指纹诊法

指纹诊法一般用于儿科诊断，主要观察 3 岁以下小儿食指掌面靠拇指一侧的浅表静脉，分为风、气、命三关。宋代有多部著作记载了指纹诊法。如刘昉于 1150 年撰写的《幼幼新书》中载有虎口三关指纹诊法；刊行于 1156 年的《小儿卫生总微论方》（作者不详）中记载有 10 种不同指纹的形状及其所主证候等，至今被儿科临证所沿用。

三、解剖学与法医学

（一）解剖学

两宋时人体解剖图册有两部。一部是《欧希范五脏图》，北宋庆历五年（1045 年），环州（今广西环江毛南族自治县）举兵反宋的欧希范等 56 人被官府诱杀后，宜州推官吴简命医师、画工剖腹探查，并绘成解剖图册。另一部是公元 1113 年由杨介整理的《存真环中图》，它是根据宋徽宗崇宁年间泗州死刑犯的尸体解剖整理而成。

《欧希范五脏图》所绘内容主要为人体内脏图谱，对肝、肾、心、大网膜等解剖位置和形态的记载基本正确，并从病理的角度进行了初步的观察和记录，如"蒙干多病嗽，则肺胆俱黑；欧铨少得目疾，肝有白点"。《存真环中图》部分图谱散见于宋代朱肱的《内外二景图》、明代高武的《针灸聚英》和杨继洲的《针灸大成》，包括"右侧向图""心气图""气海隔膜图""脾胃包系图""分水阑门图""命门大小肠膀胱之系图"等。这些图谱和文字说明大体正确，对加深人体解剖、生理、病理的认识有一定历史意义。后世医书的引录，说明它对医疗实践也起到了一定的指导作用。

（二）法医学

两宋时期，法医学蓬勃发展，出现了系统的法医学专著。最初有佚名的《内恕录》。南宋有郑克的《折狱龟鉴》，载 395 个案例，提出"情迹论"，重物证，反对酷刑。桂万荣于 1211 年撰《棠阴比事》，载 144 个案例。后有《检验格目》和《检验正背人形图》等著作问世。特别是宋慈的《洗冤集录》，是我国宋代以前刑官检验知识和理刑经验的一次总结，标志着我国法医学日益规范化，对我国乃至世界的法医学发展均有十分重要的影响。

宋慈（1186—1249 年），字惠父，福建建阳（今福建南平市）人。嘉定十年（1217 年）进士，曾四任提点刑狱公事，清廉刚正，办案详审，雪冤禁暴。他博采群书，自《内恕录》以下诸家，荟萃厘正，结合个人审案检验经验，撰成《洗冤集录》（1247 年）。全书 5 卷，卷 1—2 为律令、检验总论，卷 3—5 为验骨，主要记述了人体解剖、尸体检查、现场勘察、死伤原因鉴定及急救解毒等内容。

书中内容具有重要的科学价值和实用意义，如对于各种尸伤的鉴别达到了非常精细的程度，最先提出以出血和组织收缩作为鉴别刃伤发生于生前或死后的标志；正确指出了勒死与缢死的区别；记载了用糟醋泼腌尸体以防止细菌感染，减缓伤口腐败并固定创口的方法；书中所载的秦汉时即见于史载的"检滴骨亲法"，可视为血清检验法的先声；书中记载的可能用于自杀或谋杀的有毒动物、植物、矿物药，各种急救与解毒方法，在当时都是很先进的。从 13 世纪到 19 世纪末，在国内一直沿用 600 多年，后世的法医学著作大多以该书为蓝本写成。它比欧洲人编著的同类著作早 350 年。《洗冤集录》出版后颇受各国重视，先后被译为朝、日、英、德、俄等多种文字，在世界法医学史上有重要的影响和地位。

在宋代法医学取得成就基础上，元代的法医学又有了发展。其主要成就表现在三个方面：一是元世祖忽必烈至元五年（1268 年）检验法令的颁布与实施，简化了繁琐的检验文件，并成为后世检验文件的样板；二是元成宗元贞三年（1297 年）颁行《儒吏考试程式》，在世界上首次提出了现代法医学的三大组成部分——尸体、活体及物证，是继《洗冤集录》以后，对世界法医学的又一重大贡献；三是元武宗至大元年（1308 年）王与编著的《无冤录》的出版。该书考证了滴骨验亲史，纠正了《洗冤集录》的一些错误描述，记载了《元典章》未载的一些检尸规定等，具有重要法医学价值。

四、针　灸　学

宋金元时期，针灸学有了很大发展。仅北宋就有约 30 种针灸学专著，许多综合性医书中也记载了大量针灸学内容。

（一）王惟一与针灸铜人

王惟一，或名惟德，北宋医家，约生活于 987—1067 年间，里籍不详，仁宗时为翰林医官、朝散大夫、殿中省尚药、奉御骑都尉。天圣四年（1026 年），宋仁宗令翰林医官院编撰一部新的针灸学专著，以便重新制定针灸经穴的官方标准。时任翰林医官的王惟一受命组织校订了古代的针灸学的著作，并结合宋代针灸学新的经验，写成了《新铸铜人腧穴针灸图经》，即《腧穴针灸图经》。该书共 3 卷，绘有经脉腧穴图。载腧穴 657 个，除去双穴有腧穴 354 个。书成后，宋仁宗认为"传心岂如会目，著辞不如案形"，于天圣五年（1027 年），下令根据《腧穴针灸图经》来铸造针灸铜人。王惟一设计铸造了两具针灸铜人，一座置于医官院，一座放在大相国寺。铜人以成年男子体型为标准，内藏脏器，外壳可拆可装，体表刻有穴位，旁注穴名。穴位深约 1.2 分，教学或考试时，体表用蜡封闭，内灌水（一说汞），针刺中穴即水出。这是世界医学教育史上实物教学法的一种创举。仁宗随后将该书颁行天下，又将其文字和图形刻于石碑，与针灸铜人并列于大相国寺，供民间医生参观学习。铜人之铸造和图经之颁行对厘定穴位、订正谬误、推动针灸学术传播具有重要意义。

（二）王执中与《针灸资生经》

王执中（约 1140—1207 年），字叔权，浙江瑞安县人。1169 年中进士，官至从政郎澧州教授、将作丞。他精于针灸，于 1220 年撰《针灸资生经》7 卷，卷 1 总列诸穴，附经穴图 46 幅；卷 2 论述针灸法，如定穴、针忌、穴名同异等，特别对灸法记述颇多。卷 3 至卷 7 论述各种病证的取穴与施治，共收载各科病证 193 种。该书是一部针灸腧穴专书，王执中将《千金要方》《太平圣惠方》《新铸铜人腧穴针灸图经》中的腧穴主治按病证排列，对腧穴定位进行考证，订正了古代文献中的错误，有很高的学术价值。书中提出"同身寸"取穴法，"取男左女右手中指第二节内庭两横纹相去为一寸"，这种取穴标准一直沿用至今，是公认的针灸取穴标准；补入督俞、气海俞、风市等穴，收入民间验证有效的别穴 21 个；并重视临床对证配穴治疗，对灸法叙述甚详。是宋以前仅见的因证配穴针灸专著。

（三）窦默与《标幽赋》

窦默（1196—1280 年），字子声，又字汉卿，河北广平肥乡人，官至翰林院侍讲学士、昭文馆大学士，追封魏国公，谥号文正。《标幽赋》为歌赋体裁，阐述了针灸与经络、脏腑、气血等的关系，以及取穴宜忌、补泻手法等。窦氏认为，十二经循行流注顺序从手太阴肺经开始，依次是大肠、胃、脾、心、小肠、膀胱、肾、心包、三焦、胆、肝，再流至手太阴肺经，周而复始，循环不息。因此，配穴上十分注意时机。在疾病的针灸治疗上，常选取膝以下的井、荥、俞、经、合穴，并以《素问》"病机十九条"为依据，阐述疾病关键所在，以为临床证治之法则。此书通俗易懂，便于习诵。

（四）滑寿与《十四经发挥》

滑寿（约1304—1386年），字伯仁，晚号撄宁生。祖籍河南襄城，后迁居仪征、余姚。他幼习儒学，擅长诗文。从名医王居中学医，精通《内经》《难经》。后随高洞阳专学针法，以针灸驰名吴楚间。《十四经发挥》系滑寿在忽公泰《金兰循经取穴图解》的基础上补注重编，于元至正元年（1341年）撰成。书中通考腧穴657个；提出奇经八脉中的督、任二脉循行腹背，皆有专穴，应与十二经脉相提并论而成为十四经。滑氏发展了经络学说，"十四经说"至今仍为针灸学者重视与研究。

（五）闻人耆年与《备急灸法》

南宋时期，针灸术盛行江南。檇李（今浙江嘉兴市）人闻人耆年认为，针不易传，仓促救人者，惟灼艾为第一，乃于1266年著成《备急灸法》。该书为讨论常见急性病证灸治的专著，如诸发、肠痈、溺水、自缢、蛇咬伤等22种急证灸治方，每方均记出处，并有简明图说。《备急灸法》总结了作者近50年灼艾灸治的经验，成为针灸学史上第一部灸法救急专书。

宋金元时期出现了子午流注针法，主张依据十二经循行流注的时间规律，结合病证选择不同的穴位，以达到治疗的目的。何若愚所撰《子午流注针经》《流注指微赋》和窦默的《流注指要赋》《标幽赋》是论述子午流注的代表著作。

五、内　　科

宋金元时期，有关内科杂病方面的理论和医疗实践较之前代均有新的发展。这一时期已出现内科专科文献，但数量不多，大量的内科内容见于方书及医家综合性著作之中。尤其是"金元四大家"的著作，理论性强、个人学术特色鲜明、从病因病机治则到选方用药多有系统论述，对推动这一时期内科学的发展起到举足轻重的作用。

宋太医局专设"风科"，《圣济总录》（1111—1117年）以18卷81子目专论诸风辨证论治，表明当时对风病诊治的重视。这一时期的医家明确地区分了"真风"和"类风"，认识到"类风"非外风侵袭，乃脏气自病。如刘完素认为是"将息失宜，心火暴甚"；李杲认为是"年逾四旬，忧忿伤气，或体肥者，形盛气衰"；朱震亨则认为是"湿生痰，痰生热，热生风"。这些认识对临床治疗均有重要指导作用。

《鸡峰普济方》（1133年）30卷，作者张锐，曾任太医局教授。该书把水肿分为多种类型，施以不同治法，为水肿病的理论研究和临证治疗提供了丰富的参考资料。

董汲《脚气治法总要》（约1093年）2卷，对脚气病因、发病情况、治疗方法等进行了深入探讨。董氏提出46方，分总治法、寻常法，内治法、外治法，是一部较全面的脚气病专著。

王好古《阴证略例》（1236年）专论三阴虚寒证。王氏认为，阳证易辨而易治，阴证的变证复杂，如阴证似阳、阴盛格阳、内阴外阳等，难辨而难治。他强调，应以口渴、咳逆、发热、大便秘结、小便不通、脉沉细或浮弦但按之无力等为阴证的鉴别要点。对于阴证的治疗，王氏注重保护肾气，增强体质，强调温养脾肾的重要性。

《十药神书》（1348年）1卷，撰者葛乾孙（1305—1353年），字可久，江苏吴县人，以治虚损证著名。该书是治疗肺痨的专书，共立10首方剂，分为止血剂、止嗽剂、祛痰剂、补养剂四类。为治疗肺痨病提供了可以遵循的法则。

六、外　科

唐以前称战伤为金创，并无明确的外科、伤科之分。宋代陈自明著《外科精要》，标志着外、伤科的分立。宋金元时期皆专门设置有疡科。这一时期外科学发展的特点主要有：对痈疽疮疡的治疗重视局部与整体的联系，使辨证论治进一步运用于外科治疗；对肿瘤的病因、症状和防治有了较为明确的认识。

《太平圣惠方》最早载述了"内消"与"托里"的治法，并总结出辨别外科痈疽预后的"五善""七恶"之说。《圣济总录》主张痈疽须内、外兼治；又提出痈疽初起时，要区分疽、痈、疖的差别，按病变过程采用不同治法；其手术器械已有刀、针、钩、镊等。

《卫济宝书》约撰于 12 世纪初，原撰人佚名，东轩居士增注，1 卷。书中最早使用了"癌"（此指深部脓肿，并非肿瘤）字。杨士瀛 1264 年撰成的《仁斋直指方论》中，描述癌为"上高下深，岩穴之状，颗颗累垂……毒根深藏，穿孔透里"，则具有某些肿瘤的特征。

《集验背疽方》为李迅于 1196 年撰成，1 卷。该书特别指出发疽有内、外之别：外发者体热、肿大、多痛、易治；内发者不热、不肿、不痛，为脏腑深部病患，较难治。这项重要发现，表明医家已初步掌握不同性质背疽的发病规律。

《外科精要》为陈自明于 1263 年撰成，3 卷。陈自明（1190—1270 年），南宋医学家，字良甫，临川（今江西抚州）人，曾任建康府明医书院医谕。《外科精要》主要以《集验背疽方》《外科新书》等为基础整理而成。该书重点叙述痈、疽、发背的诊断、鉴别及灸治、用药等，强调外科用药应根据脏腑经络虚实，因证施治，不可拘泥于热毒内攻之说。这种重视整体和内、外结合进行治疗的思想，是陈氏治疗外科疾病的显著特点。

《外科精义》为元代医家齐德之于 1335 年撰成，2 卷。上卷论疮肿共 35 篇，下卷载汤、丸、膏、丹共 145 方。该书在外科疾病的病因、病机和诊断方面都有一些新的观点。齐氏同样强调整体观和辨证施治，发展和丰富了外治、内治、内消、追蚀和托里诸法。在治疗上，灵活应用温罨、排脓、提脓拔毒和止痛等多种方法，较为全面地总结了宋金元时期外科学领域的新成就。

七、伤　科

宋金元时期虽未出现伤科专著，但北宋《太平圣惠方》《圣济总录》中记载了不少治伤方剂，对骨折的治疗提出"补筋骨，益精髓，通血脉"的原则，强调骨折脱位和复位后外固定的重要性。元代《永类钤方》《世医得效方》中的有关内容，反映了骨伤科的诊疗水平。

《永类钤方》为李仲南撰于 1331 年，共 22 卷。最后一卷为"风损伤折"，即骨伤科专篇。在载录唐代《仙授理伤续断秘方》主要内容的基础上，李仲南又增添了许多新经验，其中对头骨、脊柱、胸骨、肱骨、前臂骨、指骨、髌骨、小腿骨的骨折和颈椎、肩关节、肘关节、髋关节、膝关节、踝关节及髌骨的脱位，在整复和固定技术上均有新发展。他所记述的四夹板固定、竹箍箍住法（用于髌骨骨折，后世"抱膝器"的前身）等均属创造性发明。特别是创制了缝合针——"曲针"，引丝线或桑白皮线由内向外逐层缝合，是缝合技术、器具的首次记载。

《世医得效方》（1337 年）是危亦林集五世家传的医学经验撰写而成的综合性医著，共 20 卷，其中设专篇论述伤科，具有很高的学术水平。该书"正骨兼金镞科"中，除论述各种骨折和脱臼的治法外，有关麻醉法和悬吊复位法的记载比较突出。危氏主张骨折或脱位行整复手法前，必须先施行麻醉，待病人不知痛处，方可整复。其麻醉方为"草乌散"，主要成分是曼陀罗花、草乌、没药、乳香、川椒等。危氏使用麻醉药，剂量根据患者年龄、体质、出血情况而定，已能严格掌握剂量，既达到麻醉效果，又不危及生命。现代药理研究证实曼陀罗花、草乌确有麻醉止痛作用。日本外科医生华冈青州曾于 1805 年使用曼陀罗花作为手术麻醉药，较危氏晚了 450 年。因此，《世医得效方》是世界上最早记载全身麻醉的文献。

关于悬吊复位法，该书记载"凡剉脊骨，不可用手整顿，须用软绳从脚吊起，坠下身直，使其骨自归窠"，然后用大桑皮、杉树皮衬贴，用软物加以缠夹固定。对颈椎骨折脱位，提出"用手巾一条，绳一茎，系在房上，垂下来，以手巾兜缚颏下，系于后脑，杀缚，接绳头"，令患者端坐于大酒坛上，然后移去坛子，进行牵引复位。这种悬吊复位法是伤科史上的创举。

八、妇　产　科

宋金元时期，妇产科有突出进步，产生了一批妇产科专著。宋太医局设 9 科，产科是其中之一。至元代，医学分为 13 科，产科兼妇人杂病亦单列一科。著名的妇产科医家相继出现，使这一时期的妇产科学在基础理论、诊疗方法、养生保健等方面更加系统完善。

杨子建的《十产论》成书于 1098 年。因感当时收生者少精良妙手，而致痛伤难产，产妇无辜殒命，胎儿横遭夭折，乃于其临床经验基础上，参阅前人妇产科学说，撰成此书。除正产、催产外，论述了伤产、冻产、热产、横产、倒产、偏产、碍产、坐产、盘肠产等难产情况及处理方法，是论助产最详备的著作之一，对后世影响较大。其中转胎手法是医学史上异常胎位转位术的最早记载。

虞流《备产济用方》成书于 1140 年，书中收集了妊娠及产后诸证方药，记载了用全兔脑制成的"神效催生丹"。现代研究已证明兔脑下垂体后叶含有催产素，具有促进子宫规律收缩的作用。

朱端章《卫生家宝产科备要》8 卷，成书于 1184 年，论述了妊娠、胎产、新生儿护理和妇产科疾病的治疗，辑录了现已佚失的若干妇产科方书内容，至今仍受医家重视。

宋代最著名的妇产科医家当推陈自明。陈氏对医学理论、伤寒诸证及痈疽外科等均有独到研究，尤精于妇产科。其著作《妇人大全良方》撰于 1237 年，共 24 卷，分 8 门，260 余论，1400 余方，是一部系统完善的妇产科专著。该书提纲挈领，丰富全面，改变了前代著述"纲领散漫而无统、节目详略而未备"的状态。妇科内容分为调经、众疾、求嗣三门，分别论述了月经生理和月经病的证治、常见妇科杂病的证治；产科则分胎教、妊娠、坐月、难产和产后五门，主要论述妊娠诊断、用药禁忌、产褥期护理、各阶段胎儿发育情况、各种难产及助产方法等。对于妇产科疾病，陈自明强调了妇女月经与冲任、天癸的关系，以及肝、脾两脏在妇科证治方面的重要作用。他将妇女的生理发育和病理变化分为室女、已婚和七七天癸尽数之后三个阶段，对于妇科诸病的病机，陈氏抓住主要病理变化，注重气血逆乱、经脉逆行、五脏功能失常、生化告竭等方面，可谓治病求本。

陈自明总结了宋以前妇产科学的研究成果，并结合自己的临床实践，阐发了妇科疾病的病因病机，对后世妇产科学的发展影响很大。明代王肯堂《女科证治准绳》、武之望《济阴纲目》均以此书为蓝本。

九、儿　科

宋金元时期，儿科已经发展成为一个独立的专科，北宋太医局中设有"小方脉"，即儿科。这一时期涌现出一批著名儿科医家及著作，儿科学在基础理论、临证诊疗方面都取得了突出成就。

（一）《小儿药证直诀》

钱乙（1032—1113 年）字仲阳，山东郓州东平（今山东东平县）人，从事儿科临床 40 余年，积有丰富的临证经验。其弟子阎孝忠（或作季忠）于 1119 年把他的理论和经验整理成《小儿药证直诀》，共 3 卷。卷上为脉证治法，载小儿诊候及方论；卷中为钱氏小儿医案 23 例；卷下载诸方，论述儿科方剂的配伍与用法。

该书在理论上系统地论述了小儿的生理、病理特点：生理上，"五脏六腑，成而未全，全而未壮"；病理上，"易虚易实""易寒易热"。治疗上，钱乙主张以"柔润"为原则，反对"痛击""大下"和蛮补，强调补泻要兼顾调理，以善其后。

钱乙以五脏为儿科辨证基础，用风、惊、困、喘、虚归纳肝、心、脾、肺、肾五脏的证候特点，并根据五脏辨证纲领，创制了儿科专用方剂。如治痘疹初起的升麻葛根汤，治疗小儿心热的导赤散，治脾胃虚弱、消化不良的异功散，以及治肾阴不足的六味地黄丸等，均有较好的疗效，为后世医家所常用。对于痘疹（天花）、水痘、麻疹等发疹性儿科传染病已能进一步鉴别，并详载其证候及治法，对后世儿科的理论与实践具有指导作用。《四库全书总目提要》曾予以高度评价："小儿经方，千古罕见，自乙始别为专门，而其书亦为幼科之鼻祖。后人得其绪论，往往有回生之功。"

（二）其他著作

《小儿卫生总微论方》（1156 年）20 卷，无名氏撰。该书记载小儿脐风与成人破伤风为同一种疾病，主张烧烙断脐，以防脐风。该书还载有骈指截除等小儿先天性疾患的治法，并记载有 10 种不同指纹的形状及其所主证候等，至今被儿科临证所沿用。

北宋董汲《小儿斑疹备急方论》撰于 1093 年，偏重于小儿痘疹证候辨别及对证用药。

《小儿痘疹方论》为陈文中撰于 1254 年，书中首论痘疹的病源，次论治法，后辑录相关效方，文字简要。

《幼幼新书》为刘昉撰于 1150 年。该书汇集宋以前方书 160 余家，是南宋重要的儿科类书。载有虎口三关指纹观察法。

《活动心书》为元代儿科医生曾世荣撰于 1294 年，共 3 卷。卷上将儿科疾病编成歌赋 75 首；卷中将儿科疾病分别立论 43 篇，附补遗 8 篇；卷下信效方，选录切合实用的儿科验方。

十、五官科和按摩科

宋代眼科和口齿咽喉科已单独设科，金元时期又将后者分列为口齿科与咽喉科。分科不断细化，反映了宋金元时期五官科理论的发展和临床实践的丰富。

眼科在宋金元时期已发展为独立的专科。这一时期的眼科资料大部分存在于方书、全书之中，而眼科专著为数甚少。《太平圣惠方·眼论》首先提出并系统地论述了"五轮学说"。该书将眼科五轮配属五脏，并借助于五行生克关系解释眼科疾病的病机、症状，强调眼科疾病的整体观念。《圣济总录》则载有"八廓学说"及眼科方 758 首。

据考，《秘传眼科龙木论》和《银海精微》当成书于此时。《秘传眼科龙木论》提出了内障和外障学说，以 72 证理论确立眼科疾病的主要证治框架；《银海精微》论述五轮名称、部位、五脏配属，用五轮学说分析病机，指导诊治，收载了眼科内服、外用方药及制法，有较高临床价值。五轮八廓学说、内外障与眼病 72 证理论的产生是宋金元时期眼科方面的突出成就，临床上针拨内障、钩割针镰等手术的操作技术和手法较唐代更为成熟。

元明之交医家倪维德撰《原机启微》(1370年)，是现存较早的眼科专著。书中将眼病按病因分为"淫热反克之病""风热不制之病"等18类，论眼病附方46首。其中，黄连羊肝丸、拨云退翳丸、羚羊角散等为后代医家推崇。

《太平圣惠方》《太平惠民和剂局方》《圣济总录》等大型方书中对耳鼻咽喉口齿疾病的论述十分丰富。《苏沈良方》对咽喉解剖学进行了较为精确的描述，《梦溪笔谈》有关于人工喉的记载。陈言《三因极一病证方论》对耳鼻咽喉口齿疾病发生的内外因素也进行了详尽的论述。

宋代太医局取消了按摩科，按摩疗法的发展受到阻碍，但金元时期战事频仍，跌打损伤疾患增多，按摩方面仍有一定成就。《太平圣惠方》记载了近百首膏摩、药摩方，其中的摩腰丸、散为治疗腰痛、肾虚开辟了新的临床思路和给药途径。宋代正骨科中不少脱臼伤筋的治疗方法也多属按摩内容。《医说》《伤寒总病论》《世医得效方》《苏沈良方》《鸡峰普济方》《寿亲养老新书》等书以及一些诗文集中也记载了按摩推拿保健方面的内容。

第五节　金元医家的创新与学派争鸣

金元时期是中医学又一个争鸣与创新的历史时期，这与当时的社会文化背景、医学发展水平以及疾病谱的变化有一定关系。正如《四库全书总目提要·医家类》所说："儒之门户分于宋，医之门户分于金元。"医学发展到北宋已有良好基础，积累了丰富的新经验，为医学理论的创新准备了基本条件。五运六气学说的兴起，疫病的大规模流行，使"时运不齐，古今异轨，古方新病，不相能也"成为医家的共识，金元医家在继承中医经典理论的基础上，提出各自的学术观点和理论，改变了"泥古不化"的状况，涌现出一批杰出的医家，形成河间学派和易水学派不同的学术流派。其中以刘完素、张从正、李杲、朱震亨最著名，被后世称为"金元四大家"。金元医家学术争鸣的出现，开创了学术争鸣医学发展的新局面，对后世医学的发展产生了深远的影响。

一、刘完素与寒凉派

刘完素（约1120—1200年），字守真，号通玄处士，金代河间（今河北河间市）人，后人尊称为刘河间。刘完素自幼耽嗜医书，从25岁起精心研究《黄帝内经》，35年间，手不释卷，废寝忘食。他认为"法之与术，悉出《内经》之玄机"。因而将《内经》理论与当时盛行的五运六气学说相结合，对火热病机详加阐述，提出"火热论"，自成一家之说。金章宗曾三次征召，均坚辞不就，后赐号"高尚先生"。他始终在河间一带行医，因医术高明，被誉为"长沙复生"。

刘完素一生治学严谨，在充分钻研《内经》的基础上，对疾病发生的机理提出了自己的独到见解，先后撰写《素问玄机原病式》（简称《原病式》）2卷、《黄帝素问宣明论方》（简称《宣明论方》）15卷、《素问病机气宜保命集》（简称《保命集》）3卷、《三消论》1卷。其中前三部被合称为《河间三书》。至于《伤寒直格》《伤寒医鉴》《伤寒标本心法类萃》《伤寒心要》等，虽为后人所撰，也反映了刘完素的学术思想。

"火热论"是刘完素的主要学术思想。他从理论上详尽阐发了火热病机，强调火热致病的广泛性。《素问·至真要大论》所述的病机19条中，属火者10种，属热者有7种，而刘完素把火热病证扩大到57种。他强调"六气皆从火化"，指出六气中风、湿、燥、寒诸气在病理变化中皆能化热生火，火热也往往是产生风、湿、寒、燥的原因之一。并提出"五志过极皆为热甚""情志所伤，则皆属火热"。在《素问玄机原病式》中，他将惊、躁、扰、狂、越、妄、谵、郁等证都列为火热之变；还从玄府通畅与否的角度入手，阐述了"阳气怫郁"是火热病发生发展过程中的一个中间环节，六淫及五志太过均可导致阳气怫郁，致气机阻滞而化火热。对火热病的治疗以清热通利为主，善用寒凉药物。临床上火热病治疗原则、方药依病位之表、里而定。若怫热郁结于表，用辛凉或甘寒以解表；表证兼有里热，用表里双解之法；若表证已解，而里热郁结者，则用承气汤等下其里热，并创制防风通圣散、双解散、三一承气汤等著名方剂。刘完素对火热病病理变化的认识，在《素问》病机的基础上有所发展，总结出治疗热性病的治疗法则，颇多创见，对后世温热病的治疗有很大影响。刘完素还提出"玄府气液说"，进一步阐述了《黄帝内经》亢害承制理论，为中医学理论的发展做出了重要贡献。他对火热病证的论述，对后世产生了深刻影响，致有"热病用河间"之说。

刘完素为代表的学派被称为"寒凉派"，又称"河间学派"，师承关系如下：

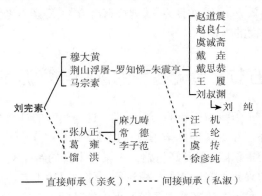

二、张从正与攻邪派

张从正（约 1156—1228 年），字子和，号戴人，金代睢州考城（今河南兰考县）人，春秋战国时睢州属于戴国，因自号"戴人"。曾"从军于江淮之上"，也曾任职太医院，不久辞归。代表著作《儒门事亲》15 卷，非其一人手笔，部分内容由其弟子麻九畴、常德润色、撰辑而成。

张从正私淑刘河间，是具有革新思想的医学家，主张"古方不能尽治今病"。临床上反对滥用辛燥温补，提出"病由邪生，攻邪已病"的观点，对汗、吐、下三法的运用具有独到见解，并丰富了情志疾病治疗方法。《金史》称其"精于医，贯穿素、难之学，其法宗刘守真，用药多寒凉，然起疾救死多取效"。

"攻邪论"源于《黄帝内经》，基于实践。张从正强调："病之一物，非人身素有之，或自外而入，或由内而生，皆邪气也。"他认为邪气包括天、人、地三方面。天邪是指天之六气，风、寒、暑、湿、燥、火；人邪是指人之六味，酸、苦、甘、辛、咸、淡；地邪是指地之六气，雾、露、雨、雹、冰、泥。天、人、地三邪分别侵犯人体上、中、下三部，"故天邪发病，多在乎上；地邪发病，多在乎下；人邪发病，多在乎中"。

张从正攻邪有汗、吐、下三法，其应用由邪气的种类和侵犯人体的部位决定。天邪多侵犯人的上部，用汗法祛邪外出。人邪，即饮食内伤，病在中，位于膈或上脘，可用吐法。地邪侵犯人体，多发生于下部，因势利导，可用下法。张从正扩大了汗、吐、下三法的应用范围。凡有解表作用的，皆为汗法，包括灸、蒸、熏、渫、洗、熨、烙、针刺、砭射、导引、按摩等；凡有上行作用的，皆属于吐法，包括引涎、漉涎、嚏气、追泪等；凡有下行作用的，皆为下法，包括催生、下乳、磨积、逐水、破经、泄气等。张氏在三法的运用方面积累了丰富的临床经验，尺度把握精当，强调三法治病"中病即止，不必尽剂"。故曰："所论三法，至精至熟，有得无失，所以敢为来者言也。"

在攻邪与扶正的关系上，张从正以攻为主；在补与泻的关系上，以泻为主。"邪去则正安"，邪未去时"补之足以资寇"。病邪不论来自何因，均非人体所素有者，一经致病，就要攻治，病去则止，不必迷信补药。但他并不绝对化，体虚则需食补，主张"养生当论食补，治病当论药攻"。病退谷进，邪去精生，才可收到邪去正安的疗效。他认为善用药者，重在顾护病人胃气，方得补法之真谛。

张从正十分重视社会环境、精神因素等致病作用，发展了《黄帝内经》中的整体观，丰富了中医学中有关医学社会学、心身医学的内容，扩大了情志疗法的治病范围。其独特的精神疗法和用药经验，详载于《儒门事亲》一书。

张从正理论上力倡攻邪，临证善用攻下，因此被称为"攻邪派"。其师承关系如下：

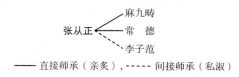

三、李杲与补土派

李杲（1180—1251 年），字明之，晚号东垣老人。金代真定（今河北正定县）人。家境富有，幼习儒业，因母病被庸医所误而死，痛悔不明医学，乃发奋学医，捐千金拜易州名医张元素为师，不数年尽得其传，成为一代名医。泰和二年（1202 年），李杲任职税务官，后因元兵围攻汴梁，为避战乱，辗转聊城、东平一带，于 1244 年回归故里。

李杲生活的金代，民族矛盾十分尖锐，人民生活极不安定。李杲受《内经》与张元素学术思想的影响，观察到饥困劳役、惊恐忧伤易损伤脾胃，加之时医崇古尊经，滥用苦寒药重损胃气的风气，遂深入探讨脾胃内伤的病因病机、治疗方药，创立脾胃学说，对后世产生重大影响。故有"外感宗仲景，内伤法东垣"之说。

李杲的代表著作是《脾胃论》《内外伤辨惑论》《兰室秘藏》（系弟子罗天益整理而成）；另有《东垣试效方》《医学发明》《药类法象》《用药心法》等。

李杲学术思想的核心是"内伤脾胃，百病由生"。他发挥《黄帝内经》"有胃气则生，无胃气则死"的观点，认为脾胃运化水谷，是元气之本，"元气之充足，皆由脾胃之气无所伤，而后能滋养元气"；反之，"脾胃之气既伤，而元气亦不能充，而诸病之所由生也"。

升降浮沉是自然界一切事物不断运动变化的主要形式。李杲认为人与自然相应，脾胃属土，为人身气机升降之枢纽。保持脾胃正常的升清降浊功能，则身体健康。"盖胃为水谷之海，饮食入胃，而精气先输脾归肺，上行春夏之令，以滋养周身，乃清气为天者也；升已而下输膀胱，行秋冬之令，为传化糟粕，转味而出，乃浊阴为地者也"。升清降浊，气机正常，身体才会健康。脾胃受伤，升降失常，则百病皆起。在气机升降问题上，李杲特别强调升发，谷气上升，脾气升发，元气才能充沛，生机才能旺盛，阴火才能戢敛潜藏。否则，阴火上冲而为诸病。因此，他非常重视升发脾阳，创制了补中益气汤用于甘温除大热。

内伤脾胃的原因，李杲概括为三方面：饮食不节、劳役过度和精神刺激。这三方面的因素往往错综交织，而精神因素常常起着先导作用。他认为，脾胃病"皆先由喜怒悲忧恐，为五贼所伤，而后胃气不行，劳役饮食不节继之，则元气乃伤"。

在临证实践方面，李杲善于运用补上、中、下三焦元气，而以补脾胃为主的原则，采取"调理脾胃""升举清阳"为主的治疗方法。如治肺弱表虚证，用升阳益胃汤；治脾胃内伤，用补中益气汤；治肾阳虚损，用沉香温胃丸。这是三焦元气以脾胃为本的理论在治疗上的具体应用。李杲认为内伤热中证的主要病机是中气不足，治疗时主张用甘温之剂补益脾胃，升其阳气，则阴火下潜而热自退，并创制了著名的补中益气汤用于甘温除大热。李杲将这一思想贯穿到各科疾病的治疗中，此外，还创制了升阳散火汤、朱砂安神丸、当归补血汤等。

用药方面，李杲也遵循张元素"升降浮沉""引经报使""气味厚薄"及"分经"学说，主张用药"主对治疗"，提出"时、经、病、药"四禁。他主张忌寒凉、淡渗及辛热之品，以免重泻阳气，更助阴火。饮食方面也应注意温食、减食、美食等食养事宜。尤其强调省言养气，安养心神，以助元气恢复。

李杲继承并发挥了张元素脏腑辨证之长，以脾胃立论，发展了内伤疾病的病机学说，丰富和充实了临床用药理论，对中医学做出了卓越的贡献。他的治学态度、学术思想以及用药经验都值得后人学习和借鉴。

李杲师法易水学派张元素，而又自成一家，以其善用温补脾胃之法，由此析出的学派被称为"补土派"。他的弟子有罗天益、王好古。师承关系如下：

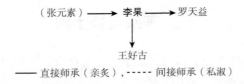

——直接师承（亲炙），----- 间接师承（私淑）

四、朱震亨与滋阴派

朱震亨（约 1281—1358 年），字彦修，元代婺州义乌（今浙江义乌）人。居于丹溪，故后人尊称他为"丹溪翁"。

朱震亨自幼好学，早年习举子业，30 岁时，母病而"众工束手"，遂立志学医。他刻苦钻研《素问》等典籍，"缺其所可疑，通其所可通"。36 岁拜朱熹的四传弟子许谦为师，这对他以后的医学思想有很重要的影响。后因许谦卧病日久，鼓励他学医，乃专心医学，越两年，治愈许谦的多年顽疾。闻罗知悌为刘完素再传弟子，旁通张从正、李杲之学，朱震亨乃求教于罗知悌门下，终成一代名医。

朱震亨能发挥经旨，参合哲理，融合诸家，并结合临床实践而创立新说。他医德高尚，乐于施教，江南从师及私淑其学者甚众；治学方法上，善于广取诸家，对医学理论研究的深度与广度都达到较高水平；学成后，亲手治好母亲和许谦的病，提出"操古方以治今病，其势不能以尽合"，成为当时敢于创新的医家。

朱震亨的代表著作有《格致余论》《局方发挥》，并传有《金匮钩元》《本草衍义补遗》《外科精要发挥》等，《丹溪心法》《丹溪心法附余》等书则系其门人整理纂集而成。

当时《局方》依然盛行，医者滥用辛燥药物而致伤阴之弊者仍很普遍。朱震亨潜心研究，著《局方发挥》列举诸证，剖析误用辛热之害，指出对于阴虚血少之人所伤尤甚，在纠正时弊方面发挥了重要的作用。朱震亨学说源于《内经》，并进一步发展了罗知悌"湿热相火为病甚多"的观点。"相火论""阳有余阴不足论"反映了他的主要学术思想，并在医理之中贯穿了"太极动而生阳，静而生阴""吉凶悔吝皆生乎动"及"动而中节"等理论，这与他受到理学思想的影响有关。

"相火论"是朱震亨滋阴降火的理论依据。他发挥了《内经》以下关于"相火"的见解，阐述"相火"之常与变。相火之常为生理，所谓"人非此火不能有生"，人体内的相火寄于肝、肾二脏，并与胆、膀胱、心包络及三焦都有关联，人体生命活动以动为主，而动是相火作用的结果，相火应

"动而中节"；相火之变为病理，所谓"相火元气之贼也"，相火动失其常，则可成为疾病发生、发展的主要原因，纵欲伤阴即"相火妄动""煎熬真阴"。为了根本解决引起"相火妄动"的情志过极、色欲无度、嗜食厚味等致病原因，他大力宣传养生节欲，"保养肺、肾二脏"，强调收心养心，节制饮食、色欲，防止相火妄动。

"阳常有余，阴常不足"是朱震亨从理学的观点出发，结合《黄帝内经》的论述，运用"天人相应"理论，通过对天地、日月以及人体生命过程中阴阳状态的分析，从中悟到人身阴精难成易亏，再加上"人之情欲无涯"，容易耗散阴精，导致阴精虚损。治疗上他提倡滋阴降火法，强调补阴即是降火，泻火即是补阴，临证善用大补阴丸等滋阴降火之剂。

朱震亨并非一味滋阴降火，他也非常重视辨证论治。在治疗杂病方面总结出许多独到的经验，多从气、血、痰、郁来论治。例如，对血证，多从阴虚火旺立论，善用四物汤加清热药治疗；对痰证，提出"百病多兼痰"的著名论点，并立二陈汤为治痰基本方；对中风，提出痰热生风理论，主张治痰为先，次养血行血；对郁证，认为郁可分为六：气郁、湿郁、热郁、痰郁、血郁、食郁，六郁既可以单独致病，又常相兼为病，一般由气郁为先，若郁久则多能化热生火。故治郁重在调气，特创制越鞠丸统治诸郁，郁久须兼清火。这些观点对后世治疗疑难杂病产生了深远而巨大的影响，因此，后世医家有"杂病用丹溪"的观点。

朱震亨学说在国内外都有广泛影响。日本医学界曾经成立过"丹溪学社"，专门研究他的学说。在治疗上，朱震亨提倡滋阴降火法，故其学派被后世称为"滋阴派"。师承关系如下：

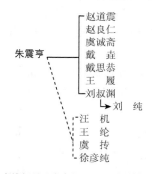

—— 直接师承（亲炙），----- 间接师承（私淑）

刘完素、张从正、李杲、朱震亨等医家所提出的不同学术观点，极大地丰富和完善了中医理论，改变了当时中医"泥古"的倾向。他们在不断总结前人经验的基础上，结合金元时期文化流变和临证经验，大胆提出了新的学术见解，又经长期的临证检验，最终成为中医理论的重要内容，开创了中医学术交流和争鸣的先河，促进了中医理论的研究和发展，为不同学术流派的形成奠定了坚实的基础。

第六节　医学教育和医事制度

宋元时期医学的蓬勃发展不仅源自社会经济的空前繁荣，文化思想的勾连互通，也在于官方对医学教育的重视以及医事制度的渐趋完善。

一、医 学 教 育

宋初官方医学教育承继前朝，唐五代时期的太医署兼有医疗行政、医学教育以及医疗服务的职能，宋代则将医疗行政与医疗教育分立。

（一）宋代的医学教育

宋太宗淳化三年（992年），太医署改名为太医局。庆历三年（1043年），范仲淹上奏仁宗："委宣徽院选能讲说医书三五人为医师，于武成王庙讲说《素问》《难经》等文字，召京城习学生徒听学。"得到仁宗诏准。由此，太医局开始成为专门负责医学教育的机构，初隶属于太常寺，后反复分立、归附，变动不居。

太医局机构人员包括两类，一为行政管理人员，一为医学教学人员。根据《宋会要辑稿》中仁宗嘉祐年间的有关记载，可知太医局有管理人员：令、丞各两人，府二人，吏四人，主药八人，另有药童、药监、医正、药园师、药园生、掌固等若干。而教学人员则为：医博士、医学助教、医师、针师、按摩师、咒禁师等，均有定额。另外，朝廷还会不定时差遣官员担任太医局局正等职务，学生也充当杂职，负责安全、考勤等事务。太医局教学人员的选拔注重德才兼备，要求公正无私，其选聘途径多样，既有通过考试选拔者，也有通过征召入选者，还有以荫补授者，来源则多为翰林院。

作为宋代官办高等医学教育机构，太医局的生源也较为复杂，既有京城官学诸科学生，也有地方医者子弟。只是要到徽宗政和年间，地方优秀人才才有机会入太医局学习。学生入学途径大多通过考试、推荐和门荫三种途径。嘉祐年间的考试招生制度明确规定：年方十五以上方可投名充医生；在京习医者和在局听读者方可于太常寺报名，并投家状；须有命家、使臣或翰林医官一人作保；三人以上结为一条；在局听读一年，可参加考试。考试共十题，五题正确即为合格，待局内有缺方可录取。考试一般每三年举行一次，学生人数亦有限额，嘉祐年间为120人，其后多有增减，有时差距还比较大。

学生入太医局学习，要经过理论学习和临证实习两个阶段。理论学习采取分科授课方式。宋代的医学分科复杂、多变，以仁宗朝为例，当时有：大方脉、小方脉、眼、疮肿、口齿（口齿咽喉科）、针、书禁、金镞、伤折、风科、产科等十一科。所有生员均需完成基础理论课程的学习，科目有：《素问》《难经》《诸病源候论》《千金要方》《龙木论》等。同时，各科还要根据各自特点和要求分别完成专业课程的学习，如大方脉、风科、小方脉、产科需学习脉学，眼、针、疮肿、伤折、口齿（口齿咽喉科）、书禁、金镞则须学习针灸学等。脉学重点学习《脉经》，针灸所习为《针灸甲乙经》。实际情况还远不止如此，其中变化较为繁复，宋代方书《太平圣惠方》及张仲景《伤寒论》也都曾作为学生的必修课程而出现。实习在太医局课程中占有很大比重，主要内容除负责太学、律学、武举生、京师驻军官兵日常疾病治疗外，京师每有瘟疫发生，学生也都要参与救治。

学生在太医局学习期间，有相应考核规则与制度。除入学考试外，还包括平时考核和毕业考试两种，学生需修业三年，方可参加毕业考试。考试的范围和内容，主要涉及若干医学典籍，如大方脉科试《难经》《素问》，小方脉则为《难经》《诸病源候论》《太平圣惠方》等。另外，鉴于本草的重要性和学生多不习读的实际情况，《本草》被列为必考科目，并相应增加应考题目。对于不同专业考核采用不同的标准，以此满足各科目的平衡和学习机会的均等。考试题目源自所习医书，共考十题，答对五题以上为合格。这些是仁宗朝的基本情况，以后各朝多有变化。

太医局学生期满合格，准予毕业，其未来的去向大致有三：其一，最为优秀的毕业生，留翰林医官院任职，为最高统治者服务；其二，留任太医局或地方医学教育机构，从事医学教学工作；其三，担任地方医疗技术官员或担任其他地方官。

除太医局外，宋徽宗崇宁二年（1103年）至宣和二年（1120年），国子监曾立医学，称为"太医学"，这就使医学与传统经学居于同样重要地位。但其历时甚短，都城汴京被金人攻破后，大批太医局学生被掳至北方。

南宋的官办医学教育，机构体制虽有所变化，但整体仍与前朝一致，不过其学生数量锐减，国家财政经费投入也每况愈下，最高统治者对医学教育也不够重视，因此孝宗乾道三年（1167 年）一度废止太医局。之后虽有恢复，但国运不济，南宋官办医学教育显然已无法达到北宋时期的规模。

宋代的各级地方医学教育体制多仿效太医局。宋初在州一级行政区设医学助教，较大的州设置医博士一名。宋太宗时，曾向地方道、州、府颁赐《太平圣惠方》，即由医博士专掌。仁宗朝范仲淹建议设立中央医学教育的同时，也提出了兴办地方医学教育的举措，其在所上奏议中言："所有诸道、州、府已有医学博士，亦令逐处习生徒并各选官专管，仍指挥转运使、提点刑狱、转运判官所到点检其习医生徒，候念得两部医书精熟，即与免户下诸般差配。如祗应州府累有功效者，即保明闻奏，与助教安排。"嘉祐六年（1061 年），各道、州、府仿照太医局的模式，设地方医学教育，招收本地学生学医，由医学博士教习医书，学满一年进行考试，合格者补充为地方医官。元丰六年（1083 年），朝廷颁布按照人口密度设置医者的政策，有人员缺口则招考填补。至政和元年（1111 年），朝廷令各州设置医学博士和助教，并于政和五年（1115 年）对各州、县设置医学教育的办法给予详细的规定，确定了其行政主管，分科教学与课程，学生管理方式等，均效仿太医局模式。南宋情况也大抵如此。

值得注意的是，有宋一代医疗政策改换频仍，医学教育机构撤立无常，故制度规定多不稳定，相关体制变迁亦颇为复杂。

（二）金元时期的医学教育

12 世纪女真崛起，他们骁勇善战，又学习宋、辽等国先进的技术文化，建立的金朝很快成为北方强国。金朝重视医学，1127 年灭北宋之后，金人掳走大量医学书籍、书板、太医局学生、医者以及针灸铜人等教具。政和年间成书的《圣济总录》也被挟至北方，金世宗时刊印颁行，这些对当时金朝医学水平的提高、医学教育资源的充实都起到了很大的作用。金模仿北宋的医事制度，成立太医院，总理医政与医学教育。其在各地设立专门的医学校，招收学生，平时每月皆有考核，根据成绩给予惩劝，每三年举行一次类似科举的选拔。这一考试不仅对医学生开放，民间习医人士也可参加，成绩合格可授医官。

元代统治者很早就开始关注医学，进军中原之际便四处寻访医者。后来的一些重臣最初也多为医者身份，最著名的如耶律楚材即是。

元代医药最高行政管理机构是太医院，一度曾更名为"尚医监"，也是元代医药教育的最高管理机构，负责医学教授的选拔、医学生的考核。同时在京师太医院特设医学提举司，"掌考校诸路医生课义，试验太医教官，校勘名医撰述文字，辨验药材，训诲太医子弟，领各处医学"。至正二十五年（1365 年），又在地方设立官医提举司，专门管理医户差役、词讼。医户是以医学从业者为对象，编立的户籍，是元代特有的管理模式。

元代医学教育的设立始于中统二年（1262 年），时太医院大使王猷、副使王安仁上奏，请求设置医学。忽必烈于次年差王安仁等前往各路选取教官设立路医学。至元二十二年（1285 年），又置州、县医学及教官，这样元代地方路、州、县三级医学教育体系建立起来。元代医学教育一大特点就是继承中国古代传统教育庙学合一，祭祀与教养合一的特点。元成宗元贞初年（1295 年），于大都立三皇庙，太医院官员春秋祭祀，并要求天下医学均建三皇庙。三皇，即伏羲氏、神农氏、燧人氏。武宗至大元年（1308 年），又以黄帝臣俞跗、桐君、岐伯等十名医配享庙廷。这种做法无疑提高了医学在世人心中的地位，一定程度上改变了医学小道的认识。

医学教师的选用，有官方直接任命和科举两种方式。科举恢复后，每三年举行一次，得中者有资格担任医学教师。担任教师的人员，同样要进行严格的考核。

元代医生出身主要有三：一为家学，二为师承，三为官立医学培养。医学设立最初，对学生来源并未强制，良家子弟皆可自愿学习。但实际情况是，元代医生大多还是出自家学，通过官立医学出身者最少。因此，至元年间政府强迫医户和医药从业人员必须派员学医。医学教育所学课程主要有：《素问》《难经》《本草》《圣济总录》《伤寒论》等。每月医学生皆有考察，年终则进行严格的考试，评定其成绩。

二、医 事 制 度

宋代成立了各种医药管理机构，负责医政、药物制造销售、慈善福利等事务。同时制定了医药法律来规范医药行业及从业人员，皇帝本人也通过发布诏令方式规范医药行为，补充医药法律。金元时期也有相应的机构与制度。

（一）医药机构

宋代的中央医药管理机构是翰林医官院，负责医政事务。翰林医官，始置于唐代，五代因袭，北宋沿用。据史料记载，目前所知翰林医官院的最早文献记录是在太宗太平兴国四年（979 年），当时刘翰已被任命为医官使，即翰林医官院最高长官。翰林医官院由翰林院管理，主要"掌供奉医药及承诏视疗众疾之事"，也就是除负责皇室医疗保健外，还要奉诏派遣医官，承担内廷、朝臣、军队、学校、民间、少数民族地区甚至出使外国的医疗任务。机构设院使 2 名，副使 2 名，人数定额随时代变化各有不同。

翰林医官的选拔，一般要求医生须 40 岁以上，经过考试成绩合格者，不论出身与资历，采取特补、奏荐、臣僚奏试和局生锁试等几种方法补授，根据成绩来确定职位。通过这样择优选拔的方式，一批来自各地的优秀医生被选入翰林医官院。翰林医官院的成立，强化了中央对医政事业的统一管理，对医生的选拔、任用、流行病的防治、地方医疗卫生事业的管理都起到了积极的作用。

医药机构中，各类国家药局意义重大，主要有御药院、医药和剂局、太平惠民局等。

御药院性质为宫廷药局，设置于太宗至道三年（997 年），人事隶属于入内侍省，人员均为宦官，但作为事务机构御药院又独立运行。御药院的长官，北宋时称"勾当御药院""管勾御药院"，南宋时改称为"干办御药院"。其人数定额曾有过变动，至迟到仁宗明道二年（1033 年）确定为四人。长官之下还有典事、局史、书史、贴书等吏员八人，另有一些药童、工匠等。御药院机构的主要职能有三：其一，组织医方的搜集、按验与保存；负责采购生药、和剂药品、品尝并供奉禁中；负责君主的日常起居侍奉，逢皇帝或其他皇室成员有疾患，挟医官入内诊视。其二，排办赐予臣僚礼物、国信礼物，宫廷举办宴请、道场时的组织等。尤其是赐予臣僚夏药、蜡药，最能凸显御药院的核心特征，表达皇帝的体恤与慰问。其三，参与殿试的组织。

御药院的长官通常服侍皇帝身边，不离左右，基本成为皇帝最贴身的近侍，因此受命出外的机会极多，涉及事务也杂，范围广。这些时候与其说他们是代表御药院这一机构，行使机构职能，不如说他们已成为帝王最直接的代表，更为贴切。

除宫廷药局外，宋代建立了面对广大民间百姓的售药机构。宋代制药、卖药的官办机构目前所知最初为熟药库、合药所，神宗熙宁九年（1076 年）五月，神宗诏："罢熟药库、合药所，其应御前诸处取索表散药等，及所减人吏，并隶合卖药所。"新成立的卖药所隶属太医局，一旦有疾病暴发，官方就此散药予民。哲宗绍圣元年（1094 年），朝廷闻京中军民患病者众多，就令开封府于太医局取熟药疗民。卖药所后改称熟药所，其利润极高，因此朝廷加以增设。其中有五所专事卖药，两所专事修合，政和四年（1114 年）朝廷将"两修合药所曰医药和剂局，五处卖药所曰医药惠民局"。北宋末年，全国各地都已设置熟药所。靖康之变后，南宋继承北宋旧制，设置熟药所；高宗绍兴六年（1136 年）置药局四所，其一称为"和剂局"。绍兴十八年（1148 年），将"熟药所"更名为"太平惠民局"。绍兴二十一年（1151 年），全国的熟药所均更名为"太平惠民局"。北宋时期熟药所制成药的原料均由官办机构向原产地收购地道药材，配药多按当时医家的验方和秘方。这些验方不仅当时广泛使用，其中很多直到今天仍在使用，具有很高的价值。

宋代还兴办了很多慈善福利机构，如福田院、居养院、安济坊等。

宋代的慈善养恤事业延续了前代的做法，初期仍以分散赏赐为主。当时在京师开设了福田院，主要收留"老疾孤穷丐者"，经费由朝廷左藏库和尚书省直接管理。福田院并未普及全国，是京师的特殊制度。至北宋末年，福田院基本废止。

哲宗朝开始扩大福田院的养恤方式，兴办居养院，但到徽宗时才大力发展起来。"居养院"之名起于徽宗崇宁五年（1106 年），救济对象是"鳏寡孤独贫乏不能自存者"。主要是提供被居养人住房，提供生活资料。老人五十岁以上可获居养，儿童十五之前可得收养，未断奶幼儿雇乳喂养。政和二年（1112 年），规定冬季可收留不合要求之贫民，后来逐渐成为居养院的主要职能。居养院的实施与宋代政治紧密联系，前后实施情况起伏很大。

安济坊是在福田院运行基础上出现的机构，它将医疗保障从社会保障中剥离出来，成为一个单独的存在。福田院收养人数有限，同时由于其贫病兼收，常会导致疾病的相互传染，因此有必要单独建立一医疗保障机构。在安济坊之前，宋代地方已出现类似的机构，哲宗元祐四年（1089 年），苏轼在杭州任知府期间曾建立安乐坊，救治患疫疾之人。这一模式颇受嘉奖，因此延续下来。徽宗崇宁元年（1102 年），朝廷正式设立安济坊，由都城外各州先行开设，崇宁四年（1105 年）开封府才依法炮制。安济坊保障的对象可分为四类：一为无依无靠的病人以及贫病无力医治之人，二为军人及其家属，三为服刑期内的犯人，四为官宦人家的雇工。政府为安济坊配备用于医药救治的专款，配有医疗管理人员，这对稳定社会，防控疫病均有积极作用。但由于投入力度过大，地方财政压力过重，也带来了一定的负面影响。安济坊维持到南宋中期，后被新设立的收养与救治为一体的养济院所取代。

居养院、安济坊同时期，还设立了漏泽园，三者共同形成了宋代较有特色的保障制度。居养院专门负责老弱之人的收养照顾，安济坊负责救治患病之人，漏泽园则类似于今天的公共墓地，用以埋葬居养院和安济坊的病亡之人，以及自然灾害和死于街头的贫苦之人。

与宋代对峙的辽金，以及之后的元朝，同样设立了各自的医药机构。辽代设立太医局主管医政事务，同时设立翰林医官和汤药局。金代在宣徽院下设太医院，主管医政和医药事务，在宫廷内也设御药院和尚药局，在各地佛寺设药局，施药救济百姓。元代在宫廷设尚药、食药二局，设御药院管理进贡药物并负责煎熬制作、储存药品，设惠民药局救济贫民及囚犯医药。

（二）官方律令

为保障医疗事务的正常运行，百姓诊病服药的安全，保护公共卫生安全，杜绝出现医疗伤人事件的发生，宋金元各朝都制定了相关的法令。

医生职业操守至关重要，宋代在医生医德方面立法谨严，规定"诸医违方诈疗病，而取财物者，以盗论""诸诈疾有所避者，杖一百。若故自伤残者，徒一年半。其受雇请为人伤残者，与同罪。以故致死者，减斗杀罪一等"。同时对因失误造成医疗事故者，诸如配合方药有误伤人、杀人，配药后书写有关用药方法、注意事项有误伤人，针刺治疗伤人等，均有处罚。在食品安全方面，投毒至人死者处以绞刑。能致人患病的脯肉必须销毁，如若明知有害故意出卖，致人死伤，当处以相应刑罚。在公共卫生领域，为提高整体社会人群出生质量，禁止同姓为婚，还颁发了严禁弃杀婴儿、阉男童、杀人祭鬼、储毒药等律令。除此之外，对工匠、奴婢、囚犯等特殊人群的医药保障也有较明确的律令。元代也颁发过类似的医药律令，如禁庸医、禁假药、禁贩毒、禁巫咒等。

律令的颁布与实施，在一定程度上保障了百姓的生命健康，对古代医药卫生事业向着规范化、法制化方向发展起到了一定的作用。

第七节　中外医学交流

宋金元时期，我国已应用指南针于航海中，海陆交通与对外贸易均较前代更为发达。由于中唐以后陆上"丝绸之路"被阻隔，宋金元时"海上丝绸之路"的中外交流异常活跃。自 971 年起，朝廷相继在广州、泉州等地设立"市舶司"管理海上贸易，药物的互市也由市舶司负责。当时我国与海外 60 多个国家和地区有通商和贸易往来。中外医药交流也随之空前繁荣。

一、中朝医学交流

宋金元时期，中朝医药交流形成高潮。

《太平圣惠方》《神医普救方》《图经本草》《和剂局方》等医籍传入朝鲜。朝鲜还翻刻刊行《黄帝八十一难经》《川玉集》《本草括要》《小儿巢氏病源》《张仲景五脏论》《肘后方》《疑狱集》等医籍。朝鲜医家崔宗峻以《素问》《神农本草经》《千金方》《太平圣惠方》《圣济总录》为基础，于 1226年撰写《御医撮要方》，促进了朝鲜医学理论体系的形成。而《黄帝针经》等部分宋代已佚医书则以高丽献出的善本为底本重新颁行。

医学人员往来频繁。宋神宗时先后 4 次派遣医官及各科医家赴高丽为王室医治疾病、教授医学；哲宗、徽宗朝也曾派医员远赴高丽。元代，高丽忠烈王曾设通文馆，培养翻译人才，推动汉语、蒙语在高丽的应用，带动了医学书籍的传播。元世祖也曾应高丽王室之请，4 次派遣医师、太医赴高丽。这些医官、医师去高丽行医，传授中医知识，推动了中医学在高丽的传播和应用。

药材交流品种多、数量大。如宋孝宗、真宗、仁宗时，均先后向高丽赐香药、犀角、象牙、龙脑、朱砂、牛黄等。高丽药材输入中国的主要有香油、人参、水银、榛子、石决明、松塔子、防风、白附子、茯苓等。

此外，高丽王朝在医政设施、医学教育、所习教材等方面也多仿宋制。数百年间，中朝医药交流频繁，对促进两国医药发展产生了积极的作用。

二、中日医学交流

因唐末日本采取闭门锁国政策，宋金元时期中日医药交流不如前代，政府间医药交往较少，多通过民间僧侣和学者私人往来。

宋初，日本整理编写中医书籍。如丹波康赖参考宋以前的方书 200 余部于 984 年编成《医心方》，传播了中医知识，且保存了我国许多已散佚的方书。他编著的《康赖本草》主要引用《神农本草经》的内容，对日本医学产生了深远的影响。

当时，我国运往日本的药物主要是麝香、丁香、沉香、薰陆香、诃黎勒、朱砂等，日本输入我国的大多为硫黄、水银、鹿茸等。

民间僧侣和医者往来较多，不仅有赴日行医者，明庵荣西（1141—1215 年）还将茶种带回日本，大力推崇茶文化，著成《吃茶养生记》，还曾用清茶一盏治愈了源实朝将军的宿醉病，吃茶之风渐在日本盛行。

宋代，来华日人带回日本的医书很多。《太平圣惠方》《圣济总录》《太平惠民和剂局方》《伤寒百问》《伤寒类证活人书》《伤寒发微论》等著作先后东渡日本。1241 年日僧圆尔辨圆（1202—1280 年）从宋带回医书 30 余部，藏于普门院书库。日本医家梶原性全（1266—1337 年）引用大量中国医籍先后撰著《顿医抄》和《万安方》。

三、中国与东南亚诸国的医药交流

两宋时期，海上药物贸易发达，东南亚诸国也曾多次遣使来华进献贵重药材和香药。

从交趾国（越南北部）、占城国、安南国、真腊国（柬埔寨及泰国南部）、丹眉流国（马来半岛）、罗斛（今缅甸）、注辇国（印度东南部科罗德尔海岸）、阇婆国、三佛齐等国进口的药物品种丰富，其中以香药为多，如乳香、木香、沉香、檀香、茴香、丁香、安息香、金颜香、苏合香油、降真香、龙涎香、玳瑁、槟榔、胡椒、肉豆蔻、硫黄、腽肭脐、芦荟、没药、血竭等。进口数量也非常大，如南宋建炎四年（1130 年），泉州输入乳香 86000 多斤。宋金元时期，我国从东南亚进口的大批香药扩大了中药的品种，丰富了中医临证的治疗方法。

宋金元时期，中国药物也源源不断地输往东南亚各国。如经泉州港出口的药物有川芎、朱砂、大黄、黄连、白芷、樟脑、麝香、干姜、硼砂、绿矾、白矾、砒霜等。当时大宗川芎运往盛产胡椒的东南亚国家，对防治当地因采椒所致的头痛病起到了良好的作用。

据《大越史记全书》记载，元代针灸医生邹庚曾在越南为皇子治病，被称为神医，后邹庚又以针灸术治愈皇子的半身不遂和皇帝的阳痿，备受皇帝信任，官至宣徽院大使兼太医使。

四、中国与阿拉伯地区的医药交流

宋金元时期，中医药外传阿拉伯地区。大量阿拉伯药物输入中国，中国也接纳了当时较为先进的阿拉伯医药文化。

中国医药向阿拉伯地区广为传播。据《宋会要辑稿》记载，宋代经市舶司由大食商人外运的中国药物近 60 种。阿拉伯香药主要通过对外贸易与进贡两种方式输入中国，品种繁多，数量可观。包括白龙脑、蔷薇水、象牙、无名异、犀角、乳香、龙涎香、阿魏、苏合香等。《宋史·食货志下》载："大食蕃客罗辛贩乳香直三十万缗。" 阿拉伯等地输入的药物及其制剂有的已成为当时防治疾病的常用药物。

阿拉伯一些制剂方法和治疗方法也在我国流传。如经蒸馏法制取的露剂、金银箔丸衣法等；而"大食国胡商灌顶油法"可治"脑中热毒风，除眼中障翳，镇心明目"。

元代，中国与阿拉伯地区的医药交流更为兴盛。形成了以阿拉伯医药为主体的回回医药与中国医药并重的局面。朝廷设立西域医药司、京师医药院、广惠司、回回药物院、回回药物局等专门机构，还翻译了《回回药方》等。元代医书很多都收录有阿拉伯的医方，如舍利别（即糖浆剂）、阿剌吉酒等。

思维导图

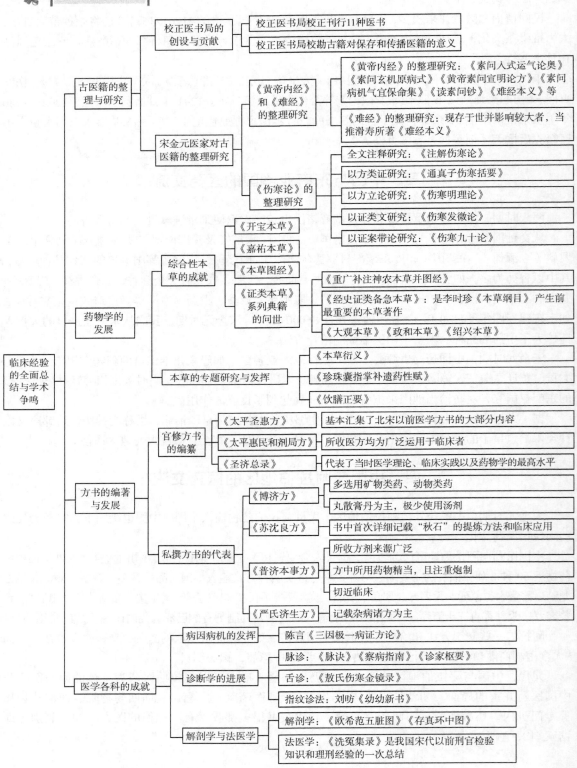

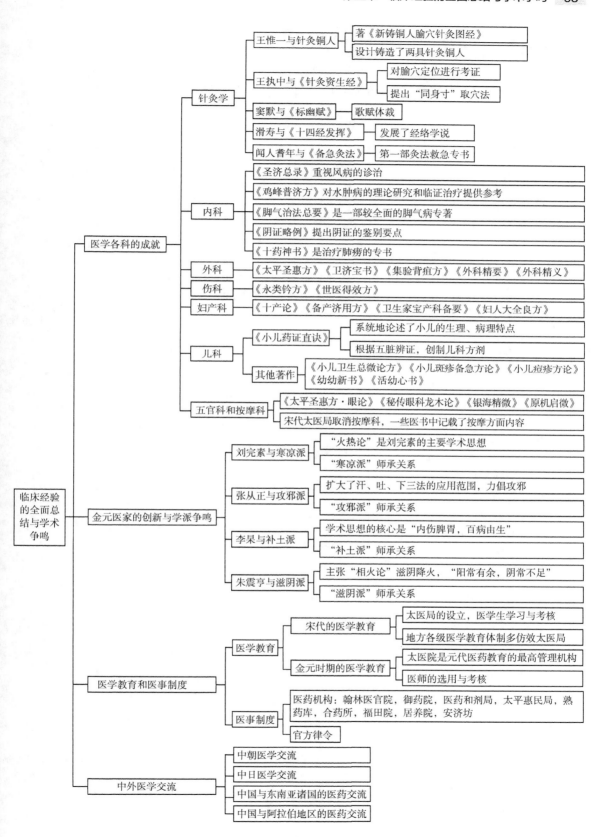

临床经验的全面总结与学术争鸣
- 医学各科的成就
  - 针灸学
    - 王惟一与针灸铜人
      - 著《新铸铜人腧穴针灸图经》
      - 设计铸造了两具针灸铜人
    - 王执中与《针灸资生经》
      - 对腧穴定位进行考证
      - 提出"同身寸"取穴法
    - 窦默与《标幽赋》——歌赋体裁
    - 滑寿与《十四经发挥》——发展了经络学说
    - 闻人耆年与《备急灸法》——第一部灸法救急专书
  - 内科
    - 《圣济总录》重视风病的诊治
    - 《鸡峰普济方》对水肿病的理论研究和临证治疗提供参考
    - 《脚气治法总要》是一部较全面的脚气病专著
    - 《阴证略例》提出阴证的鉴别要点
    - 《十药神书》是治疗肺痨的专书
  - 外科——《太平圣惠方》《卫济宝书》《集验背疽方》《外科精要》《外科精义》
  - 伤科——《永类钤方》《世医得效方》
  - 妇产科——《十产论》《备产济用方》《卫生家宝产科备要》《妇人大全良方》
  - 儿科
    - 《小儿药证直诀》
      - 系统地论述了小儿的生理、病理特点
      - 根据五脏辨证,创制儿科方剂
    - 其他著作——《小儿卫生总微论方》《小儿斑疹备急方论》《小儿痘疹方论》《幼幼新书》《活幼心书》
  - 五官科和按摩科
    - 《太平圣惠方·眼论》《秘传眼科龙木论》《银海精微》《原机启微》
    - 宋代太医局取消按摩科,一些医书中记载了按摩方面内容
- 金元医家的创新与学派争鸣
  - 刘完素与寒凉派
    - "火热论"是刘完素的主要学术思想
    - "寒凉派"师承关系
  - 张从正与攻邪派
    - 扩大了汗、吐、下三法的应用范围,力倡攻邪
    - "攻邪派"师承关系
  - 李杲与补土派
    - 学术思想的核心是"内伤脾胃,百病由生"
    - "补土派"师承关系
  - 朱震亨与滋阴派
    - 主张"相火论"滋阴降火,"阳常有余,阴常不足"
    - "滋阴派"师承关系
- 医学教育和医事制度
  - 医学教育
    - 宋代的医学教育
      - 太医局的设立,医学生学习与考核
      - 地方各级医学教育体制多仿效太医局
    - 金元时期的医学教育
      - 太医院是元代医药教育的最高管理机构
      - 医师的选用与考核
  - 医事制度
    - 医药机构:翰林医官院、御药院、医药和剂局、太平惠民局、熟药库、合药所、福田院、居养院、安济坊
    - 官方律令
- 中外医学交流
  - 中朝医学交流
  - 中日医学交流
  - 中国与东南亚诸国的医药交流
  - 中国与阿拉伯地区的医药交流

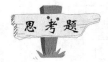

1. 试论"校正医书局"对古医籍整理刊行所起的作用。
2. 宋代法医学有何突出成就?
3. 为何尊钱乙为"幼科鼻祖"?
4. 论述金元医家理论创新的背景、代表医家及其学术争鸣对医学发展的影响。

第六章　中医药学理论和实践的新发展

（明—清·鸦片战争前　公元 1368—1840 年）

📖 **学习目标**

1. 掌握明清时期药物学、温病学等方面产生了新的探索方向，有了创新性进步。
2. 熟悉明清时期中医学在理、法、方、药各方面取得了的显著成就。
3. 了解明清时期中医学术体系在传统方向上不断成熟和完善。

元朝末年，政治败坏，民不聊生，在以红巾军为主体的农民大起义中，朱元璋的势力脱颖而出。1368 年，朱元璋在应天（今江苏南京）称帝，国号大明。同年元顺帝退出中原，北遁大漠。至此，元朝结束了在中原的统治，明朝疆域鼎定。明朝自神宗之后，逐渐走向衰落。公元 1644 年，李自成率军攻入北京，明朝至此宣告灭亡。此后不久，远在山海关的总兵吴三桂引清兵入关。同年五月清军攻占北京，四个月后清朝将都城迁至北京，开始了它在关内的统治。清朝是由女真族建立起来的封建王朝。它是中国历史上继元朝之后的第二个由少数民族统治中国的时期，也是中国历史上最后一个封建帝制时期。

明代至清鸦片战争前，是中国封建社会的后期，亦是中国古典文化的总结时期。在图书典籍方面，明清统治者调动大量人力物力，对几千年来浩如烟海的图书典籍进行收集整理和考据，编纂出大型类书《永乐大典》《古今图书集成》，大型丛书《四库全书》以及大型字典《康熙字典》。在古典科技方面，明清之际的民间也涌现出一大批科技巨著。如李时珍的《本草纲目》、潘季驯的《河防一览》、宋应星的《天工开物》、方以智的《物理小识》以及徐弘祖的《徐霞客游记》。这些作品都达到了当时世界的先进水平，代表了封建社会晚期科学成就的高峰。受此影响，明清中医学总结性著作亦盛况空前。

在学术方面，由于清朝统治者屡兴文字狱，迫使文人抛弃经世之学而埋头于中国古代文献的整理与研究，遂产生了"乾嘉考据学派"。与着重于理气心性抽象议论的宋明理学有所不同，乾嘉学派的学者学术研究采用了汉代儒生训诂、考订的治学方法，其文风朴实简洁，重证据罗列而少理论发挥，不以主观想象轻下判断，因而被誉为朴学。朴学对于明清中医学术方向的传承推进及医学创新精神的限制，都产生深刻影响。

明中期以后，在一些发达城市出现了资本主义的萌芽，如盛泽镇的丝织业、汉口镇的商业、景德镇的烧瓷业等。明代中叶的王守仁感应到当时社会氛围和心理状态的变迁，确立了"心学"思想，提出"致良知"之说，高扬人的主体性，打破程、朱理学一统天下的局面，成为晚明人文思潮的哲学基础。明清之际，黄宗羲、顾炎武、王夫之三位思想家从不同侧面与封建社会晚期的正统文化展开论战，批判宋明理学中的僧侣主义和禁欲主义，批判君主专制，提倡经世致用，重视工商业发展。

然而，由于 16—17 世纪中国的新兴经济形态十分脆弱，中国的早期启蒙思想仍具有时代性的缺陷。在这种启蒙思潮的影响下，明清医学虽然在药物学、传染病学以及解剖生理学方面开始出现革新趋势，然而这种革新趋势远未像西方医学一般彻底。

这一时期的中外文化交流也呈现出新的特征。永乐初期，郑和七下西洋，中国文化科技、对外交流出现空前的盛况。美洲大陆的发现与全球海洋航路的开通，开始将中国纳入世界经济秩序之内。但是明清政权面向海洋，更多采取闭关锁国政策，逐步与世隔绝，以致 19 世纪落后于世界。明清之际的西学东渐，亦是这一时期中外文化交流的表现。从明代万历年间开始，利玛窦、汤若望等耶稣会士先后来华，开启了西学东渐的大门。他们在给中国人带来欧洲宗教神学的同时，也将近代的世界观念和西方文艺复兴以来的科技成就传播至中国。中国的数学和天文学，也在这一时期面目为之一新。然而，由于宗法专制社会政治结构的强固和伦理型文化传统的沉重，以及封建生产方式日趋没落，到了 18 世纪，随着耶稣会士被逐出国门，西学东渐几近中断，中国与外部世界联系的通道基本关闭。伴随着社会的万马齐喑，传统中国医学也日趋陈暮。

明清医学承袭宋元医学余绪，在基础理论、中药、方剂和临床各科方面进入全面、系统的总结阶段，产生了一批集古代中医学大成的成果，标志着我国古代医学发展到了新的高峰。同时，由于造纸业和印刷术的进步，为书籍大量刊刻、印刷创造了条件。中医普及类著作、入门类著作纷纷出现，实用性强的入门书籍广泛流行。医药书籍的数量和质量呈现历史少见的盛况。而本草学、温病学以及解剖生理学取得了重要的创新和突破。人痘接种术的运用，开创了人类免疫疗法的新纪元。

第一节　医学文献研究与医学书刊的出版

一、医经类古籍的整理研究

明清时期考据之风盛行，在此影响下，医学经典著作的整理、校勘、注释与研究，如对《黄帝内经》《伤寒杂病论》的研究，对《神农本草经》的辑复等，都达到了一个高峰。

（一）《黄帝内经》的研究

明清时期，对《黄帝内经》的研究，较为突出的是以马莳、吴崑、张志聪等为代表的全文注释，以及张介宾、李中梓、汪昂等为代表的分类节要注释。

1. 全文注释　《黄帝内经素问注证发微》《黄帝内经灵枢注证发微》（1586 年），明代马莳撰。将唐代王冰的 24 卷恢复为 9 卷，每卷 9 篇。采取分章、分节注释的方法，对《素问》和《灵枢》做了全面注解。其中《灵枢》注本多有创见，深得后人称许，是现存最早的全注本。

《素问吴注》（1594 年），明代吴崑撰。以唐代王冰本为蓝本，删繁就简，吸收了林亿等的研究成果，结合自己的理解和临床经验，对《素问》进行全文注释，包括注音、释词、释句，并校勘 200 余处。吴氏注文注重临床，在医理上多有发挥，是明代《素问》注释影响较大者。

《黄帝内经素问集注》《黄帝内经灵枢集注》（1670 年），清代张志聪撰。是书为张氏与 16 位同道、12 位门人共同完成，开集体注释《内经》之先河。两书将《素问》《灵枢》的经文相互联系、印证，以经释经。并结合王冰、马莳、张介宾等家观点，以随文串解的注释方式，阐明了《内经》中不少疑难问题。

2. 分类节要注释　《读素问钞》，元代滑寿原注，明代汪机续注。滑氏将《素问》分为 12 大类，并首创了择要类编研究《内经》的方法。汪机在续注时增补了王冰的相关注释，并结合自己的体会增加按语，以弥补滑寿注释偏少的缺陷。

《类经》（1624 年），明代张介宾撰，是分类注释《内经》的完整本。该书将《素问》《灵枢》内容分为摄生、阴阳、藏象、脉色、经络、标本、气味、论治、疾病、针刺、运气、会通 12 类，390 节，共 32 卷，以类相从，运用易理、运气等理论对全文做了极为详尽的注释，明白晓畅；往往以《灵枢》启《素问》之微，以《素问》发《灵枢》之秘，互为表里，交相映衬，是一部影响较大的《内经》注释本。此外，张氏还编撰了《类经图翼》《类经附翼》，加图详解，再附翼说。

《内经知要》（1642 年），明代李中梓撰。从《内经》中节选出具有实用价值的内容，分为 8 类加以注释、校勘与阐发，内容简明扼要，适用于初学者。

《素问灵枢类纂约注》（1686 年），清代汪昂撰。选录《素问》《灵枢》除针灸之外的主要内容，分为 9 篇，参以王冰、马莳、吴崑、张志聪四家之言，结合己见，予以节注，为《内经》节注本中影响较大者。

（二）《伤寒杂病论》的研究

继宋代之后，明清对《伤寒论》和《金匮要略》的研究掀起了又一新高潮，学术水平明显提高。

1.《伤寒论》的研究　明清对《伤寒论》的研究空前活跃，相关著述达 100 余种，并出现学术争鸣和不同学派。

（1）错简重订派：明代方有执认为《伤寒论》因王叔和编次错简，导致原文"颠倒错乱"；再经成无己的注解，又多窜乱，致《伤寒论》条文冠履倒置，不便理解。他历时 20 余年，将《伤寒论》重新编排，对原文进行删减、调整、重订，以复仲景之旧，撰成《伤寒论条辨》（1593 年）。方氏倡导的"错简"论，对《伤寒论》的研究产生了重大影响。其后喻昌、张璐、程应旄、周扬俊、沈明宗、舒诏、黄元御等承其学，形成了"错简重订派"。

（2）维护旧论派：以张遂辰、张志聪、张锡驹、陈修园等为代表的医家反对"错简"说，主张《伤寒论》应"悉依旧本"，力主维护原有编次。如明末清初医家张遂辰认为，《伤寒论》自王叔和编次后，"诸家论述，各有发明，而聊摄成氏引经析义，尤称详洽"。撰有《张卿子伤寒论》（1644 年），以成无己注本为据，取朱肱、许叔微、张兼善等诸家之说，并结合临床，间抒己见。

（3）以方类证派：除错简重订派与维护旧论派之外，又有柯琴、尤怡、徐大椿等以方类证研究《伤寒论》，切合临床需要。

《伤寒来苏集》（1674 年），清代柯琴撰。由柯氏所著《伤寒论注》《伤寒论翼》《伤寒附翼》三书合编而成。其中，《伤寒论注》以六经分篇、以证分类、以类分方的方法研究《伤寒论》；《伤寒论翼》汇编其研究《伤寒论》之医论而成；《伤寒附翼》则由方论汇编而成。对《伤寒论》的研究，以六经病证为纲目，"分篇汇论，挈其大纲，详其细目，证因类聚，方随附之"，开辟了研究伤寒的新途径。

《伤寒贯珠集》（1729 年），清代尤怡撰。运用"六经为纲，治法为目，以方类证"的方法，对《伤寒论》原文进行了重新编排和归纳，将治法分为正治法、权变法、斡旋法、救逆法、类病法、明辨法、杂治法等，对理解《伤寒论》及临床应用很有参考价值。

《伤寒类方》（1759 年），清代徐大椿撰。该书将《伤寒论》内容分为桂枝汤、麻黄汤、葛根汤、柴胡汤等 12 类方，以方立论，每类先定主方，同类诸方相从，是以方类证研究《伤寒论》的重要著作。《四库全书总目提要》称其："削除阴阳六经门目，但使方以类从，症随方证，使人可按证以求方，而不必循经以求症。虽于古人著书本意未必果符，而于聚讼纷呶之中，亦芟除葛藤之一术也。"

2. 《金匮要略》的研究 《伤寒论》自问世以来，备受历代医家重视。《金匮要略》则直到明代才有赵以德所作《金匮方论衍义》，但流传不广。清代徐彬的《金匮要略论注》是现存最早的《金匮要略》的全注本。

《金匮要略论注》（1671 年），清代徐彬撰。该书博采众家，引经析义，注论结合，阐发义理；并运用君臣佐使理论阐发《金匮要略》方义，注意诸方之间的联系与比较，切合临床。

《金匮要略心典》（1726 年），清代尤怡撰。尤氏根据原书编次，逐条或者数条一节进行注释。在集前贤观点的基础上，结合己见，阐发原文经义，改正原文之误，对经文注释审慎，不妄加批注，力求得其典要。该书因此成为后世注释研究《金匮要略》的范本。

《金匮玉函要略辑义》（1806 年），日本人丹波元简撰。该书利用乾嘉时期朴学的研究成果，校勘训释原文，并参阅赵以德、徐彬、沈明宗、魏荔彤、尤怡、吴谦等医家注释，结合己见，对后世研究和考证《金匮要略》颇有影响。

（三）《神农本草经》的研究

《神农本草经》曾有过多种传本，南北朝之后原书逐渐失传。明清两代，辑复、研究《神农本草经》之风日盛，国内外陆续有了不同的辑复本。

较有代表性的辑复本有清代孙星衍等的《神农本草经》（1799 年）4 卷、顾观光的《神农本草经》（1844 年）4 卷、日本森立之的《神农本草经》（1854 年）3 卷（附序录 1 卷，考异 1 卷）。还有一批研究、注释《神农本草经》的著作，如明末缪希雍的《神农本草经疏》（1625 年）、清代张志聪的《本草崇原》（始撰于 1674 年，后由弟子高世栻续成）、张璐的《本经逢原》（1695 年）、姚球的《本草经解要》（1724 年）、徐大椿的《神农本草经百种录》（1736 年）、黄元御的《长沙药解》（1753 年）和《玉楸药解》（1754 年）等。

二、医学全书、丛书、类书、医案的编纂

明清时期，随着文化教育的普及和出版业的发展，大型文献的编纂与刊刻蔚然成风，著名的类书《永乐大典》、丛书《四库全书》均成书于这一时期。在医学方面，也出现了诸多医学全书、类书和丛书。

（一）全书

1. 《医学纲目》 明代楼英编纂，刊行于 1565 年。书凡 40 卷，采录《内经》以下历代医籍及诸家名方，分为阴阳脏腑、肝胆、心小肠、脾肺、大肠、肾膀胱、伤寒、妇人、小儿、运气等 11 部，以阴阳为纲，以病证为目，溯本求源，较为集中地反映了明代以前的医学成就。

2. 《证治准绳》 明代王肯堂编撰，于 1602—1608 年陆续刊印，是一部具有丛书性质的全书。原书共 44 卷，包括杂病、类方、伤寒、疡医、幼科、女科共计六种，又名《六科证治准绳》或《六科准绳》。该书内容涉及内、外、妇、儿、五官等临床各科的证候治法，每一病证均先述明以前医家的经验，继而阐发自己的见解，收罗广博，整理严谨，持论平正，"博而不杂，详而有要"，是十七世纪流传最广的医学著作之一。

3. 《景岳全书》 明代张介宾撰著，首次刊行于 1700 年。书凡 64 卷。全书包括传忠录、脉神章、伤寒典、杂证谟、妇人规、小儿则、痘疹诠、外科钤、本草正和新方八阵、古方八阵等部分，将中医基本理论、诊断辨证、各科临床、治法方剂、本草药性等内容囊括无遗，全面而精详。并首

创"补、和、攻、散、寒、热、固、因"的方药八阵分类新法。张氏重视八纲辨证，学术上反对寒凉攻伐，并在丹溪"阳常有余，阴常不足"论的基础上，提出"阳非有余""真阴不足"，主张以温补为宗，是温补学派代表人物之一。

4.《医宗金鉴》　清代吴谦等编纂，刊行于 1742 年，是一部具有丛书性质的全书，书名由乾隆钦定。原书 90 卷，分 15 部，包括《订正仲景全书伤寒论注》《订正仲景全书金匮要略注》《删补名医方论》《四诊心法要诀》《运气要诀》《伤寒心法要诀》《杂病心法要诀》《妇科心法要诀》《幼科杂病心法要诀》《痘疹心法要诀》《幼科种痘心法要旨》《外科心法要诀》《眼科心法要诀》《刺灸心法要诀》及《正骨心法要旨》。该书汇集了上自春秋战国，下至明清时期历代医书的精华，取材精当，条理清楚。图、说、方、论俱备，附以歌诀，便于记诵，切合临床实用。1742 年，以武英殿聚珍本与尊经阁刻本印行，在全国推广。1749 年被钦定为太医院的教科书，并收入《四库全书》。《四库全书总目提要》中对《医宗金鉴》有很高的评价。自成书以来，这部御制钦定的太医院教科书就被一再翻刻重印，影响广泛。

（二）丛书

1.《古今医统正脉全书》　明代王肯堂编辑、吴勉学校刻的一部医学丛书，刊于 1601 年，简称《医统正脉》。辑者将认为能够全面反映医学体系的正统脉络及其源流的著作，包括《内经》至明代 44 种重要医书汇辑而成。为医学丛书中较有影响者。一些宋金元时期著作，赖此书得以保存。

2.《黄氏医书八种》　清代黄元御撰，约成书于 1754 年。包括《四圣心源》《素灵微蕴》《四圣悬枢》《伤寒悬解》《伤寒说意》《金匮悬解》《长沙药解》《玉楸药解》8 种医书。书中论述黄氏研究《内经》《伤寒论》诸书蕴义心得，收仲景医书未载之药 293 味，对后世影响较大。

（三）类书

1.《古今医统大全》　明代徐春甫撰，以近十年时间于 1556 年完成此书之编纂。100 卷，辑录 230 余部医籍，采摭书目 496 种，"上下数千年间，圣儒哲匠，绝伎殊方，综考殆尽"。包括历代医家传略、各家医论、脉法、运气、经络、针灸、本草、养生、临证各科证治和医案等内容。书中除引历代医家学说外，徐氏在医理、方药上均有阐发，是一部较为全面的医学类书。书中 274 位医家传略是研究医史的重要资料。

2.《古今图书集成·医部全录》　清代陈梦雷等编撰。康熙四十年（1701 年）陈氏受命编纂《古今图书汇编》，后更名为《古今图书集成》，于 1726 年刊行，是我国现存规模最大、资料最丰富的类书。其中"医部全录"共 520 卷，辑录自《内经》至清初 100 余种医籍，分门别类，包括医籍注释、临证各科证治、医家传略、医学艺文与记事等。

其他的重要类书还有孙一奎《赤水玄珠全集》、汪机《汪石山医书八种》、徐大椿《徐灵胎医学全书》、沈金鳌《沈氏尊生书》、陈修园《南雅堂医书全集》、程文囿《医述》等。

（四）医案

明清是医案著作大量涌现并渐趋成熟的历史时期，个人医案专著大量增加，医案类书、合刊类医案开始出现。

1. 个人医案　个人医案著作较有代表性的有《石山医案》《周慎斋医案稿》《孙文垣医案》《王肯堂医案》《易氏医案》《寓意草》《临证指南医案》《吴鞠通医案》《吴门治验录》等，诸案内容完整、客观，格式多样、规范，说理透彻、详明，风格多样，充分体现了医家的学术思想和诊疗特色，对于医疗经验的总结、临床疗效的提高、医学理论的发展均十分有益。

在医案评注方面，较前代有长足发展。其中俞震的《古今医案按》（1778 年）以证统案，选辑历代 60 余家千余则医案，选加按语 530 余条，析疑解惑，评论精辟，为评注式医案中不可多得的佳作。

2. 医案类书与合刊类医案　　明代出现了我国历史上第一部医案类书《名医类案》（1549 年）。该书为明代江瓘编撰而成，后由其子江应元、江应宿述补。江瓘本"宣明往范，昭示来学"的宗旨，广辑明以前医籍中名医经治的案例，参阅经、史及家藏禁方，历时 20 年写成初稿，共计 12 卷。按病证分为 205 门，内容涉及临证各科、诊治方药，兼有评议。《名医类案》是我国第一部类案著作，具有较高的临床和文献价值，《四库全书总目提要》称其"然可为法式者，固十之八九，亦医家之法律矣"。

清代魏之琇在《名医类案》的基础上，增订为《续名医类案》（1770 年），收集清乾隆及以前医案 5000 余例，分为 345 门，除内、外、妇、儿、五官各科外，收录大量温热病案，按语或引申发挥，或辩驳订正，对读者很有启发。

清代另有许多合刊类医案问世，较著名者如《三家合刻医案》（1831 年），系清代吴金寿将苏州名医叶桂、薛雪、缪遵义三家医案合刻而成。

三、医学刊物与医学团体

（一）最早的中医杂志——《吴医汇讲》

《吴医汇讲》由清代乾隆、嘉庆年间长洲（今江苏苏州市）名医唐笠山纂集。为使同道对医学理论与经验"共表深思，互相赏析"，达到"或疏往训，既发覆而摘微；或出心裁，尤领新而标异"的目的，唐笠山先后将苏州、无锡、常熟、太仓等地 41 位医家的 94 篇文章进行了收集编排，共计 11 卷，每卷均合订为一册。

唐氏申明："凡属医门佳话，发前人所未发，可以益人学问者，不拘内、外、女、幼各科，无不辑入。"刊出的文章"不分门类，不限卷数"，文稿编排按照来稿先后次序刊发，"随到随镌"，不以作者年龄、资历及地位高低分前、后。所收文章内容丰富，当时著名医家叶桂的《温证论治》、薛雪的《日讲杂记》等，均由此刊发。《吴医汇讲》汇集苏州一带名医佳作，交流中医学术经验，推动了当地医学水平的共同提高。

这种定期或不定期出版，不间断发表较多作者文章，且进行较大范围交流的文献形式，具备杂志的基本特征。《吴医汇讲》堪称中国医学史上最早具有杂志性质的医学刊物。

（二）最早的民间医学团体——"一体堂宅仁医会"

明代隆庆二年（1568 年）或稍前，徐春甫于直隶顺天府（今北京市）发起成立了"一体堂宅仁医会"。医会成员共计 46 人，多为当时直隶名医。徐春甫是安徽祁门人，安徽籍成员达 21 人，其中有徐春甫的老师汪宦及新安名医巴应奎等，其他成员分别来自江苏、河北、湖北、四川、福建等地。

"一体堂宅仁医会"是我国医学史上最早的民间医学学术团体。其立会宗旨是"宅心仁慈"，目的在于"取善以辅仁"，劝人做良医、明医，不做隐医、时医、庸医，并唾弃巫医。医会还提出 22 项会款：诚意、明理、格致、审证、规鉴、恒德、力学、讲学、辨脉、处方、存心、体仁、忘利、自重、法天、医学之大、戒贪鄙、恤贫、自得、知人、医箴、避晦疾。

第二节　药物学和方剂学的发展

一、药物学的发展

明清本草学的发展取得了令人瞩目的成就，本草著作数量众多，内容丰富，以个人编撰者居多。一方面，出现了综合类本草著作如《本草纲目》；另一方面，出现了编写角度各异、风格特色突出的本草著作，如食物本草、地方性本草、普及性本草，以及专论炮制、配伍等的专题本草。

（一）综合类本草著作

1.《本草纲目》　明代李时珍的《本草纲目》是我国古代药物学发展的巅峰之作。李时珍（1518—1593 年），字东璧，晚号濒湖山人，蕲州（今湖北蕲春县）人。出身于世医之家，祖父为铃医，父亲李言闻（号月池）为当地名医。李时珍受家庭熏陶影响，自幼便喜爱医药。他幼习举子业，14 岁中秀才，但天不遂愿，此后 3 次乡试不第，23 岁时弃举子业以承家学，随父行医乡里。在行医过程中，李时珍深感本草书中舛谬错漏，不可胜举，立志编纂一部新的本草。自嘉靖三十一年（1552 年）起，李时珍 "书考八百余家"，广泛请教药农、野老、樵夫、猎人、渔民，并赴湖南、广东、河南、河北、安徽、江苏、江西等地进行考察验证，历时 27 年，三易书稿，终于在万历六年（1578 年）完成《本草纲目》52 卷。此外，他还有《濒湖脉学》（1564 年）、《奇经八脉考》（1572 年）等著作流传于世。

《本草纲目》的主要成就：

①集明以前本草学之大成。该书以《经史证类备急本草》为蓝本，参考 800 余种文献，结合实地考察与临证实践编纂而成。全书载药 1892 种，较《经史证类备急本草》新增了 374 种，纠正了以往本草学中的不少错误。该书载方达 1 万余首，附药图 1000 余幅。《本草纲目》是对 16 世纪以前本草学的全面总结，是一部本草学集大成之作。

②创立先进的药物分类方法。李时珍以 "物以类聚，目随纲举" 为宗旨，创立了 "从微至巨""从贱至贵" 的分类方法，先将药物按照自然属性分为水、火、土、金石、草、谷、菜、果、木、服器、虫、鳞、介、禽、兽、人共 16 部，下分若干类，如草部分为山草、芳草、隰草、毒草、蔓草、水草、石草、苔类、杂草等 11 类，凡 60 类。纲举目张，层次清晰。这是当时最为先进的药物分类法。

③详细地论述了药物知识。李时珍在论述药物时，以 "标名为纲，列事为目"，每一药物下列释名、集解、正误、修治、气味、主治、发明、附方 8 项为目，系统、全面地记述了每一味药物的知识。书中广泛引录前人观点，并有自己的见解。特别是 "发明" 一项，是李时珍本人对药物观察、研究的心得，以及临床经验的总结，具有非常重要的学术价值。

④保留了大量的古代文献。李时珍在编纂过程中 "书考八百余家"，为后世留下了大量宝贵的文献资料。有些书籍早已亡佚，得益于该书的收载，使我们今天尚能得窥一斑。

《本草纲目》不仅是一部药物学巨著，还是一部中国古代自然科学知识的百科全书，除包含了人体生理、病理、卫生预防等内容，还涵盖了植物学、动物学、物理学、天文学、气象学等领域的丰富知识。该书自 1596 年刊刻行世后，屡经再版，影响深远，不仅在国内流传，还流传到朝鲜、日本等国，先后被翻译成日文、朝文、拉丁文、英文、法文和德文。英国科技史专家李约瑟在《中国科学技术史》指出："毫无疑问，明代最伟大的科学成就，就是李时珍那部登峰造极的《本草纲目》。"

2. 《本草纲目拾遗》 清代赵学敏撰，初成于清乾隆三十年（1765 年），其后时有增补，直至嘉庆八年（1803 年）。刊行于同治三年（1864 年）。赵学敏（约 1719—1805 年），字恕轩，号依吉，钱塘（今浙江杭州）人。他自幼博览群书，于星、历、医、卜诸学无不涉猎，因对医学兴趣日渐浓厚，遂弃儒而攻医。赵氏以《本草纲目》为研究基础，用 40 年的时间，参阅文献 600 余种，采访 200 余人，并亲自栽种、观察药用植物，撰成《本草纲目拾遗》。

该书共 10 卷，载药 921 种，其中《本草纲目》未收载或叙述不清的药物达 716 种。编写体例仿《本草纲目》，除去"人部"，将"金石部"分开为"金部"和"石部"，又增加了"藤部"和"花部"，共 18 部。该书对《本草纲目》的一些错误认识进行了补正，是继《本草纲目》之后又一部具有较高价值和影响的本草学著作。

（二）专题类本草著作

1. 《救荒本草》 明代朱橚主持编纂，成书于 1406 年。该书选择可供灾荒时食用的植物 414 种，记述其名称、产地、形态及加工烹饪方法，并绘成图谱，便于辨认。其中有 276 种植物是以往文献中未曾收载的。该书是一部药食两用的本草著作，在农学、药物学及植物学方面均有较大价值。李濂序之曰："或遇荒岁，按图而求之，随地皆有，无艰得者，苟如法采食，可以活命，是书有助于民生大矣。"

2. 《滇南本草》 明代兰茂编撰，成书于明正统年间（约 1436—1449 年）。兰茂（1397—1470 年）为云南杨林（今嵩明县）人，通过多年的亲身考察和临床实践，编纂成具有云南地方特色的《滇南本草》。该书收载滇南地区出产的药物 400 余种，对云南植物学的品种考订有重要的参考价值。土茯苓为该书首次记载。书中还记载了一些滇南少数民族很有价值的医药经验。是一部富有地方特色的本草著作。

3. 《本草品汇精要》 明太医院院判刘文泰等奉命集体编撰，成书于 1505 年。是明代唯一一部由政府组织编纂的本草著作。总计 42 卷，收载药物 1815 种，工笔彩绘药图 1358 幅。药物分为玉石、草、木、果等 10 部，每部再分为上、中、下三品。为便于区分，书中《神农本草经》原文以朱笔书写，后世本草内容以墨笔书写。该书突破了以《神农本草经》为中心层层加注的本草传统体例，每药以功能主治为核心，其他各项则以此为中心逐项展开，层分缕析，便于披览。该书列目详细，叙述精当，绘图考究，具有较高的学术价值。

该书成书后并未刊行，康熙三十九年（1700 年）清政府又命太医院吏目王道纯等重新抄摹，并吸收了《本草纲目》的部分内容，增补了约 480 条，续增了 10 卷。但该书在清代仍未刊行，直至 1937 年才最终出版，对明清本草学的发展影响不大。

4. 《本草蒙筌》 明代陈嘉谟编撰，刊于嘉靖四十四年（1565 年）。书凡 12 卷，收载药物 742 种，分为草、木、谷、菜、果、石、兽、禽、虫鱼、人 10 部，分述药性总论、产地、收采、贮藏、鉴别、炮制、性味、配伍、服法等，其中药物贮藏部分最富应用价值。此外，每药有陈嘉谟按语，并绘有药图。书中内容多采用韵语，便于初学者记诵。李时珍曾评价此书"颇有发明，便于初学，名曰蒙筌，诚称其实"。

5. 《炮炙大法》 明代缪希雍撰，成书于 1622 年。该书在《雷公炮炙论》的基础上，叙述了 400 余种药物的炮制方法和炮制所用的材料，以及炮制后药物的性质变化等，兼及产地、采药时节、药物鉴别、服药次序、服药禁忌以及药物配伍应用的相须、相畏关系等。是明代重要的炮炙学专著。

6.《本草备要》 清代汪昂撰，初成时间不详，增订复刻于清代康熙甲戌年（1694年），8卷。汪氏明确指出该书并非专为医林而作，"要令不知医之人读之了然，裨益实用"。该书在《本草纲目》《本草经疏》等著作的基础上，删繁举要，收载常用药402种，文字精练，明白易晓，切合实用。《本草备要》是清代流传最广的普及性本草著作，对清代乃至近代的医药启蒙、普及产生了重大影响。

7.《得配本草》 清代严西亭、施澹宁、洪辑庵三位医家合著，刊于1761年。全书10卷，收载药物650种，分为25部。每味药物，除了简述药物的性味、主治、功用外，着重阐述药物在治疗中的协同作用，将药物配伍分为得、配、佐、使、合、和、君等类别。是现存首部全面系统论述药物配伍的本草专著。

二、方剂学的发展

明清时期是中医方剂学理论成熟和规范的重要时期，同时出现了适用于普及的简明实用方书和汤头歌诀。这一时期，出现了我国古代最大的综合性方书《普济方》，以及方剂理论与临床研究的考释类方书。

（一）综合性方书

《普济方》（1406年）为朱元璋第五子朱橚与教授滕硕、长史刘醇等编撰。原书168卷，在流传中部分散佚，清乾隆年间编纂《四库全书》时将其收入，改编为426卷，共1960论、2175类、778法，载方61739首，原本尚有插图239幅。该书对明以前的医方进行了全面系统的搜集整理和研究，不但收录了当时所能见到的各家方书，还转载了传记、杂说及道藏、佛典中的有关内容，保存了大量的古代医学文献，内容丰富，是我国古代最大的一部方书。明代李时珍在编著《本草纲目》时，曾从中引述了大量未能亲睹的方剂文献。

（二）方剂考释类著作

1.《医方考》 明代吴崑撰，刊于1584年。书凡6卷，按病证分为72门。吴氏以"考其方药，考其见证，考其名义，考其事迹，考其变通，考其得失，考其所以然之故"为宗旨，对700余首方剂的方名、组成、功效、适应证、配伍、加减、禁忌等方面进行了详细的考证，使读者知晓医方之所以然。《医方考》是我国方剂考释类著作的代表，问世之后仿行者甚众，并出现了一批方剂考释类著作。

2.《古今名医方论》 清代罗美撰，刊于1675年。书凡4卷，收载历代常用重要方剂与自订方150余首，方论200余则。所选诸方以《伤寒论》为主，兼取孙思邈、朱震亨等名家效方。方论以柯韵伯为主，兼收成无己、张介宾等名家方论。每方先考方名，次述主治、组成、煎法和服法，附录名医有关论述，兼述己见。吴谦在编纂《医宗金鉴》时加以增删，更名《删补名医方论》，进一步扩大了其影响。

3.《医方集解》 清代汪昂撰，刊于1682年。该书初刊时为3卷，收载正方380余首，附方488首。汪氏摒弃按病证分类的传统模式，改按方剂功效分门别类，共分为21门。每方注明来源，辑考历代医论以详析医理、方义，精当切实，保留了一些已佚古方书中疗效显著的名方，如龙胆泻肝汤、金锁固精丸等。该书自刊行之后300余年间，版本多达60余种，可见流传之广，影响之大。

此外，清代赵学敏与铃医赵柏云合作，于1759年编撰了《串雅》，又名《串雅内外编》。汇集民间有效单方验方及铃医经验，所收方剂简、便、廉、验特点突出，实用性较强，是一部特色鲜明的方剂学著作。

第三节　医学理论和实践的新发展

一、温　病　学　说

（一）温病学说发展概况

温病是外感四时温热邪气引起的以发热为主要临床特征的多种急性热病的总称，包括传染性和非传染性两大类，以前者居多。

对温病的认识可上溯至先秦两汉时期，《黄帝内经》已记载有外感热病。《难经·五十八难》指出："伤寒有五，有中风、有伤寒、有湿温、有热病、有温病。"提出"温病"概念，认为其属于广义伤寒，未脱《内经》藩篱。张仲景《伤寒杂病论》："太阳病，发热而渴，不恶寒者，为温病。"对温病有较为明确的论述，并创用白虎加人参汤治疗太阳中暍证等。

隋代《诸病源候论·温病诸候》中，对温病各阶段症候均有详细论述，并分为34候，指出："此病皆因岁时不和，温凉失节，人感乖戾之气而生病，则病气转相染易，乃至灭门，延及外人，故须预服药及为法术以防之。"提出"乖戾之气"为温病的致病因素，明确了温病"转相染易"以及可服药预防的特性。唐代《备急千金要方》《千金翼方》《外台秘要》收载了百余首防治温病的方剂。

北宋庞安时《伤寒总病论》认为温病与伤寒"死生不同，形状各异，治别有法"；并将温热病分为伏气和天行两类。金代刘完素认为热病初起，不宜用辛温大热之药，自制双解散解表清里，突破了伤寒辛温解表或先表后里的治法。元末明初医家王履《医经溯洄集》指出："温病不得混称伤寒"，其治疗"决不可以伤寒六经病诸方通治。"上述医家对温病的认知渐趋深化，为温病脱离伤寒体系，走上独立发展的道路打下了基础。

据学者考证，1622至1644年间，明朝发生了8次大规模瘟疫流行。崇祯十四年（1641年）的温疫遍及河北、山东、江苏、浙江等省，造成严重危害；清代瘟疫流行有增无已，促使医家认真观察研究，提出新的理论和诊治对策。在温病学说创立方面做出杰出贡献的当属明末著名医家吴有性，清代医家叶桂、薛雪、吴瑭、王士雄等为温病学说的进一步发展、成熟做出了不同程度的贡献。

（二）主要温病学家与著作

1. 吴有性与《温疫论》　吴有性（约1580—1660年），字又可，江苏吴县（今江苏苏州市）人。吴氏是明末清初一位民间医生。当时战乱不断，疫病流行。吴有性通过认真观察与实践，指出"守古法不合今病"，完成了我国第一部温病学专书《温疫论》（1642年），提出"戾气说"等诸多创见，为温病学说的发展做出了重要贡献。

《温疫论》的主要内容和贡献：

①温疫的病因为感受"戾气"《温疫论》指出："夫温疫之为病，非风、非寒、非暑、非湿，乃天地间别有一种异气所感。"这种异气又称"杂气""疠气""疫气""戾气"。吴有性创立的"戾气"说，突破了既往对温病病因的认识，并指出"戾气"具有强烈的传染性。

②探明了温疫的感染途径和发病条件。通过认真观察，吴有性提出戾气致病是"从口鼻而入"，跳出了前人外邪皆由皮毛腠理而入的窠臼。人体受戾气侵袭后是否发病、病情轻重、传染性强弱，取决于戾气的强弱，并与人体的正气强弱有关。

③指出温疫致病的特异性。吴有性观察和思考细致入微，注意到感受的戾气种类不同，所引起的疾病也不同，"然牛病而羊不病，鸡病而鸭不病，人病而禽兽不病，究其所伤不同，因其气各异也"。《温疫论》指出，疔疮、发背、痈疽、丹毒及斑疹、痘疮等皮肤感染疾患都是感受戾气所致。为进一步区分各种呼吸道传染病奠定了基础。

④丰富了温疫的治疗方法。《温疫论》详细论述了温疫的各种传变及治法。全书贯穿"客邪贵乎早逐"的观点，反对"下不厌迟"的传统观念，创立达原饮、三消饮、清燥养荣汤等名方，后期用梨汁、藕汁、西瓜汁补充津液，对后世治疗温病注意保养津液的学术观点有很大的启发。

2. 叶天士与《温热论》　叶桂（1667—1746 年），字天士，号香岩，江苏吴县（今江苏苏州市）人。祖父叶时、父亲叶朝采都是当时的名医。叶天士 14 岁丧父，遂放弃科举，专心跟随父亲的门人朱某习医，医理日精，见解常胜其师。叶氏非常好学，先后师从 17 人，如王子接、周扬俊等，终成一代名医。他谙熟医理，精通内、外、妇、儿各科，有着丰富的临床经验。

叶氏一生忙于诊务，无暇著书立说。晚年携门人泛舟太湖，讲授医疗经验和心得，由顾景文记录整理成《温热论》（1774 年）。门人华岫云搜集整理叶氏临证医案，编成《临证指南医案》。《叶氏医案存真》《未刻本叶氏医案》均为叶氏门人收集整理而成。

主要学术成就：

①阐明了温病的发生、发展规律。叶天士明确提出"温邪"是导致温病的主因，突破了"伏寒化温"的传统认识，从根本上划清了温病与伤寒的界限。他继承了吴又可"邪从口鼻而入"的观点，概括新感温病的传变途径是"温邪上受，首先犯肺，逆传心包"。温邪首先犯肺，由卫分到气分，再入营分、血分，为顺传；温邪直中心包，内陷营血，为逆传。"逆传心包"理论，是对温病传变规律认识的一大创见，亦是对《伤寒论》六经传变理论的一大突破。

②创立了卫气营血辨证方法。明确温病由浅入深"卫、气、营、血"四个阶段，提出"大凡看法，卫之后方言气，营之后方言血"的新理论，并确立了温病的治疗原则。"在卫汗之可也，到气才可清气，入营犹可透热转气……入血就恐耗血动血，直须凉血散血"。

③发展了温病的诊断和治疗方法。在温病诊断方面，叶氏注意察舌、验齿、辨斑疹、白痦，已留意到温邪不同，皮疹性状有别。这些理论和诊疗方法对温病学说的发展有着重要影响，至今仍广泛运用于外感温热病的临床辨治。

3. 薛雪与《湿热条辨》　薛雪（1681—1770 年），字生白，号一瓢，江苏吴县（今江苏苏州市）人。薛氏出身书香世家，师从名儒叶燮，自幼习诗文书画，善拳勇，曾两征博学鸿词科不就。后因母患湿热病，乃潜心医学，擅长治疗湿热病，著《湿热条辨》。该书较全面论述湿热病病因、证候、发展变化特点及诊治法则，开温病学说中专门病证研究的先河。

主要学术成就：

①指出了湿热病的发病途径和辨证纲领。提出"湿热之邪，从表伤者，十之一二；由口鼻入者，十之八九""湿热证，始恶寒，后但热不寒，汗出，胸痞，舌白，口渴不引饮"。此条乃湿热证之提纲也。并指出，"湿热病属阳明太阴经者居多，中气实则病在阳明，中气虚则病在太阴"。病阳明者中气实，其证热重于湿；病太阴者中气虚，其证湿重于热。湿为阴邪，遏郁卫阳故恶寒，湿邪郁久化热，湿热相合故但热不寒。

②阐述了湿热病的辨治方法。薛雪指出，湿热病治疗，关键在疏利三焦，宣畅气机。湿热在表，分阴湿伤表和阳湿伤表；湿热内伤，分为湿热俱盛、湿重于热、邪滞三焦以及湿热变证等，灵活辨治，成为后世湿热病治疗的准绳。

4. 吴瑭与《温病条辨》　吴瑭（约 1758—1836 年），字配珩，号鞠通，江苏淮阴（今江苏淮安市）人。自幼习儒，19 岁父病亡，遂弃举子业专攻医学，后因侄儿死于温热误治，始注重温病研究。吴氏深受吴又可、叶天士学术思想的启发，结合临证经验，采辑《内经》等经典论述，仿《伤寒论》条文分证的形式，于 1798 年著成《温病条辨》。晚年著《吴鞠通医案》。

主要学术成就：

①确立了温病的范围。吴氏将温病分为 9 种：风温、温热、暑温、湿温、秋燥、冬温，温疟、温毒、温疫。温疫具有强烈传染性，能够引起大流行。而其他八种，可从季节、疾病表现上加以区分，由此确定了温病学说的研究范围。

②创立了温病的三焦辨证体系。吴鞠通认为，温病是自上而下传变，"亦由浅入深，须竖看""温病由口鼻而入，鼻气通于肺，口气通于胃。肺病逆传，则为心包。上焦病不治，则传中焦，胃与脾也。中焦病不治，即传下焦，肝与肾也"。把温病传变与脏腑病机联系起来，作为温病的辨证纲领，是对叶氏理论的补充与发挥。

③对温病治疗学的重要贡献。吴氏提出"治上焦如羽，非轻不举；治中焦如衡，非平不安；治下焦如权，非重不沉"的治疗原则。确立了清络、清营、育阴等治法，创制了一系列效方，如桑菊饮、银翘散、杏苏散、桑杏汤、增液汤等。

5. 王士雄与《温热经纬》　王士雄（1808—1867 年），字孟英，晚字梦隐，号半痴山人、随息居士等，浙江钱塘（今浙江杭州市）人。王氏出身医学世家，祖、父皆精医。14 岁丧父，靠舅父资助得以习医。著有《霍乱论》（1838 年）、《温热经纬》（1852 年）、《随息居饮食谱》（1861 年）。王氏医德高尚，以济世活人为己任。张养之尝赞曰："孟英之手眼，或可得而学也；孟英之心地，不可得而及也。"

主要学术成就：

①集温病学之大成。《温热经纬》以《内经》《伤寒论》中有关条文为经，以叶桂、薛雪、陈平伯、余霖等医家之论为纬，辑集各家医论，阐发自己见解，使温病学说遂成系统，蔚为大观。

②将温病分为新感和伏气两大类。《温热经纬》将温病分为新感和伏气两类，新感温病由表及里，由卫气及营血；伏气温病则是由里出表，由血分达气分。他侧重阐发伏气温病，对新感温病主张遵循卫气营血辨证治疗。此外，他系统总结了霍乱的辨治规律，创制了蚕矢汤、连朴饮等方剂。

由于明清时期温病学家在医学理论和实践上的创见，使温病学在理、法、方、药上逐渐自成体系，使温病学独立于伤寒之外，使中医学对外感热病的理论、诊疗与预防等更加完善。除上述医家外，汪机、戴天章、余霖等，均对温病学说深有研究，丰富了温病学的理论和治法。

二、人痘接种术

（一）天花与种痘的流传

人痘接种术是预防天花的一种重要的免疫方法。天花是一种由天花病毒引起的烈性传染病，主要通过接触和飞沫传播曾严重危害人类尤其是幼儿和青少年健康。1980 年，世界卫生组织（WHO）宣布在全球范围内消灭了天花。

我国古代无天花一病，东汉由国外传入，光武帝建武年间"于南阳击虏所得，乃呼为虏疮"。又称"痘疮"，葛洪《肘后备急方》对其症状、预后有详细描述。在与天花长期斗争中我国人民逐渐摸索出预防天花感染的方法。

16 世纪以来，出现了数十种论述痘疹的专著。有关人痘术，较为可信的是俞茂鲲《痘科金镜赋集解》（1727 年）的记载："闻种痘法起于明朝隆庆年间（1567—1572 年）宁国府太平县，姓氏失考，得之异人丹家之传，由此蔓延天下。至今种花者，宁国人居多。"张琰的《种痘新书》（1741年）也提到："余祖承聂久吾先生之教种痘箕裘，已经数代。"由此推断，我国的人痘接种术，最迟在 16 世纪就已经发明了。

（二）人痘接种的方法

1. 种痘方法　《张氏医通》（1695 年）记载了 2 类 4 种种痘方法。痘衣法是将天花患儿的内衣给未出天花的小儿穿，使其产生抵抗力，但可能感染重型天花而死亡。鼻苗法分为 3 种：旱苗法指的是将痊愈期天花患者痘痂研细，用银管吹入未出天花小儿鼻腔内；水苗法是指水调匀上述痘痂，用棉花蘸后塞入未出天花小儿鼻中；浆苗法是指用棉花沾天花患者痘浆，塞入未出天花小儿鼻腔内。痘衣法最原始，简便易行，但成功率较低。痘浆法将患儿痘疱挑破，直取其浆接种，传染既烈，损患儿亦重，被斥为"不仁"。水苗法是痘浆法改良而来，安全可靠。旱苗法较水苗法为晚，可靠性不如水苗法，轻吹则不入，重吹则迅烈难当，涕多则苗随涕去。

2. 苗种的选择、保蓄　朱弈梁《种痘心法》中指出："若时苗能连种七次，精加选炼，即为熟苗""其苗传种愈久，则药力之提拔愈精，人工之选炼愈熟，火毒汰尽，精气独存，所以万全而无患也"。活疫苗反复传代培养，可以保留免疫抗原性而减低其毒力。收取苗种要及时用纸包固，纳小竹筒密闭，不令泄气，或密闭于新瓷瓶内，置洁净之所，清凉之处。依法藏蓄，春天可保存三四十日，夏天可保存二十余日，冬天可保存四五十日。李约瑟曾指出，藏苗就是一个减毒过程。

（三）人痘接种术的推广与传播

人痘接种术自发明以后，一直在民间口传心授，甚少笔之于书。当时种痘师多半从安徽宁国府太平县（今黄山市）习得其术并购买痘苗。康熙即位后，下诏征集、考选种痘医师。皇家种痘师不但为皇族子孙种痘，而且赴蒙古科尔沁、鄂尔多斯等地为诸藩子女种痘。康熙在《庭训格言》中对自己推广种痘成绩特别满意。乾隆朝编纂的《医宗金鉴》，第一次收入《幼科种痘心法要旨》1 卷，充分表明了官方提倡和推广的态度，亦使种痘法规范化。经过数十年官方和民间医生推广，人痘接种术深入人心。

据李约瑟考察，早在 18 世纪之前，在中国的传教士已写信给英国皇家学会谈到中国种痘术，但未获重视。康熙二十八年（1689 年）中俄尼布楚条约签订，俄国政府选派留学生来华学习种痘，人痘接种术传入俄国。1672 年经西域传至土耳其，再传至欧洲。1744 年，清代商人兼医生李仁山将种痘术传至日本。

1788 年，英国乡村医生爱德华·詹纳（Edward Jenner，1749—1823 年）发现患过牛痘的挤奶女工不再得天花，经过 10 余年的潜心研究，于 1796 年 5 月 14 日为 1 名 8 岁男孩试种牛痘成功。1805 年，牛痘接种术传回中国。

中国人从发明人痘，到接受国外传来的牛痘接种法，说明中国人不仅能发明创造，而且善于接受新生事物。人痘接种术是牛痘发明前预防天花的有效方法，被世界医学界称为"人工免疫的先驱"。

第四节　医学各科的成就

一、解　剖　学

"解剖"最早见于《黄帝内经》。《灵枢·经水》云："若夫八尺之士，皮肉在此，外可度量切循而得之，其死可解剖而视之。"中医有关人体解剖学的认识，自《黄帝内经》起已有不少记载。但由于封建礼教的束缚及诸多历史文化因素的影响，始终发展缓慢，其中错误认识历代沿袭。至清代，王清任开展了对人体解剖学的探索，并取得了一定的成绩。

王清任（1768—1831年），又名全任，字勋臣，河北玉田县人。他在长期的医疗实践中，发现前人的医学著作中对人体脏器的记述多有错误，认为"业医诊病，当先明脏腑"，指出"著书不明脏腑，岂不是痴人说梦；治病不明脏腑，何异于盲子夜行？"于是他冲破传统观念的束缚，经常到义冢、刑场观察尸体，"不避污秽，每日清晨，赴其义冢，就群儿之露脏者细视之""十人之内，看全不过三人，连视十日，大约看全不下三十余人"。通过对义冢中孩童弃尸以及刑杀之后尸体的观察，绘制"亲见改正脏腑图"13幅，并以文字描述人体脏器的生理结构，于1830年撰成《医林改错》上、下卷。书中纠正了古人"肺有二十四孔""脾闻声则动""尿从粪中渗出"等解剖、生理学方面的错误认识。描述了主动脉和静脉及其分支，气管两个分支插入两肺，胆总管及其开口，视神经等解剖形态。在中国医学史上第一次正确描述膈肌，并提出脑髓说，"灵机记性，不在心在脑"，明确了脑主宰思维记忆的功能。

王清任还有一大贡献，就是在观察尸体时，发现停留在全身各处的"瘀血"，并据此创制一系列活血化瘀方剂，如血府逐瘀汤、通窍活血汤、少腹逐瘀汤、补阳还五汤等，丰富了活血化瘀的治法方药，对后世临床实践有重要指导作用。

受历史环境的限制，王清任所观察的尸体内脏多残缺不全，因此书中所述难免也存在一些错误。他在该书自序里也提到："其中当尚有不实不尽之处，后人倘遇机会，亲见脏腑，精察增补，抑又幸矣！"王清任以科学创新的精神和认真严谨的态度进行人体解剖学观察和探索，具有划时代的意义。

二、诊 断 学

明清时期，医家更注重四诊兼备、脉证合参。在舌诊、问诊、脉诊等方面均有较大发展，并创立了八纲辨证、卫气营血辨证、三焦辨证，且得以广泛应用。

（一）望诊

明清时期医家对望诊研究更加深入。李中梓在《医宗必读》（1637年）中集各家之要，详论望诊。喻昌《医门法律》（1658年）开篇便强调望色的重要性，指出"察色之妙，全在察神"。明清时期以舌诊研究最为突出，多为承先启后之作。16世纪下半叶，申斗垣著《伤寒观舌心法》，在《敖氏伤寒金镜录》的基础上，运用分经、运气等理论，把舌和证联系起来，并绘制舌象图135种，对舌诊的发展贡献颇大。康熙七年（1668年），张登以《伤寒观舌心法》为底本，参入其父张璐临床经验，编著成《伤寒舌鉴》。书中根据舌质和舌苔的深浅、兼杂、润燥、偏全及形态不同，分为白苔、黄苔、黑苔、灰舌、红舌、紫舌、霉酱色苔、蓝色舌、妊娠伤寒舌等9类，绘图120幅，可谓舌诊史上的重大发展。

（二）问诊

中医向来重视问诊。李梴在《医学入门》（1575年）详列问诊事项48问，另加妇人问诊4问，产后4问，共计56问。张三锡《医学六要》（1609年）将李梴的56问，简化为26问。张介宾再予简化，编成"十问歌"："一问寒热二问汗，三问头身四问便，五问饮食六问胸，七聋八渴俱当辨，九因脉色察阴阳，十从气味章神见。"清代陈修园在此基础上增加妇儿内容，流传更广。

在问诊方面，喻昌主张医家应重视既往患病情况和现在症状的询问，避免诱导性发问，与现代医学的问诊原则相合。蒋示吉《医宗说约》（1663 年）中的问诊方法较"十问"更为缜密详尽、通俗易诵。

（三）脉诊

明清时期脉诊发展迅速，出现了大量脉诊专著。如李时珍的《濒湖脉学》、吴崑的《脉语》、李中梓的《诊家正眼》、王道纯的《脉诀四言举要》、莫熺的《脉学入门四言举要》、李廷昰的《脉诀汇辨》等，其中影响最大的是李时珍的《濒湖脉学》（1564 年）。李时珍在明以前脉学著作的基础上，由博返约，以歌诀形式介绍了 27 种脉的脉象特点、鉴别及所主疾病，便于学者理解与诵读，流传甚广。李中梓承袭李时珍，将脉象归纳为 28 部，编成四言歌诀；其侄李廷昰历时 10 年，参考近 70 种古医籍中脉学理论，结合个人心得，并选录李中梓医案，编撰成《脉诀汇辨》（1664 年）。清代潘楫据其师王绍隆所传而辑注《医灯续焰》（1652 年），凡 21 卷，81 篇，汇集各家脉学理论，联系各科病证阐述脉理治法，内容详备，切合临床。

（四）辨证理论

明清时期，中医临床辨证进一步发展完善。明代张介宾统合历代有关八纲辨证的内容，确立八纲辨证纲领，产生了较大影响。孙一奎在《赤水玄珠》中指出，"凡证不拘大小轻重，俱有寒、热、虚、实、表、里、气、血八个字"。方隅的《医林绳墨》亦指出："虽后世千万方论，终难违越矩度，然究其大要，无出乎表、里、虚、实、阴、阳、寒、热八者而已。"张介宾明确提出以阴阳为总纲，统领六变，"六变者，表、里、寒、热、虚、实是也，是即医中之关键。明此六者，万病皆指诸掌矣"。清代程国彭进一步完善八纲辨证内容，在《医学心悟》中专列"寒热虚实表里阴阳辨"。自此，八纲辨证的确立，使中医临床辨证理论更加完备，学者得以执简驭繁，并广泛应用于临床。

明清时期传染病肆虐，以往的六经辨证、脏腑辨证已不能满足临床诊治需要，叶天士创卫气营血辨证，吴鞠通创三焦辨证，大大提高了外感温热病的诊疗水平，补充和完善了中医辨证理论。

三、内　　科

明清时期内科学的发展趋于成熟，主要表现出现不同学术流派及其学术思想争鸣，内科杂病辨证论治水平较前代明显提高，内科杂病诊治的理论总结与医著空前增多。

（一）温补派及反温补派医家

明代内科学领域出现了以薛己、张介宾、赵献可等为代表的温补学派，他们强调温补肾阳在治病与养生方面的重要性，反对刘完素、朱震亨以寒凉药攻伐的学术主张。清代则出现了徐大椿、陈修园等强烈反对温补的医家，形成了温补派与反温补派的学术之争。

薛己（1487—1559 年），字新甫，号立斋，江苏吴郡（今江苏苏州市）人。天资聪颖，精通各科。著作颇丰，涉及内、外、妇、儿、眼、口齿等科。其《内科摘要》（1529 年）是中国医学史上最早以内科命名的医著，全书共载医案 21 类，209 例，每案下详述病因、病机、治法、方药以及预后等内容，是一部理、法、方、药齐备的内科医案著作。薛己是明代温补派的先驱，重视肾中水火与脾胃的关系。强调脾肾并举，注重温补，创"朝夕互补法"，擅用六君子汤、四物汤、补中益气丸、肾气丸等调补养正之方。

张介宾（约 1563—1640 年），字会卿，号景岳，又号通一子，浙江山阴（今绍兴市）人。他自幼聪慧，十四岁随父到京师，曾拜名医金英门下。青壮年从戎幕府，转战数年，遍历各地。后解甲归里，致力于医学。学术上，针对朱震亨"阳常有余，阴常不足"的观点，提出了"阳非有余""真阴不足""人体虚多实少"等学术主张，并把真阳与真阴归根于肾命之水火，创制左归丸、右归丸等名方；治疗上主张温补肾阴肾阳，慎用寒凉与攻伐之品。因其医术精湛，擅用熟地，人称"张熟地"。晚年撰《景岳全书》，其中"伤寒典""杂证谟"中所述大多属于内科病证，每证列医理、论治、评议、方药等，内容丰富，颇有见地。如对于中风的辨析，认为"卒倒"非风邪所致，"多由昏愦，本皆内伤积损颓败而然，原非外感风寒所致，而古今相传，咸以中风名之，其误甚矣"。并指出治疗上"当培补元气为主"，对后世临床具有重要的指导意义。

赵献可（约 16 世纪下半叶），字养葵，自号医巫闾子，浙江鄞县（今宁波市）人，著有《医贯》（1687 年）《邯郸遗稿》。他承袭薛己的温补理论，发挥命门学说，认为命门为人身的"真君真主""譬之元宵之鳌山走马灯……其中间惟是一火耳。火旺则动速，火微则动缓，火熄则寂然不动"。强调命门之火为人身之至宝，人体生机的盛衰取决于命门之火的荣枯，在临床治疗及养生方面重在温养命门之火，用药多以六味丸、八味丸为主。但其过分强调温补命门，难免有些偏颇。

李中梓（1588—1655 年），字士材，江苏华亭（今上海松江区）人。李中梓兼取李杲、薛己、张介宾等诸家之长，提出"肾为先天之本，脾为后天之本""气血俱要，补气在补血之先""乙癸同源，肾肝同治"等论点，对后世影响深远。他重视脾肾同补，"治先天根本，则有水火之分。水不足者，用六味丸，壮水之主，以制阳光；火不足者，用八味丸，益火之源，以消阴翳。治后天根本，则有饮食劳倦之分。饮食伤者，枳术丸主之；劳倦伤者，补中益气主之"。著作丰富，所著《内经知要》《医宗必读》流传最广；其门人有吴中医家沈朗仲、马元仪、蒋示吉及再传弟子叶天士、尤在泾，使吴中医学得以进一步的发展盛行。

清代对温补派学术主张提出反对观点的主要是徐大椿、陈修园。徐大椿曾撰《医贯砭》（1764 年），对赵献可的《医贯》一书进行猛烈贬斥。陈修园则撰写《景岳新方砭》（1804 年），对张介宾的温补学说加以抨击。徐大椿、陈修园针对温补派的评述，对纠正当时滥用温补的偏向确实起到一定作用，但囿于门户之见，言辞过于偏激，不免有失偏颇。

（二）内科综合性医著

《医学正传》（1515 年），作者虞抟（1438—1517 年），字天民，自号花溪恒德老人，义乌（今浙江义乌市）人。他承袭家学，为"使后学知所适从，而不蹈偏门以杀人"，博采各家之长，结合四十年临证经验，于正德十年（1515）著成《医学正传》。除伤寒宗仲景，小儿宗钱乙外，虞抟十分推崇朱震亨，论病悉以朱震亨的理论及方剂冠其首。虞抟在朱震亨"阳常有余，阴常不足"理论的基础上加以发挥，阐发气与血的关系，认为阳有余、阴不足均有在气、在血之分。首次提出血虚须先益气，将人参、黄芪作为补血必备之品，并质疑朱震亨"诸痛不可用参、芪"之说。

《明医杂著》（1549 年），作者王纶（15—16 世纪），字汝言，号节斋，浙江慈溪（今宁波市）人。出身官宦之家，历任礼部郎中、副都御使、湖广巡抚等职。因父病而精究医理，晚年著《明医杂著》。王氏学宗丹溪，融汇朱、李（东垣）等诸家学术思想，提出"外感法仲景，内伤法东垣，热病用河间，杂病用丹溪"，对后世有一定的指导意义。

《寿世保元》（1615 年），作者龚廷贤（1522—1619 年），字子才，号云林，江西金溪（今抚州市）人。承袭父业，曾任太医院吏目。著作颇丰，以《寿世保元》最为精详。全书分为 10 卷，内容涉及脏腑、经络、诊法、治则、药性、病证、方剂、民间单验方、急救、气功、食疗、养生、杂治、灸法等，并附方药和医案，取材广泛，选方大多切于实用。如对中风的防治有独到见解，"中风者，俱有先兆之症，凡人如觉大拇指及次指麻木不仁，或手足少力，或肌肉蠕动者，三年内必有大风之至……当预防之，宜朝服六味地黄丸或八味丸，暮服竹沥枳术丸与搜风顺气丸，二药间服，久而久之，诸病可除"。龚氏首先命名了"五更泻"，将病因归为肾虚。

《症因脉治》（1641年），作者秦昌遇，字景明，上海人，生活于明代天启年间。秦昌遇强调临证应"先辨其症，次明其因，再切其脉，据症、据因、据脉用治"，才能"节节可证，而法不谬施"，为初学者提供一个清晰而完整的辨证论治思路。除卷首6篇医论，该书卷1至卷4主要论述临床常见病证43种，对每种病证辨症求因，审脉施治，症因脉治，分列明晰，有较高的实用价值。

《证治汇补》（1687年），作者李用粹（1662—1722年）。汇集清初以前历代医家对内科杂病的证治经验，并补入作者的心得体会。书共8卷，分列提纲、内因、外体、上窍、胸膈、腹胁、腰膝、下窍八门，共82种病证。辨析各种病证的病因、诊断、治法、方药，切于实用。作者推崇朱震亨对气、血、痰、郁的论述，并加以发挥。

（三）内科病证专著

《红炉点雪》（1630年），为论述虚损痨瘵专书，作者龚居中（生卒年不详），字应园，别号如虚子，江西金溪（今抚州市）人。龚居中曾任太医，擅长内、外、儿科，著有《红炉点雪》《福寿丹书》《外科百效全书》《幼科百效全书》《小儿痘疹医镜》等，其中以《红炉点雪》最负盛名。书中对葛可久《十药神书》所述劳证多由"火乘金"的理论进一步发展，认为虚损痨瘵最主要的致病因素是痰火，其发病机理在于精气血液耗伤，致使阳盛阴亏，火炎痰聚。治疗重视肺肾两脏，创立益水清金降火的治疗原则，为后世医家所推崇。

《慎柔五书》（1636年），作者胡慎柔（1572—1638年），法名住想，江苏毗陵（今常州市）人。幼年曾患痨病，经名医查了吾治愈，后师从查氏，颇有所获；又师从周慎斋，著成《慎柔五书》。该书将虚劳分为虚损和痨瘵，认为损病自上而下，最终传至脾肾；痨病自下而上，最终传至脾肺，二者不可混治。其虚劳论治以培补脾胃，以甘淡为法，对后世治疗慢性虚劳病有一定的临床指导价值。

《理虚元鉴》（1644年）是一部虚劳证治的专书，作者汪绮石。汪氏认为虚劳病因有六：先天之因、后天之因、痘疹及病后之因、外感之因、境遇之因、医药之因。对虚劳证治提出"三本二统论"，"三本"即本于肺、脾、肾三脏，以清肺、调脾、补肾为原则；"二统"，即将虚劳分为阴虚、阳虚两类，"阴虚之症统于肺""阳虚三夺统于脾"；注重肺、脾二脏，指出"补肾水者，不如补肺以滋其源""补命门火者，不如补脾以建其中"，自创清金保肺方剂若干，对后世治疗痨瘵有一定影响。

此外，内科病证专著比较著名的还有尤怡的《金匮翼》，条理明晰，切于实用。林佩琴的《类证治裁》，强调诊治疾病重在识证、辨证，摘录上自仲景，下至张璐、叶天士等人的治疗经验，颇具特色。卢之颐的《痎疟论疏》，为前人治疟经验专书。熊笏的《中风论》提出"气热生风论"，论述治疗中风的经验。王清任的《医林改错》以补气活血、活血化瘀的治疗原则应用于内科疾病的治疗，至今仍广泛用于临床。

四、外　伤　科

明清时期，外、伤科有显著的发展，发明了一些外、伤科的医疗用具。诊疗水平日益提高的同时，重视探讨外科理论的，并形成了不同的学术流派。

（一）外科

1. 正宗派　外科正宗派以陈实功所著的《外科正宗》（1617年）为代表。陈实功（约1555—1636年），字毓仁，号若虚，江苏崇川（今南通市）人。陈实功认为"痈疽虽属外科，用药即同内伤""内之证或不及于其外，外之证则必根于其内"，在诊治上强调内、外并重，"消""托""补"三法相结合。内治重视脾胃，善养气血，认为气血的盛衰与疮疡的预后密切相关；外治主张"开户逐贼""使毒外出为第一"，常用腐蚀药品或刀、针清除腐肉，扩创引流。陈实功还创造和记载了许多当时先进的外科技术，如鼻息肉摘除、气管缝合术、咽喉异物剔除术及截肢术等，以及枯痔、挂线等治疗痔瘘的方法。书中最早对颈部恶性肿瘤及其转移进行了描述，还创制和荣散坚丸、阿魏化坚膏等，缓解恶性肿瘤症状，延长患者生命。书中对乳癌的描述及预后判断也切合实际，对后世有很深的影响。

该书刊行后，广为流传，在中医外科学史上占有重要地位。《四库全书总目提要》赞其"列证最详，论治最精"。

2. 全生派　外科全生派以王维德所著的《外科证治全生集》为代表。王维德（1669—1749年），字洪绪，号林屋山人，江苏吴县（今苏州市）人。出身世医，承其家学，通晓内、外、妇、儿各科，尤以外科闻名。于乾隆五年（1740年）撰《外科证治全生集》，简称《外科全生集》。他把外科病证分为阴阳两类，认为"痈发六腑""疽发五脏"，痈属阳，疽属阴。治疗上主张"以消为贵，以托为畏"，治痈当清火败毒，消肿止痛；治疽则开腠理、散寒凝、滋气血，并创制阳和汤、犀黄丸等方剂。其所创制消肿散结的小金丹，疗效确切，沿用至今。但其治疗痈疽反对针、刀和腐蚀药等外治法，宁可"待其自溃"，则比较片面。

3. 心得派　心得派以高秉钧的《疡科心得集》为代表。高秉钧（1755—1827年），字锦庭，江苏锡山（今无锡市）人，于嘉庆十年（1805年）撰《疡科心得集》3卷。主张根据疮疡的发病特点"按部求因"，在上部为风温、风热，在下部为湿火、湿热，在中部为气郁、火郁。提出"毒攻五脏"的观点，"毒入于心则昏迷，入于肝则痉厥，入于脾则腹疼胀，入于肺则喘嗽，入于肾则目暗手足冷"。这与西医败血症、脓毒血症的描述一致。对于疮疡的治疗，高秉钧推崇陈士铎"阳毒可用攻毒，阴毒必须补正"的观点。

4. 麻风病专书　《解围元薮》（1550年）是现存最早的麻风病专书，由沈之问的祖父沈怡梅收集治疗麻风病秘方，其父沈艾轩补充，沈之问本人总结麻风病诊治经验而成。书中详述麻风病的病因、证候、防治，记载了丰富的防治麻风病的方药。书中强调麻风病的传染性，并纠正了以往认为多服大枫子造成失明的错误观点。

5. 梅毒病专书　陈司成所撰《霉疮秘录》是较早的梅毒病专书。梅毒病约于15世纪或更早从国外经广东传入我国，初称"广疮"；后因其外观似杨梅，又称为"杨梅疮"。陈司成出生世医之家，自幼博览医籍，经过对梅毒病的深入调查研究，积累了相当丰富的诊治经验，于崇祯五年（1632年）著成《霉疮秘录》。该书除了证实此病主要由接触传染外，还发现遗传和间接传染，重视梅毒的隔离与预防。书中准确描述了梅毒不同病期的症状，提出用丹砂、雄黄等含砷的药品治疗，这是世界上使用砷剂治疗梅毒的最早记载。

（二）伤科

伤科在这一时期有明显的进步。明代伤科称为接骨科，清代称为正骨科或伤科。

《正体类要》（1529 年），明代薛己所撰，记述了正骨手法 19 条，载方 72 首。强调伤科治疗要遵循八纲辨证，用药以补气血滋肝肾，养血和血为主。书中还介绍了仆伤、坠跌、金创等治疗验案。

《医宗金鉴·正骨心法要旨》（1724 年）由吴谦等撰，系统总结了清以前治疗的理论和经验，对人体各部位的骨度、正骨手法、固定器具、内外治疗用药做了最为详细的记述。内治以薛己《正体类要》为蓝本，外治突出整骨手法和器具治疗。总结归纳骨折整复的摸、接、端、提、按、摩、推、拿八种手法，列举腰柱、通木、抱膝、竹帘、夹板等固定器具。附图 27 幅，载方 91 首，图文并茂，强调手法、固定、用药的有机统一，简明易懂，流传甚广，对后世伤科学发展影响极大。

《伤科汇纂》（1818 年）由胡廷光撰，以《正体类要》《医宗金鉴》为基础，广泛收集清以前的伤科文献资料及民间诊治经验，载方 1000 余首，对伤科的复位指标和术后功能锻炼均有正确认识。明清伤科著作还有钱秀昌的《伤科补要》等。

五、妇　产　科

明清时期，妇产科诊疗经验更为丰富，专科著述大量涌现，现存妇产科专著达 100 余种。其中较为著名的有：

《女科撮要》（1529 年），明代薛己著。全书共 2 卷，30 论，上卷论经、带诸证及乳痈、阴疮等杂病 15 论，其中涉及补中益气汤者 14 论；下卷论胎、产诸证 15 论，涉及补中益气汤者 10 论。收载验案 184 则，其中使用补中益气汤者 65 则。薛己以《内经》理论为依据，注重脾肾，擅长温补；提出"心脾平和，则经候如常"的观点，对后世月经病从心脾辨治影响极大。

《万氏女科》，作者万全（1499—1582 年），字事，号密斋，湖北罗田人。幼承家学，兼通儿科、妇科、痘疹。医术精湛，著述颇丰。于嘉靖二十八年（1549 年）著《万氏女科》3 卷，收入《万密斋医学全书》。该书所列方药多为家传秘方和作者经验用方，附有验案。并在前人学术思想的基础上，提出妇人病治疗原则为："调经，专以理气补心脾为主；胎前，专以清热补脾为主；产后，专以大补气血行滞为主"，对后世妇产科临床有重要的指导意义。

《女科证治准绳》，明代王肯堂汇集 50 多位医家的妇产科论述及方药而成。其中主要保留了薛己校注的陈自明《妇人大全良方》的内容，分治法总论、调经门、杂证门、胎前门及产后门五大类，对明代以前女科学术成就作了较系统的整理，是一部资料丰富的妇产科著作。

《济阴纲目》，作者武之望（约 1552—1629 年），字叔卿，号阳纡，陕西临潼人。该书以王肯堂《女科证治准绳》为基础，广搜博引，分列纲目，重新编次而成。清代汪淇于 1665 年笺注并加以改订，流传后世。

《傅青主女科》，清代极具影响的妇产科著作，相传为傅山所著。傅山（1607—1684 年），初字青竹，后改字青主，博通经史百家，工诗文书画。明亡后，坚不仕清，隐于医，尤擅女科。《傅青主女科》系其后人将傅山有关妇科病证的论述与经验以及其他医家论述辑录而成。全书 2 卷，对带下、血崩、妊娠、正产、小产、难产、产后等病证论述详明，治法方药颇有创见，理法谨严，处方精炼。他所创制的完带汤、易黄汤、清经散、两地汤、开郁种玉汤等均为妇科名方，至今仍广泛使用。首创"肝郁"辨证，认为肝郁与肝血亏损有关，治疗以肝、脾、肾三脏为主，为女科郁证的诊治开创了新思路。对于带下病提出"带下俱是湿证"的观点，强调祛湿为治带之本。此书成于康熙年间，道光七年（1827 年）首刊于世，先后刊行 60 余次，颇为后世医家推崇。

《达生篇》，清代通俗实用的产科专著，亟斋居士撰，刊行于康熙五十四年（1715 年）。全书 3 卷，对育胎避忌、产前、临产、难产救治、产后调护等内容均有详细论述。作者主张临产时沉着镇静，掌握"睡、忍痛、慢临盆"六字诀，尽可能不服药或少服药，符合产科卫生和临产规律。该书文字通俗，内容简要，切于实用，流传较广。

六、儿　　科

明清时期儿科名家多由家传，因而积累了更为丰富的儿科诊疗经验，使儿科理论不断深化，诊治水平日益提高。

《保婴撮要》由薛铠撰前10卷，其子薛己整理并增补后10卷而成，于嘉靖三十五年（1556年）刊行。书中论述了小儿养护、生理病理及常见病证200余种，系统而完备，并附有医案。薛氏十分重视乳母对婴儿身体健康的影响，认为乳母的体质、情绪、疾病等因素均可能引起婴儿产生疾病，因此需要乳母与婴儿同时医治，指出"保婴之法，未病则调治乳母，既病则审治婴儿，亦必兼治其母为善"。

《万密斋医学全书》，作者万全。祖父杏坡，父菊轩，均以儿科闻名。万全总结家传经验与自己心得，撰成《万密斋医学全书》10种，其中有5部为儿科著作，分别为《幼科发挥》《片玉新书》《育婴秘诀》《痘疹心法》《片玉痘疹》。万全基于钱乙提出的小儿"脏腑柔弱，易虚易实，易寒易热"的理论，注重固护脾胃，主张"调理但取其平，补泻无过其剂""当攻补兼用，不可偏补偏攻"。仿朱丹溪"阳常有余，阴常不足"论，结合小儿的生理特点，提出小儿"肝常有余，脾常不足""心常有余，肺常不足""肾常虚"，对后世小儿养护及疾病诊治具有重要指导意义。万氏总结家传验方牛黄清心丸、玉枢丹、安虫丸等100余首，至今为临床沿用。

《幼科证治准绳》，作者王肯堂，刊于明万历三十五年（1607年）。该书以五脏为纲，详述儿科各类疾病，先论后方，取材广博，有较高的参考价值。书中重点论述麻、痘、惊、疳四大症的诊治。还记载了婴儿先天性肛门闭锁的开通手术。

《幼幼集成》，作者陈复正，字飞霞，清乾隆时期广东罗浮山道人。有感于前人所论小儿疾病多有错误，"乃取前代之说，存其精要，辨其是非"，于乾隆五年（1750年）撰成《幼幼集成》。该书详述儿科各类疾病的诊断及治疗，反对"小儿为纯阳之体"之说，认为滥用寒凉，伤脾败胃，主张"固护元气，扶补脾胃"的治疗原则。对于小儿痉病提出独到见解，将其分为伤寒病痉、杂病致搐和竭绝脱证三类，分别称为"误搐""类搐""非搐"。根据"小儿脏腑未充，则药物不能多受"的观点，创立适合小儿的外治法，如按摩、热敷贴药、刮痧、针挑、吹药等。在诊断方面，重视指纹望诊，概括归纳为"浮沉分表里，红紫辨寒热，淡滞定虚实"，后世儿科医家多沿用之。

七、针灸与推拿

（一）针灸

明代针灸学较前代有较大的发展，名家辈出，汇编性著作大量出现，医家也更重视针刺手法的研究，出现了20多种复式补泻手法。清中期以前针灸学也有较好的发展，出现大量针灸歌赋和简便易行的灸法。清代灸法也从艾炷的烧灼向用艾卷的温热灸法发展，后又在艾卷中加入某些药物，辨证施灸。道光二年（1822年），道光帝下令："针灸一法，由来已久，然以针刺火灸，究非奉君之所宜，太医院针灸一科，著永远停止。"此后针灸疗法仍在民间流传与运用，但针灸学的发展受到了一定程度的阻碍。

明清时期比较著名的针灸学著作如下：

《针灸大全》，徐凤撰于明正统四年（1439 年），主要汇集了历代有关针灸学的文献资料。全书6 卷，包括针灸理论、经脉、穴位、针刺手法等。卷 1 包括针灸经穴、针灸宜忌及治疗歌诀 22 首；卷 2 为《标幽赋》全文及注释；卷 3 载周身折量法、取周身寸法及全身各部十二经穴位置七言诗；卷 4 为窦文真公八法流注、灵龟飞腾八法取穴时日歌及八法主治的各种病证及所用配穴；卷 5 载徐氏本人之金针赋及子午流注针法；卷六为点穴、艾炷、壮数避忌、灸疮保养、要穴取法及经穴别名等。徐凤首次记载了"烧山火""透天凉"等操作手法。

《针灸问对》又名《针灸问答》，3 卷，汪机撰于嘉靖九年（1530 年）。汪机认为"针灸必本《素》《难》"，设 84 问，以问答形式阐述了针灸学的基本理论。极力反对"医者不究病因，不察传变，惟守某穴主某病之说"，强调治病无定穴，法随证变，"病变无穷，灸刺之法亦无穷"。

《针灸聚英》（1529 年），又名《针灸聚英发挥》，作者高武（16 世纪初），号梅孤，浙江鄞县（今宁波市）人。高武学识渊博，曾于嘉靖年间考中武举，晚年精研医学，尤善针灸。鉴于男、女、儿童针灸取穴的差异，高武设计铸造男、女、儿童铜人各一座，作为针灸定穴的标准。《针灸聚英》汇集《内经》以下 16 部针灸著作，结合自身经验而成。全书记载内、外、妇、儿等各科疾病 113种，收载针灸处方 65 首，并以按语形式提出自己的独到见解。另著有《针灸节要》，又名《针灸素难要旨》，摘录《素问》《难经》中有关针灸的重要论述编次而成，便于初学者使用。

《针灸大成》，作者杨济时（1552—1620 年），字继洲，浙江三衢（今衢州市）人。出身于世医之家，祖父曾为太医。杨继洲由儒而医，潜心攻读，尤擅针灸。在家传《卫生针灸玄机秘要》基础上，结合自己的临证经验，著《针灸大成》。他曾三针治愈山西监察御史赵文炳的痿痹顽疾，故书稿完成后，由赵文炳资助，靳贤补充整理，于万历二十九年（1601 年）刊行。全书 10 卷，内容全面，博采诸家有关针灸学的内容，是明以前最完备的一部针灸专著。杨继洲临证经验丰富，主张治病针、灸、药缺一不可；重视经络学说，提出"宁失其穴，勿失其经"；重视补泻手法，强调"巧妙玄机在指头"，将前人针刺十四法概括为"杨氏补泻十二法"。该书刊行以后，不仅受到国内学术界的重视，也被译成德、英、法日等多种文字，至今各种版本已达 50 种。

（二）推拿

"推拿"一词，始于明代。明代太医院设按摩科作为十三科之一，使按摩术得到长足发展。后至明隆庆五年（1571 年）太医院取消按摩科后，按摩转以婴幼儿为主，形成了独具特色的小儿推拿体系。清代小儿推拿著作大量涌现，促进了推拿学的整体进步和小儿推拿的不断发展。

《小儿推拿秘旨》（1604 年），明代重要的推拿学专书，作者龚廷贤，书中运用歌诀的形式叙述小儿常见病症的穴位与推拿治法，简明易懂，具有较大的实用价值。

《小儿推拿秘诀》（1605 年）又名《推拿仙书》，作者周岳甫（字于蕃，一作子蕃）。该书论述了推、拿两法的要点，重点阐述"身中十二拿法"的穴位与功效，并绘制周身穴图，方便取穴。

《小儿推拿广意》（1676 年），作者熊应雄。该书注重将小儿生理特点与推拿理论相结合，详论推拿理论与手法在小儿疾病中的应用，附推拿手法图 20 余幅，载方 180 余首，图文并茂，通俗易懂，流传较广。

《厘正按摩要术》，作者张振鋆，字筱衫，江苏宝应（今扬州市）人。张振鋆在《小儿推拿秘诀》的基础上，广搜博采，厘正补充，于光绪十四年（1888 年）撰成《厘正按摩要术》4 卷。该书重点论述了 24 种常见小儿疾病的推拿治疗，重视辨证，详述推拿取穴原则，并绘图说明各种推拿手法，为临床医家所推崇。

八、眼　　科

中医眼科学在明清时期有长足进步，眼科专著的影响远超前代。

《原机启微》（1370年），又名《元机启微》，2卷。作者倪维德（1303—1377年），字仲贤，自号敕山老人，江苏吴县（今苏州市）人。该书详论眼睑病、眼出血、倒睫、内障等眼病及其治疗方法，载方45首，其中石斛夜光丸等至今仍在临床应用。

《审视瑶函》又名《眼科大全》，由明代医家傅仁宇、傅维藩父子于崇祯十七年（1644年）编撰而成。全书6卷，系统论述了108种眼科疾病的病因、病症及治疗，载方396首，并附有眼科针灸要穴图、针烙钩割刀样图、金针图等。主张内外兼治，介绍了金针拨障术以及钩、割、针、烙、点、洗等眼科外治法。该书内容丰富，是明末一部影响较大的眼科专著。

《银海指南》，又名《眼科大成》。作者顾锡，字养吾，安徽桐乡（今桐城市）人，于嘉庆十四年（1809年）撰成《银海指南》4卷。该书论述眼病的病因病机精辟而又详尽，被誉为"眼科之指南，医林之圭臬"。论及全身病兼目疾是该书的一大特色，顾锡认为"医虽有专科，而病则无专病也"。收载眼科方药186首，附医案170余例，遣方用药注重补益肝肾，反映中医整体观在眼科的应用。

九、喉　　科

明清时期喉科有较为显著的发展。明代出现了我国现存最早的口齿专书《口齿类要》（1528年），由薛己所撰，记述了口、齿、舌、喉疾病的辨证治疗。

至清代，由于白喉、喉痧（猩红热）等传染病肆虐，许多医家致力于喉科疾病研究，喉科迅速发展为独立专科，相关著作逾百种，其中影响最大的是《重楼玉钥》。

《重楼玉钥》（1838年），作者郑宏纲（1727—1787年），字纪元，号梅涧，又号雪萼山人，安徽歙县人。郑宏纲出身于喉科世家，认为"人之一身，惟此最为关要"，撰成《重楼玉钥》2卷，后经同乡好友方成培及其子郑枢扶整理补充，于1838年刊行。书中详述咽喉部解剖结构、生理病理以及喉科疾患的治法与验方，并着重论述了白喉、烂喉痧等急性传染病的证治与预后。郑宏纲认为白喉患儿多因"肺肾本质不足者，或遇燥气流行，或多服辛烈之物，感触而发"，治疗上重视养阴清肺，创制了著名的喉科方剂养阴清肺汤，疗效确切，至今仍为临床所用。

第五节　医事制度与医学教育

明清时期，在医事制度和医学教育方面也有新的变化，并取得了一定发展。

一、医　事　制　度

（一）太医院

明清两朝均设有太医院，只是医官设置名称先后不同。太医院是国家医药行政管理机构和医学教育机构，也是皇室医疗机构，负有医学人才考试选拔、祭祀名医、诊视皇族大臣疾病、医官的任免与派遣等职能。太医院下设生药库，明洪武六年（1373年）后设御医。清太医院医官俱为汉人，乾隆五十八年（1793年），特置满大臣一人，管理院务。明清两代为帝后诊病，均有严格的规章制度。

1. 医学分科　明代太医院分为 13 科，即大方脉、小方脉、妇人、疮疡、针灸、眼、口齿、咽喉、伤寒、接骨、金镞、按摩、祝由。明太医院要求御医各专一科，每科由一至数名御医或吏目掌管，下属有医士或医生。

清代医学分科逐渐合并递减。顺治年间医学分 11 科，比明代少金镞、祝由、按摩 3 科，增加痘疹，接骨改称正骨。嘉庆二年（1797 年）痘疹并入小方脉科，口齿、咽喉合为一科，共计 9 科。嘉庆六年（1801 年）奉旨将正骨科划归上驷院，由蒙古医生兼充。道光二年（1822 年）奉旨取消太医院针灸科，余 7 科。同治五年（1866 年）减为 5 科，即大方脉科（伤寒科、妇人科并入）、小方脉科、外科、眼科和口齿咽喉科。

2. 医疗管理　明代太医院御医每天分两班在内府御药房值班，为皇帝和内宫嫔妃服务，遇皇帝出巡，还需随行。明代各亲王府、藩王府和接待外宾的会同馆虽有医官，但遇疑难重症常上奏皇帝，由太医院派员诊治。

清代御药房分东、西两所，由太医院医官轮流值班。对清代各王公府第和文武大臣，太医院也常奉旨诊视。如发生疫情，太医院可向军队、监狱、边关隘口等处派遣医疗人员。

3. 祭祀名医　明代于每年三月三日或九月九日通祭三皇。洪武二年（1369 年）以十大名医从祀。嘉靖时于太医院北建景惠殿，中奉三皇和四配，东、西厢殿共有 28 位名医配祀。每年春、秋两季由礼部官员主持祭祀，太医院官员分献祭品。太医院东、西药房的药王庙和圣济殿的祭祀由太医主持。

（二）御药局和御药房

御药局是专为皇帝服务的御用药事机构，主要监制御用药饵，兼管收储各地进贡的各类药材及各种成药加工制备，它与太医院相辅。又置御医，御医由太医院医官担任，需轮流值班。后改设御药房，由提监、太监理事，分两班掌管御用药饵。东宫典药局专为太子服务。

清代无御药局，顺治十年（1653 年）设御药房供应宫内所需药物的炮制和成药加工。康熙三十年（1691 年）裁总管首领内监，改派内管领一人，副内管二人兼管。御前药房分东、西二所，由太医院医官轮流为皇帝值班。西御药房由院使、院判、御医、吏目分班侍直，叫作"宫直"。东御药房由御医、吏目、医士分班侍直，叫作"六直"。

（三）地方医事制度

明代府、州、县均设专职医生，由太医院考核委派。府设医学正科 1 人，州设典科 1 人，县设训科 1 人，负责辖区的医药卫生行政和医学教育。各地还设有惠民药局、养济院和安乐堂。

明代惠民药局袭宋之旧制，在南、北两京及各府、州、县均设地方惠民药局，作为平民诊病买药的官方机构，掌管贮备药物、调制成药等事务，军民工匠贫病者均可在此求医问药。遇疫病流行，有时也发放免费药物。

二、医 学 教 育

（一）明代医户制度与世医承继

明代沿袭元制，将户口分为民、军、医、儒、灶、僧、道、匠等，规定各户必须子袭父业，一入医户，子孙就必须世代业医。明代医户，大多社会地位低下，与乐工、厨师、班匠等同。为防止逃户，规定医生遭遇残废或年逾七十不堪应役时，才许放免。这样，使子承父业的自愿选择变成了指令性制度，也造就了不少医学世家。这种世医承继的方法成为当时培养医生的主要方式。

（二）太医院教学方法与考试制度

1. 分科教学 明代官方医学教育按太医院所分13科分科教学，有教师2~3人担任教习，医官、医生各选定专科进行学习。所用教材有《素问》《难经》《脉诀》等经典及各科重要医书，须熟读精解。

清代医学分科由明代的13科减为11科，后又多次整合而逐渐减少。教学内容主要是《内经》《伤寒论》《金匮要略》及相关各专科医书，后又增习《医宗金鉴》为主要的教科书和考试内容。

2. 考试制度 明代太医院医生主要从各地世业医生中考选。被选入太医院学习者，称医丁。医生每年分四季考试，三年大考一次。医丁和太医院的医学生、医士均参加大考。考试合格者，一等为医士，二等为医生；不及格者可学习一年后补考，三次考试不及格者，予以黜免。五年考试成绩均属优等者，由教师奏请，酌予升授。明代注意医生继续教育，充任医士、医生后，还要继续学习专科并参加考试。明代还通过外访保举医士，补充太医院人员，以确保太医院医官的质量，不少名医曾被举荐进太医院，如戴思恭、李时珍、龚廷贤、徐春甫等都曾在太医院任职。

清代医学生一般学习3年期满，由礼部堂官主持考试，合格者升为医士，不合格者继续学习，以待再考。

（三）地方医学教育与民间医学教育

明代对地方医学教育比较重视，如弘治十七年（1506年）规定，府、州、县均设医学，主管地方医药行政和医学教育，府设正科1人，为从九品，州与县的医官均未入流，万历年间始改为从九品。

清代，府设正科，州设典科，县设训科，名额各为1人。雍正元年（1723年）题准，命各省巡抚对所属医生详加考核，精通《内经》《伤寒论》《本草纲目》者，提请作为医学官教习，每省1人，准其食俸3年。对特别优秀者，即上调太医院，授为御医，其遗缺者，由本省在习医人中择优补授。

民间医学教育，主要采用家传或师徒相授形式。不少世医将自己经验编写成简易实用的医书，作为教材传授子弟，起到了普及医学的作用。

第六节　中外医药交流

从明代至清代第一次鸦片战争爆发前近500年间，中外医药交流主要有三条途径：东亚各国医生来中国学习，返国后著书立说，为中医药在本国的传播和发展做出贡献；郑和出使西洋，促进了中国与南太平洋、印度洋、红海、东非等沿岸各国的医药交流；西方来华传教士推动了中西医药文化交流。

一、中国与朝鲜、日本的医药交流

（一）中国与朝鲜的医药交流

明代，朝鲜政府常聘请中国医生诊病和教授医药知识，并派遣本国医生到中国学习。1617年朝鲜内医院教习崔顺立等就医学疑难问题来中国求教，答疑及讨论内容由明代太医院御医傅懋光以问答形式撰成《医学疑问》一书。1624 年明朝官员王应遴作《答朝鲜医问》，对朝医疑问予以书面回答。从二书中可知，当时朝鲜与明廷有过多次政府间的中医学术研讨。

朝鲜医家金礼蒙等对 15 世纪前的 150 多种中国医药书籍及其他文献进行了系统的整理，于 1445 年辑录成大型中医类书《医方类聚》。全书 266 卷，分为 95 门，收方 50000 多首，每证有论有方。此书收方数量仅次于我国的《普济方》，是古代国外医家编纂的体量最大的中医方书。书中引用的资料，除前代医家著作外，兼采古代传记、杂说乃至儒、道、佛的相关书籍，保存了不少我国现已散佚的医药文献。朝鲜医家许浚（约 1546—1615 年）等于 1610 年编纂《东医宝鉴》25 卷，引用我国历代医籍 190 余种，分为内景、外形、杂病、汤液、针灸 5 篇，篇下详分细目，载有各种病证的病因、证候、治法、药物、经络、针灸等相关内容。该书是朝鲜医学由全面引进中医学而开始本土化的代表性著作。

朝鲜还曾多次刊刻中国医书，如 15 世纪时翻刻《针灸铜人图》《世医得效方》《新刊仁斋直指方论》《伤寒类书》《医方集成》。明天顺八年（1464 年）五月，朝鲜将《素问》《脉经》《张子和方》《小儿药证直诀》《伤寒类书》《外科精要》《妇人大全》等中国医籍，列为医学考核课目。清康熙六十一年（1722 年）十月，朝鲜译官黄夏成回国，清廷赠送《赤水玄珠》一帙 51 册。《本草纲目》于 17 世纪已流传到朝鲜，《医宗金鉴》于 18 世纪末传往朝鲜。朱纯嘏《痘疹定论》（1713 年）2 卷、曾香田《痘疹会通》（1786 年）4 卷也曾在朝鲜翻印发行，中国人痘接种知识在朝鲜很快得到普及。同时，朝鲜医书也传入中国。乾隆三年（1738 年）清廷官员出使返国时，朝鲜赠送《东医宝鉴》一帙 23 卷。朝医李景华所撰《广济秘笈》（1790 年）、康命吉所撰《济众新编》（1799 年）等医书，相继输入我国。在中朝医学交流中起到了一定作用。

（二）中国与日本的医药交流

明代中日两国医药交往尤为频繁。明洪武三年（1370 年），竹田昌庆（1340—1420 年）来华，向道士金翁学习中医和针灸，曾因医治明太祖皇后难产，使母子平安，被赐封为"安国公"。8 年后，竹田昌庆回国带去铜人一具及一批中医药典籍。

田代三喜（1465—1544 年）于 1487 年入明，研习东垣、丹溪之学，历经 12 载，回国后倡导李、朱学说，是将金元医学传入日本的医家，被誉为日本汉方"后世派"之祖。曲直濑道三（1507—1594 年）于 1531 年拜田代三喜为师，历时 10 年，返京都后创立"启迪院"，培育大批弟子，并撰《启迪集》（1571 年），发扬李、朱学说，成为日本汉方"后世派"的重要人物。

1492 年坂净运来华学习中医，他对仲景学说的研习尤其重视，1500 年返日时带走《伤寒杂病论》等相关书籍。先后撰述《新椅方》《续添鸿宝秘要钞》等，向日本医界介绍、传播仲景学说。受他的影响，永田德本（1513—1630 年）在日本医学界创立了与"后世派"相对立的"古方派"。其后的名古屋玄医（1627—1696 年）、吉益东洞（1702—1773 年）均为"古方派"代表人物，崇尚仲景学说，反对"后世派"所推崇的李、朱学说。

此外，日本还出现了介于上述两派之间的"折衷派"，主张既遵奉中国古代经典医理，也重视选用宋、元以后的新方，提倡融合古今，取各家之所长。首倡者为望月鹿门，代表人物有和田东郭（1743—1803 年）、中神琴溪（1744—1833 年）等。

受中国乾嘉考据学风影响，日本汉医界也出现了"考据派"，成员有多纪元孝、多纪元简和丹波元胤等。他们重视对中医古典文献的研究整理工作。多纪元孝长期从事中医典籍的研究、考证，其后代多纪元简继承其事业，最终著成《素问识》（1806 年）、《灵枢识》（1808 年）等较有学术价值的著作。丹波元胤则从目录学的角度梳理中医药古籍，广泛收集历代中医书籍及相关资料，1826

年撰成《医籍考》（初刊于 1831 年，国内通行本名为《中国医籍考》），收录先秦至清代的中医药书籍 2876 种，分列 9 大类，每书著录内容有书名、作者、卷数、存佚、序跋和考证，为中医目录学的建立和发展做出了杰出贡献。

1539 年和 1547 年，吉田宗桂（1500—1570 年）曾两次来中国，并在第 2 次来华期间治愈过明世宗的疾病，故明世宗赠以颜辉画的《扁鹊图》和《圣济总录》等物，以表答谢。因吉田宗桂对本草学的造诣颇深，被医界誉为"日本日华子"。

明代中国医学家到日本行医讲学者亦有多人，如陈宗敬、陈元赞、王宁宇、戴曼公等，其中不少在日本有很高的声望，他们或行医授徒，或著书立说，对日本医学发展非常有影响。清代中国医生仍不断有到日本行医或传授医学的，如杭州医家陈振先在日本长崎撰《药性功用》，传授本草学知识与经验。

中日两国间的医药书籍交流在明清之间兴盛，日本在大永八年（1528 年）印刷出版了最早的医书，即我国明代熊宗立编撰的《医书大全》（1446 年），此书对日本汉方医学的发展具有重大影响。李时珍《本草纲目》出版 10 余年后即流传到日本。明万历三十五年（1607 年），林道春将该书献给德川幕府创建者德川家康（1543—1616 年）。近年学者研究认为，《本草纲目》可能在 1604 年便传入日本。17 世纪以后，《本草纲目》除初刻本金陵本外，江西本、杭州本等传本也相继传入日本。清代，《本草纲目》在日本多次翻刻重印。其他诸如《黄帝内经》、本草、伤寒、针灸、痘疹系列书籍在日本江户时代（1603—1867 年）曾多次传入（约 800 多种、近 2000 次）日本，至今多种珍贵版本仍然收藏在日本各处国立及私家、寺院书库，包括中国散佚的部分医书。

二、中国与欧洲国家的医药交流

明清时期，中国与欧洲国家的医药交流，主要是通过西方来华的传教士推动的。传教士们将西方医学知识带入中国，同时将中医药知识传回西方。

明代来华的传教士中最早传授西医知识者，是 1582 年来华的意大利的利玛窦（P. Mattehoeus Ricci，1552—1610 年）。他与徐光启等合作，译介了许多西方科学技术的著作，如他所译《西国纪法》（1605 年）就有神经解剖知识。

随后，1597 年龙华民（Nicla Ingbardi，1559—1654 年）、1613 年艾儒略（Juli Aleni，1582—1649 年）、1621 年邓玉函（Jhann Terrentius，1576—1630 年）、1622 年罗雅谷（Giacm Rh，1593—1638 年）、1630 年汤若望（Jhann Adam Schall Vn Bell，1591—1666 年）等相继来华传教。他们先后将西方的天文、水利、医药等书籍译成中文并刊行。如邓玉函译述的《泰西人身说概》（1623 年），罗雅谷、邓玉函、龙华民合作译述的《人身图说》等书，把西医的解剖、生理学知识介绍给中国。艾儒略的《西方问答》介绍了欧洲的验尿诊断及放血疗法等西医知识。他的另一本中文译著《职方外记》还介绍了欧洲的一些防疫方法。这些对中国医学界均有一定影响。

西方来华的传教士为配合传教也开展行医施药的活动，这就导致西方药物，如金鸡纳、鼻烟、药露、氨水、日精油等传入中国。清代赵学敏在《本草纲目拾遗》中就曾写道："日精油，泰西所制……治一切刀创、木石及马踢、犬咬等伤，止痛敛口，大有奇效。"说明西方传入的药物在当时受到中国医药界的关注。

传教士还带来了欧洲的医院设施和医学教育方式。澳门主教卡内罗（D. Belchior Carneiro，又译作贾尼劳，1516—1583 年）于 1569 年在澳门建立了米斯力科地亚医院（Misericrdia Hospital）和圣拉斐尔医院（St. Raphael Hospital）等西医医疗机构。大约在 1594 年，澳门的圣保罗学院还曾附设医科班。这些西方在中国开设的最早的医院和医学校，主要为来华的西方人服务。由于位于澳门一隅，故对中国内地影响不大。

　　清初，传教士把中医的脉学、本草学和针灸学的内容介绍到了欧洲。最早介绍脉学的是波兰籍传教士卜弥格（Michel Boym，1612—1659 年）的《医论》，1676 年在米兰出版了该书的意大利文译本，10 年后，纽伦堡天然药物研究杂纂补编收录了此书。英国名医弗洛伊尔（Floyer John，1649—1734 年）把卜弥格译述的中医脉学转译成英文，连同自己的著述合辑为《医生诊脉表》一书，1707 年在伦敦出版。受中医脉学的启发，弗洛伊尔发明了脉搏计数器。卜弥格在华期间选择了一些中医药知识译成拉丁文，其译著《中国植物志》（拉丁文），实际上是《本草纲目》的节选本，于 1656 年在维也纳出版，成为在欧洲早期介绍中国药物的著作。

　　17 世纪针灸术也引起一部分欧洲人的关注，荷兰东印度公司的旁特最早记载了针术（1658 年）；另一教会职员荷兰人布绍夫（H. Busschof）用艾法治愈了自己多年的痛风症，因而向荷兰介绍灸术，后于 1676 年译成英文在伦敦出版。1683 年，荷兰医生赖尼（William Ten Rhyne）在伦敦出版了英文版《论关节炎》。书中有利用针刺治疗关节炎的内容。18 世纪以后，欧洲人对针灸术认识渐多，出版介绍针灸的书约 50 种，德、法、英、瑞典、捷克等国对针灸均有介绍，爱尔兰还出版了一本论述灸术作用的专著。法国的杜赫德（Jean Baptiste du Halde，1674—1743 年）根据传教士寄回欧洲的各种资料编成书籍，书名简称《中华帝国全志》，1735 年原书在巴黎出版，其中第三卷节译了《脉诀》《本草纲目》《神农本草经》《名医别录》《医药汇录》等书，书中介绍了阿胶、五倍子的用途，记述了人参、茶、海马、麝香、冬虫夏草以及中国云、贵、川等地的大黄、当归、白蜡虫、乌桕树等中药。此书不久便被译成英文和德文，在西欧颇有影响。

　　19 世纪初，欧洲的学者们开始研究中国医学史，并出版了专著，如瑞穆斯特（Rumust，A.）于 1813 年在巴黎出版法文版《关于中国医史研究》和皮尔松（Pearson）于 1820 年在伦敦出版的英文版《中国医学史》。中医药知识借传教士之手，逐渐向欧洲传播。

三、中国与其他亚非国家的医药交流

　　明清时期，中国与其他亚洲国家乃至东非沿岸部分国家的医药交流亦较频繁。

　　明代永乐、宣德年间（1405—1433 年），郑和率领船队从南京出发七下西洋。这里的"西洋"泛指海南岛以西的海域与诸国。郑和一行遍历 30 多个国家和地区，最远到达波斯湾和非洲东岸。据《郑和家谱》和《瀛涯胜览校注》记载，郑和船队共 27000 余人，其中随船医官 180 人，船队有长 44 丈、宽 18 丈的大船 60 余艘，每艘可乘千人，每次航程长则 3 年余，短则 1 年多。船载货物及相应的医药用品。船医除负责船员的健康外，每到停泊之处还要采购当地药材，为华商与当地官民诊病施药。

　　《医学入门》《景岳全书》等传入越南后，黎有卓（1720—1791 年），号海上懒翁，在学习吸收的基础上，结合当地医疗情况有所发明与创新，于 1770 年撰成越南传统医学中第一部综合性医书《海上医宗心领》，创立了越南医学理、法、方、药体系。黎有卓因此也被誉为越南"医圣"，其事迹被记录于越南阮朝国史馆编撰的《钦定大南会典事例》中。《海上医宗心领》共 28 集，66 卷，书中收集 3187 个民间验方和家传秘方，除一般中药外，记载了黎有卓发现和补充的 305 味药。

　　此外，暹罗（今泰国）、真腊（今柬埔寨）、婆罗国（今文莱）、锡兰（今斯里兰卡）、爪哇（今印尼爪哇岛）等东南亚国家，仍继续以官方和民间贸易两种方式，源源不断将木香、丁香、没药、降香、沉香、阿魏、荜茇、芦荟、蔷薇水等特产药物输入中国；与之对等的，中国的货物及中药也输往东南亚各国。这种医药贸易的传统加强了中国与东南亚各地的政治经济关系，也促进了双方的医药交流。

思维导图

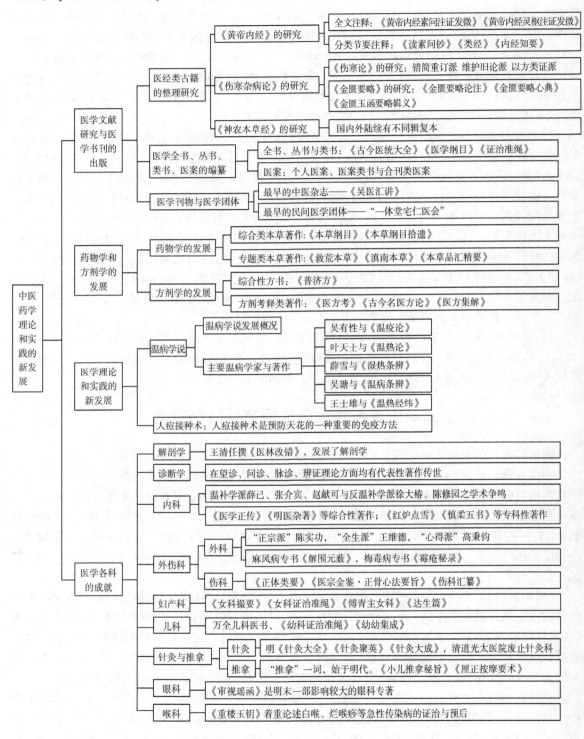

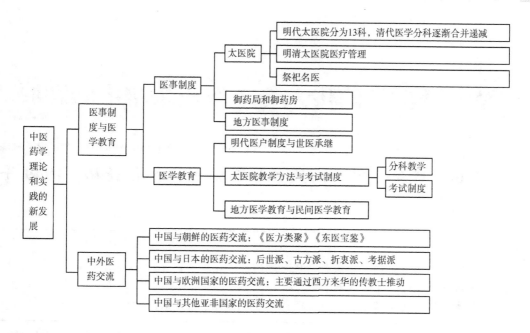

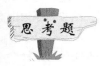

1. 明清时期中医学的主要成就表现在哪些方面？
2. 论述温病学体系的形成及发展。
3. 明清之际中医外科学成就有哪些？
4. 简述李时珍对医药学的伟大贡献。
5. 谈谈你对王清任主要医学成就的评价。

第七章　西医学的传入与中医在艰难中的发展

（鸦片战争—中华人民共和国成立　公元 1840—1949 年）

📖 **学习目标**

1. 掌握近代中西医汇通及中医科学化思潮的主要观点及代表医家。
2. 熟悉近代中医学的主要成就。
3. 了解中医界反废止的抗争，以及西医学传入的背景及方式。

从 1840 年鸦片战争到 1949 年中华人民共和国成立，是中国逐渐沦为半殖民地半封建社会的历史，也是中国人民追求国家独立和民族复兴的历史。这段历史分为前、后两个时期，前 79 年为旧民主主义革命时期，后 30 年为新民主主义革命时期。

17—18 世纪，当欧洲在发展资本主义生产方式，并开始工业革命的时候，中国还处在封建社会阶段，社会形态发展和生产力发展已明显落后于欧洲。19 世纪初，资本帝国主义依靠坚船利炮和廉价商品开始了全球扩张，中国被迫中断自己历史的发展程序，开始沦为半殖民地半封建社会。

1840 年爆发的鸦片战争，以血与火的形式把中华文明推入了一个蜕变与新生并存的新的历史阶段。鸦片战争后，清政府被迫与英、美、法等国签订《南京条约》等一系列不平等条约，极大地损害了中国的主权完整，破坏了中国自给自足的小农经济基础；西方资本主义的生产因素的引进，又阻断了中国经济体系自身走向资本主义的道路。再败于第二次鸦片战争后，清政府被迫与英、法、俄、美等国签订《天津条约》《北京条约》，通商口岸增至 15 个，丧失领土 150 多万平方公里，外国人不仅攫取了中国海关，还将势力范围扩大到中国沿海各省和内地，进一步加深了中国半殖民地的程度。19 世纪末 20 世纪初，帝国主义列强发动了中法战争、中日甲午战争和八国联军侵华战争，清政府被迫签订《马关条约》《辛丑条约》等，赔款割地，帝国主义列强纷纷在华投资设厂、开矿修路、造轮船、设银行等，加强了对清政府的控制。《马关条约》是中国半殖民地半封建社会基本形成的标志；《辛丑条约》的签订，标志着中国半殖民地地位的完全确立。

随着民族危机加深，民族资产阶级试图通过洋务运动发展资本主义，但中日甲午战争战败，"师夷长技以制夷"的美梦破灭。资产阶级维新派试图通过学习西方的政治制度来救亡图存，却以戊戌变法的失败告终。义和团运动通过"灭洋"沉重地打击了清王朝的反动统治，粉碎了帝国主义瓜分中国的美梦。此后，以推翻清政府为主要斗争目标的资产阶级民主革命运动在全国迅速兴起。随着民主思想的传播及论战、团体及政党的建立、一系列武装起义的实践、理论的指导，最终导致了辛亥革命，推翻了清王朝的封建统治，结束了两千多年的中国封建君主专制制度。1912 年中华民国成立，历经南京临时政府时期、北洋政府时期、南京国民政府时期。

19 世纪末 20 世纪初，马克思、恩格斯的一些观点已经出现在中文刊物和著述上。第一次世界大战后，中国作为战胜国在巴黎和会上的失败，大大刺激了中国知识分子和仁人志士的思考，再加上俄国十月革命的胜利成果的推动，中国人进一步思考从晚清到民国初年中国的历史发展道路，更容易接受马克思主义的传播，能够在新的历史起点和历史经验基础上考虑国家发展的资本主义或者社会主义方向。1921年，由中国先进的知识分子组成的中国共产党成立，成为领导中国新民主主义革命的核心力量。中国共产党在领导全国各族人民为新民主主义而斗争的过程中，经历了北伐战争、土地革命战争、抗日战争和解放战争四个阶段，最终取得新民主主义革命的胜利，建立中华人民共和国。

近代中国医学的主要特征是中西医学的交汇与撞击。在不平等条约的保护下，西方医学开始全面、深入地在中国传播，晚清民国时期中、西医并存的局面正式形成。西式医院、医学校逐渐由口岸城市向内陆地区扩展，近代医学观念、技术和设备通过西式医疗和教育机构传入中国，借助于新的印刷、造纸技术和文化传播渠道，西方医学著作广泛传播，产生了日益深远的影响。

中医业者依然坚守学术传统，在经典医学文献的整理，丛书、医案、医话、工具书的编修、刊行，临证各科和方药学的研究发展方面，依然取得了很多成就，并在应对新传入传染病方面积累了一定的经验。为应对西方医学逐渐强大的情势，中医内部分化出中西医汇通学派，主张借鉴西医，融会新知，以求找到中医药发展的新途径、新方法。北洋政府时期的"漏列中医案"和南京国民政府时期的"废止中医案"，曾引发全国中医药界的抗争运动，并出现"中医科学化"思潮，对中医行业和中医学术体系发展的近现代路向产生了重要影响。

第一节　西方医学的传入及其发展

早在明末，西方医学（以下简称"西医"）就随着传教士进入中国。18世纪以后，西医中的生理学、微生物学、诊断学、临床医学等方面突飞猛进，较完整的医学科学体系逐步形成。1840年鸦片战争之后，不平等条约迫使清政府打开门户，西医因此得以在中国生根。

1857年，英国传教士医师合信（Benjamin Hobson，1816—1873年）出版了 *First Lines of the Practice of Surgery in West* 一书，协助他译成中文的中国人管茂材，为该书起了一个简洁的中文名《西医略论》，"西医"一词就此正式出现。书中，相对应地以"中土医学""中国医士"来称呼中医及中医业者。

这一时期，西医作为西方列强文化侵略的重要内容，借助各种方式，迅速在中国传播，并在20世纪后逐渐占据支配地位，给中医学及中医药行业造成了严重的生存危机。

一、建立诊所和医院

西医的传入与发展，与传教士密不可分。在进入中国初期，传教的途径有很多，最高效的手段是借助于行医，眼科诊所最为常见。结合《圣经》教义与实践，治疗眼疾成为传教士行医传教的突破口。虽然中国很早就有治疗白内障的方法——金篦术（金针拨障术），但其施行速度和效果远不如近代西医的白内障手术。

早在1820年，英国基督新教传教士马礼逊（Robert Morrison，1782—1834年）与东印度公司的船医李文斯顿（John Livingstone，生卒年不详）就在澳门开设了一家眼科诊所，这是有文字记载的中国第一家西医眼科诊所。博济医院是中国第一家西医医院，其前身为1835年美国基督会传教士彼得·伯驾（Peter Parker，1804—1888年）在广州创办的眼科医局（又称"新豆栏医局"）。这类早期诊所的成功引起传教士的重视。1835年，郭雷枢（T. R. Colledge，1796—1879年）发表《关于任用医生作为对华传教士商榷书》（*Suggestions with Regard to Employing Medical Practitioners as Missionaries to China*），公开提出"医学传教"建议。1838 年 12 月，"中华医药传道会"（The Medical Missionary Society in China）在广州成立，开启了中国医学近代化的进程。

　　鸦片战争以后，清廷与列强签订的一系列不平等条约中，都将在通商口岸开设医院、建立教堂列入条约。如《望厦条约》第十七款写到："合众国民人在五港口贸易，或久居，或暂住，均准其租赁民房，或租地自行建楼，并设立医馆、礼拜堂及殡葬之处。"至 1848 年，在广州、福州、厦门、宁波、上海五个通商口岸全部建立起了教会诊所或医院。此后，教会开办的诊所和医院不断深入中国内陆。到 1937 年时，仅在华英、美基督教会开办的医院已达 300 所，诊所约 600 处。

二、创办医学校和吸引留学生

　　1885 年，美国传教士满乐道（Robert Coltman，1862—1931 年）写道："目前，在华传教事务可以分为三项：神职工作、医疗和教育。"无论是在近代医学史，还是在近代教育史，教会医学教育的出现都举足轻重。教会医学教育，不仅开创了我国正规的西医教育，也是我国近代教育体系的引路者。中国第一所教会医学校，是 1866 年美国医药传道会在广州建立的博济医学堂。

　　1900 年以前，教会学校数量少、规模小、毕业生寥寥无几。1901 年《辛丑条约》签订后，教会医学校迅速发展。截至 1905 年，医学校有 23 所，还有 36 所护士学校、药学校和助产学校等。著名的医学校有：1902 年在广州成立的夏葛女子医学校；1906 年由英国伦敦会、美国长老会、美国公理会国外布道会部、美以美会、英国圣公会、伦敦教会医学会等联合创办的北京协和医学堂。北京协和医学堂于 1915 年由美国洛克菲勒基金会接收并改组为北京协和医学院（Peking Union Medical College，简称 PUMC），成为当时得到中国政府认可的最大的教会医学院，至今蜚声海内外。其他著名的医学院还有：山东齐鲁大学医学院（1909 年）、成都华西协和大学医学院（1910 年）、上海震旦大学医学院（1911 年）、长沙湘雅医学院（1914 年）等。

　　鸦片战争改变了中国原有的历史进程和社会性质。中国学生出国学习西医，在当时含有较大的政治因素。伯驾曾说："训练中国青年医药人员，是增加美国威信和影响的重要事情。"抛开政治因素，出国学西医这一现象，正说明了国人对西医的接受与认可，西医已经在中国稳稳扎根并发展壮大。《辛丑条约》签订后，大批中国学生到日、美、欧洲各国留学，其中很多是学习西医。自 1907 年清政府与日本订立了接受中国留学生的办法之后，短期内去日本的留学生超过万人。1908 年，美国提出将庚子赔款的半数作为中国留学生赴美之用后，留美学生明显增加。大多数医学留学生回国后，为我国的医疗事业做出了积极的贡献，其中的佼佼者如黄宽、金韵梅。

　　黄宽（1829—1878 年），名杰臣，号绰卿，广东广州府香山县东岸乡（今珠海市香洲区唐家湾镇东岸村）人，毕业于英国爱丁堡大学，是中国第一批出国留学生之一，第一位留英学习西医并获得医学博士学位的中国人。1857 年，黄宽回国赴广州惠爱医馆就职。1866 年被聘至博济医院创设的华南医学校执教解剖学、生理学和外科学，是中国最早担任西医教学的教师之一，使西医治疗及医院制度、医术医药、医学教育、医学科研和医护宣传等一整套全新的医疗体系，在中国开始传播。他医术精湛，尤擅外科，成功进行了中国首例胚胎截开术（碎胎术）。

　　金韵梅（1864—1934 年），出生于浙江宁波，在她两岁时，父母死于霍乱，美国传教士麦嘉谛夫妇收养了她。金韵梅是中国第一位女留学生，毕业于美国纽约医学院附属女子医科大学，创办了我国第一所公立护士学校——天津北洋女医学堂。

三、翻译医书和出版医学刊物

最早在中国翻译西方医药书籍的是英国传教士合信（Benjamin Hobson，1816—1873 年）。1851 年，他与中国人陈修堂合译了《全体新论》一书。此外，合信还编译了《西医略论》（1857 年）、《妇婴新说》（1858 年）等书。美国教会医生嘉约翰（John Glasgow Kerr，1824—1901 年）编译了《内科全书》（1883 年）、《西药名目》（1899 年）等 20 余种医书；英国人傅兰雅（John Fryer，1839—1928 年）译有《化学卫生论》（1895 年）等医书；英国人德贞（John Dudgeon，1837—1901 年）译有《全体通考》（1886 年）等。从 19 世纪 50 年代至辛亥革命，约有 100 余种外国人译著的西医书籍在我国流传。

除了译著，医学相关期刊的出版也为西医在中国的传播起到了促进作用。1868 年由美国教会医生嘉约翰在广州编印的《广州新报》（1880 年改为月刊，更名为《西医新报》），是中国内地最早的中文西医报刊。1887 年创刊于上海的《博医会报》（The China Medical Missionary Journal）是一份英文医学刊物，早期是在华医学传教士学术团体博医会的会刊，集医学传教、医院报告与世界医学发展报道等于一体。1907 年《博医会报》转型为纯学术期刊，成为在华西医传播西医科学、发布临床医学研究成果最重要的媒体。

西方医学传入推动中国逐步建立起现代医疗卫生体系，包括卫生行政、医疗机构、医学教育和学术建制，为新中国继续完善这一体系确立了基础；医学知识的有效传播和医、药、护职业团体的涌现，使晚清和民国官民感受到西方医学带来的便利和益处，逐步在社会文化方面取得有利地位；医学研究的新成果和医疗技术的进步，在最终消除严重危害人群的疾病方面发挥了积极作用。与此同时，中国人由被动接受转为主动吸收西方医学，力图通过发展现代医疗卫生体系摆脱中国的落后状况，并在这一时期产生了最初的一批成果。

第二节　废止中医论与中医界的抗争

近代西方科技文化对中国传统文化的冲击，被人们称为"三千年未有之大变局"，而中西医论争正处于这种大变局的风口浪尖之上。其中有些留洋归来者，对传统中医学采取一概否定的态度，断言医学没有中、西之分，只有玄学与科学之别，主张全盘西化，甚至提出废止中医的主张，使中医药濒于被消灭的境地，由此激起了中医界和社会各界人士的反对和不断抗争。

一、废止中医论引发的争议

余岩（1879—1954 年），字云岫，1905 年公费赴日本留学，1916 年回国。是医学界最早系统地提出废止中医的主张，并竭尽全力使之实现的代表人物。他留日归来，极力主张仿效日本，走科学救国之路。但他错误地认为必须抛弃旧有文化技术，主张照搬日本"医学革命"（实质是消灭"汉医"）的一些做法，成为废止中医的代表人物。余云岫从 1917 年作《灵素商兑》到 1929 年提出"废止旧医以扫除医事卫生之障碍案"，也称"废止旧医（中医）案"，十多年间发表了许多攻击中医学理论的文章，对中医的阴阳五行、五脏六腑、十二经脉、寸口诊脉、六气六淫、六经辨证等无一不加以指责。如他在《灵素商兑》中说："《灵枢》《素问》，数千年前之书，以粗率之解剖，渺茫之空论，虚无恍惚，其谬误可得而胜发乎？""不死《内经》，无以绝其祸根。"他主张彻底抛弃中医理论，同时也否认中医的疗效，否定中西医汇通和中医教育。

余氏的"废止中医论"引起了关于中医理论的激烈论争,其间中、西医界都发表了各自的看法。西医界不少人应和余氏的主张,而中医界则以恽铁樵、陆渊雷、吴汉仙、陆士谔等为代表据理反驳。1922 年恽铁樵著《群经见智录》,首先正面回应余岩的挑战,提出"《内经》言五行配以五脏,其来源本于天之四时""五行为四时之代名词"。陆渊雷斥废止中医论者为"西医界的奴隶派",主张"谓中医当用科学方法整理其学说则可,谓中医当废止则不可"。1933 年杨则民撰《内经之哲学的检讨》,站在辩证法的理论高度研究《黄帝内经》,该书是批驳余氏废止中医观点的力作。

二、中医界维护中医的抗争运动

民国政府成立后,在医药教育和卫生管理方面,受西方制度影响,以西医药作为主要力量,对中医药则加以歧视和限制,从而使中西医之争从学术层面扩展到政策层面。为此,民国中医药界开展了多次维护中医的抗争运动。

(一)民国初期争取中医教育合法化的请愿

1912 年 11 月,北洋政府教育部颁布了《医学专门学校规程》《药学专门学校规程》,1913 年 1月,又公布了《大学规程》,大学以及专门学校的医科、药科课程中不再设置与中医有关的科目,摒中医于教育系列之外,此即近代史上的"漏列中医案"。上述法规颁布后,立即引起了中医界的警觉。上海神州医药总会会长余伯陶等人首先提出抗议,该会随即联合其他省市的中医药同业组织了"医药救亡请愿团",获得 19 个省市学术团体的响应。1913 年 10 月各地代表联合赴京请愿,递交了《神州医药总会请愿书》,要求"准予提倡中医中药……请再厘定中学(中医学)医药科目,另颁中学医药专门学校规程",并提出 8 条具体措施,包括设立中医书籍编辑社,开医院,办学校,创办医学报刊和建立实验室等。时任教育总长的汪大燮拒绝接收该请愿书,于是代表团把请愿书交至国务院,得到舆论界的一致声援。迫于压力,教育部不得不于 1914 年 1 月 8 日函复称"并非于中医、西医有所歧视也",但未同意另外颁布中医学校规程。1 月 16 日,国务院回复称:"除厘定中医学校课程一节暂从缓议外,其余各节,应准分别筹办。"允许中医向地方政府立案办学校。

(二)国民政府时期的中医抗争运动

1929 年 2 月,南京国民政府召开了卫生部第一届中央卫生委员会会议,通过了有关废止中医药的提案共 4 项,包括:《废止旧医以扫除医事卫生之障碍案》《统一医士登录办法》《制定中医登记年限》《拟请规定限制中医生及中药材之办法案》。其中,时任上海医师公会会长的余云岫提出"废止旧医以扫除医事卫生之障碍案",给出四点理由:①中医理论(阴阳、五行、六气、脏腑、经脉等)皆凭空杜撰,全非事实;②中医脉法出于纬候之学,自欺欺人;③中医预防疫病,无一能胜其任;④中医病因说提倡地天通,阻遏科学化。他认为"旧医一日不除,民众思想一日不变,新医事业一日不向上,卫生行政事业一日不能进展",并进一步提出消灭中医的 6 条具体办法,企图从制度立法上取缔中医,这就是中医近代史上著名的"废止中医案"。消息传出,全国为之震动。上海市中医协会首先发起召开上海市医药团体联席会议,并向全国发出抗争号召。同年 3 月 17 日,全国 17 个省市、242 个团体、281 名代表聚集上海,协同医界同仁 1000 余人,在上海总商会召开了全国医药团体代表大会,会场上悬挂"提倡中医以防文化侵略""提倡中药以防经济侵略"的巨幅对联。会议举办 3 天,大会内容包括:发表宣言,否认废止旧医提案;组织"全国医药团体总联合会"为永久性医药机构;公推医药代表谢利恒、隋翰英、蒋文芳、陈存仁、张梅庵组成晋京请愿团,张赞臣、岑志良为随行秘书,向全国代表大会、政府及各有关部门请愿,要求撤销废止旧医的提案;要求国医学校应列入正规的学校教育系统,准予立案;加强宣传中国医药学,确定 3 月 17 日为团结斗争纪念日(后称"国医节")。全国中医界的据理力争,迫使国民政府在强大的社会舆论面前表态,表示并未考虑实施相关提案。

然而不到半年,国民政府有关机构却又连续发布关于中医药的政令,如教育部下令中医学校一律改称中医传习所,卫生部下令将中医医院改为诊室,禁止中医参用西法西药,取缔中医报章及著述等。据此,中医界迅即召开"全国医药团体总联合会"临时代表大会,提出强烈反对,并再次组织请愿团赴京,向国民政府提出撤销阻碍中医药进展的各项政令。几经周折,终于得到批复,但并未能改变有关政令。

之后,国民政府为缓和矛盾,于 1931 年在南京成立了中央国医馆,先后在编写整理学术标准大纲、统一病名、编审部分教材等方面做了一些工作。1933 年,国民政府立法院通过中医界拟订的《中医条例》,但到 1936 年才得以公布。条例给予中医合法地位,并规定了中医审查、考试和登记的有关事项。但实际上,中医学校的合法性仍未解决,对中医药从业人员的种种限制、歧视仍然存在,中医药界的请愿斗争一直在不断地进行。

第三节　中医学在艰难中的发展

中医药学虽然在近代受到剧烈的冲击,但仍然在顽强地成长。随着时代的进步,也出现了多种有利于中医药事业和学术研究的新的发展形式,如兴办学校式教育,建立中医药学校附属医院,建立中医社团组织,创办中医学术交流刊物等。

一、争取平等医政措施与创设中医院

北洋政府时期中医归属内政部管理,1922 年颁布《管理医师暂行规则》与《管理医士暂行规则》,中医只能称"医士",引起广泛抗争。1936 年南京国民政府颁布《中医条例》,主要内容包括:在卫生署内成立中医委员会管理中医,中医实施登记注册执业等。这是首次在法律层面确定中医的合法地位。

1943 年国民政府公布《医师法》,将中医、西医一起纳入管理,原有的《中医条例》与《西医条例》同时废止,这进一步明确了中、西医平等的地位。此后开始实施中医审查注册,并举办过 3 次全国性中医考试。

近代影响较大的中医医院有丁甘仁及其子丁仲英于 1921 年创设的上海广益医院,其后又创设广益中医北院,丁仲英任南、北两院院长,开中医设立医院之先声。1930 年,丁仲英又创办华隆中医院及华隆分院,该院开设有病床供患者住院使用。

广东中医院筹建于 1927 年 3 月,是广东中医药专门学校的附属医院。它是我国近代史上办院时间最长、规模最大、设备最齐全的中医医院。1933 年医院正式建成,楼高三层,内有大小病房 20 间,病床 30 多张,并设有各科门诊、药房、治疗室、护理室、煎药室、太平间等,成为当时较有规模的中医医院。

二、中医教育兴起

清末,太医院教习厅专司医学教育。同治六年(1867 年)太医院教习厅复设医学馆,光绪二十

四年（1898 年）建立京师大学堂，下设医学堂。光绪二十八年（1902 年）张百熙拟《钦定京师大学堂章程》，大学分科课程仿效日本分为七科，"中医术"列于第七。

我国近代史上，民间最早出现的中医办学机构是浙江省瑞安县利济医学堂，创建于清光绪十一年（1885 年），主办者乐清人陈虬。晚清至民国，上海、北平、广州等大城市先后出现了一些中医社团组织，均附设中医教育，它们对民国时期中医院校创办起着承前启后的作用。如 1909 年"中国医学会"大会的五项决议中即有两项与医学教育有关，"上海医务总会"首次议员会议即决定要编写中医教科书和开办医科学校，"神州医药总会"曾筹办神州医学传习所。

受北洋政府教育系统漏列中医的影响，这一时期的中医学校多为民间私立。1915—1917 年上海名医丁甘仁、谢利恒创办上海中医专门学校，该校培养了不少著名的医家及医学教育家，如秦伯未、许半农、章次公、程门雪、张赞臣、黄文东等。继上海之后，各地纷纷创办中医学校，如 1918 年包识生等创立有神州医药专门学校；1924 年广东中医药专门学校建立，卢乃潼为校长，培养了大批优秀的中医药人才；1925 年恽铁樵等创办"铁樵函授中医学校"，成为近代中医教育史上以函授形式办学影响最大的中医学校。

各地兴办的中医院校还有广东光汉中医专门学校（1924 年）、上海神州中医大学（1926 年）、上海中国医学院（1927 年）、上海新中国医学院（1936 年）、浙江中医专门学校（1916 年）、浙江兰溪中医专门学校（1919 年）、北平医药学校（1930 年）、华北国医学院（1931 年）、四川国医学院（1936 年）、河南中医专门学校、湖北中医专门学校、福建中医专门学校、长沙明道医学校等。

这一时期的中医教育多由各地名医主持，一方面继承传统教育，重视经典著作，重视跟师临证；另一方面移植近代教育方式，编写教材、教学大纲，设置课程、学时，并安排一定的西医学及自然科学课程的学习，使之社会化和规模化。1929 年 7 月中医药界在上海召开全国教材编辑会议，明确了编写全国统一中医教材的指导思想，审定通过了五年全日制中医专门学校应开设的各门课程、教学时数及各年度的教学安排。1939 年 4 月，教育部公布"中医专科学校暂行科目表"，确定中医学校科目和 9 类中、西医课程，连实习、临证共 4616 学时。据 1961 年《中医图书联合目录》记载，近代中医编写的教材和讲义共 172 种。为满足临床教学需要，各地中医院校创办伊始，就把附属医院的建设提上了日程。创办的医院有：上海中医专门学校附属广益医院、广东中医药专门学校附属广东中医院、广东光汉中医专门学校附属光汉医院、江西中医专门学校附属江西中医院等。

20 世纪 30 年代，是我国中医开办学校教育的高潮时期，随着教材编写、学科建设、附属医院创办等一系列工作的成功开展，中医院校在数量上得到较为迅速地发展。据不完全统计，全国各地兴办的中医院校、讲习所或学社共计 80 多所。

三、中医团体与中医刊物

1902 年余伯陶、李平书等发起组织上海医会，并于 1906 年 6 月成立上海医务总会，这是我国近代最早创办的中医学术团体。1906 年罗熙如等人发起了广州医学求益社，1907 年周雪樵、蔡小香等人在上海合办中国医学会。1910 年恽毓鼎在北京创办医学研究会。何廉臣、裘吉生于 1908 年创办绍兴医药学研究社。1912 年余伯陶、包识生等创建上海神州医药总会，为民国初年中医界规模最大的学会。1913 年成立了全国中医学会，在上海、北京设有分会。1926 年，创办了上海医界春秋社，由张赞臣任执行主席。此外，还有山西中医改进研究会、上海中医学会等。1930 年承淡安创办了中国针灸学研究社。1936 年成立了中华医学会医史委员会等。这时，还建立了一些研究中西医学的学术团体，如 1910 年丁福保组织的中西医学研究会、华夏医学会，还有宋大仁组织发起、丁福保参与的中西医药研究社等。

各地创办的中医期刊有：《医学世界》（1908 年）、《中西医学报》（1910 年）、《绍兴医药学报》（1908 年）、《中医杂志》（1921 年）、《三三医报》（1923 年）、《医界春秋》（1926 年）、《国医公报》（1932 年）、《杏林医学月报》（1929 年）、《医林一谔》（1931 年）、《文医半月刊》（1935 年）、《国医砥柱》（1937 年）等。

据统计，1912—1947 年各地创办的学会、研究会、医药改进会及中医协会、公会达 240 多个，全国各地到新中国成立前夕办起的中医药杂志已有 400 多种。这些学会和学术团体在研究交流及中医药的救亡图存、团结抗争等方面发挥了十分重要的作用。

第四节　中西医汇通与中医科学化思潮

近代以来，全盘否定西医或中医的两种极端思潮固然存在，但中西医学之间的融汇，以及借用西学对传统中医的诠释和改造是当时的趋势和主流，其中以"中西医汇通"与"中医科学化"思潮最有代表性。近代医家在继承古代中医药学术思想的基础上，对中西医知识进行汇通，或借助科学整理传统中医药学而形成的新的学科知识，逐渐上升为一种范式，影响着整个中医群体对中医药学的认识。需要说明的是，中西医汇通与中医科学化思潮对近代医家的影响并不是单一和局限的，并不是说某些医家完全受其中某一种思潮的影响，而是说他们或许会受这两种思潮的共同影响。因此，我们无须局限于对个别医家是否属于中西医汇通还是中医科学化的派别争执，而是把讨论的重点放在介绍这两种思潮的大致观点之上。

一、中西医汇通思潮

所谓"中西医汇通"，简言之，就是对中医学与西医学理论的融会贯通。中西医汇通思想，是明末清初至近代以来整个社会中西汇通思想在医学界的反映和展现。相比于天文学、数学等其他领域的汇通，中西医学之间的汇通相对较晚。唐宗海在其《中西汇通医经精义》中讲："间采西法或用旧说，总求其是而已""兼中西之说解之，不存疆域异同之见，但求折衷归于一是。"通其可通，存其互异，借助中医学和西医学理论，共同阐发人体的生理、病理机制以及疾病的诊治，可以说是中西医汇通的大原则。中医理法方药的每个方面都体现着中西汇通的原则。在基础理论方面，中西汇通医家认为中西医学各有所长，比如，西医长于解剖，但中医对于"气化"所反映的生命动态变化的阐发是西医所不及的。在治疗方面，中西医汇通思潮既强调西医辨病与中医辨证的结合，在具体施治过程中也不乏中西药物并用的情况。

中西医汇通并非近代才有，明末清初医家王宏翰便已提出，只不过直至近代中西医汇通思潮流布才更加广泛，影响更为深远。王宏翰（？—1700 年），字惠源，号浩然子，江苏华亭（今上海市松江区）人，是天主教徒，范行准曾经称其为"中国第一接受西说之医家"。他试图把中医思想与西方医学相融合。例如，在其所著《医学原始》（1688 年）一书中，便从西医胎生学角度阐述中医学的命门学说等。

近代倡导中西医汇通的医家很多，举其中的代表性医家如下。

（一）唐宗海

唐宗海（1846—1897 年），字容川，四川彭县人，是中西医汇通派的早期代表。著有《血证论》

《中西汇通医经精义》《伤寒论浅注补正》《金匮要略浅注补正》《本草问答》《医易通说》《医学见能》《痢症三字诀》等。

　　唐宗海汇通中西医的学术观点主要有两个方面：首先，中西医学理论互通。例如，关于血液的生成与运行，唐容川在《中西汇通医经精义》中认为："西医言心内分左、右四房，皆有管窍，为生血回血之用。血受炭气则紫，回行至心右上房。有一总管，接回血入心中，落右下房；又一总管，运血出而过肺，被肺气吹去紫色，遂变纯赤，还入心之左上房，落左下房；又有一总管，运血出行，遍于周身，回转于心。此即《内经》营卫交会于手太阴肺及心主血脉之说也。"此乃结合当时的西医血液循环理论来阐释中医学心主血脉等理论。其次，中医理论阐发未尽之处可辅以西说，采西医以补中医之不足。例如"三焦"的概念，历代医家多有争论，唐容川《中西汇通医经精义》中结合西医理论以油膜解释三焦，"焦，古作膲，即人身之膜膈，所以行水也。……西医所谓连网即是膈膜，及俗所谓网油，并周身之膜皆是也。网油连著膀胱，水因得从网油中渗入膀胱，即古所名三焦者，决渎之官，水道出焉是矣"。

（二）朱沛文

　　朱沛文（约1805—？），字少廉，又字绍溪，广东南海（今佛山）人，于1892年著有《华洋脏象约纂》。书中朱沛文曾云："合采华洋之说而折衷之。""折衷"二字，表明了他对于当时的中西医学，并不是简单的非此即彼的取舍，而是面对中西医学知识的差异，思考如何对差异进行折衷汇通。

　　《华洋脏象约纂》提到："集后附刻脏腑官骸图式，皆选自洋医，非弃华从洋，但以绘画工匠，洋人较胜耳。"该书所载的解剖图，来自合信《全体新论》者十居其九。西医解剖理论与图谱的引入，自然很容易发现传统中医在解剖层面的粗疏。但若要实现折衷中西医的目的，就必须要说明传统中医的优势虽不在于解剖，而单纯依靠西医的解剖学也不能穷尽人体的复杂生命变化。为此他将体用、格物、穷理等常用的中国传统文化思想引入，借之阐明中西医学身体观关注焦点的差异，彼此的得失之处，以及可以折衷汇通的方向。《华洋脏象约纂》自叙云："沛文少承庭训医学，迄今临证垂二十年，尝兼读华洋医书，并往洋医院亲验真形脏腑。因见脏腑体用，华洋著说不尽相同。窃意各有是非，不能偏主。有宜从华者，有宜从洋者。大约中华儒者，精于穷理，而拙于格物。西洋智士，长于格物，而短于穷理。……洋医但据剖验脏腑之形状，未尽达生人脏腑之运用，故逐物太过，而或流于固。"他以体用来说明脏腑的解剖形态与功能变化，以格物指称西医解剖之长，以穷理阐发传统中医学对生命功能变化的侧重。体与用，不可分离，那么格物与穷理便不能仅执其一端，中西医学各有长短，需要折衷汇通。

　　对于传统中医阐发不足，西医解剖确有启迪者，朱沛文往往直接引用。例如，关于脑的形态、功能，《华洋脏象约纂》直接引述了西医解剖知识，"凡人百体之能运动者，皆脑气筋所为，而脑为之主使也。脑气筋者，由脑所生，其色白，大者如线，小者如丝，缠绕周身，五官百体，皮肉筋骨，脏腑内外，无处不到，故全体听脑之驱使，无不如意。若脑气筋有坏，则失其觉悟运动矣。"胆汁的功用，亦是如此，"胆汁化食，华所未言，创自洋医，似为诧说。然观患疳小儿，食不消化，腹胀而屎白，疗以羊胆，胃口即进，屎亦渐黄，则洋化食之说不谬也。……至洋谓胆汁过多，下泄清痢，胆汁入血，内成黄疸，皆华所未言者。"

　　该书对于西医解剖有所阐明。中医虽对比经常缺失，但传统中医的一些身体知识，尤其是对脏腑功能关联性的阐发，可用以补充西医解剖的不足。以脑为例，朱沛文认为传统中医对"肾-脑-髓"等功能关联性的阐发，可以作为西医解剖所见的补充，"然而内肾为脑之原，脊髓为脑之本，则洋医未之知也"。

（三）恽铁樵

恽铁樵（1878—1935 年），名树珏，江苏武进人，著述颇丰，后被辑录为《药盦医学丛书》，代表作为《群经见智录》。他主张"发明古书精义，采取西国学说，证诸实地经验"（《伤寒论研究》），以汇通中西医学。

恽铁樵学术思想中最有代表性的是对《黄帝内经》等经典文本的全新阐释，以应对当时"废止中医"人士的学术驳斥。他撰《群经见智录》驳斥余云岫《灵素商兑》对传统中医学的误读与曲解，对传统中医学理论体系中阴阳、五行等诸多学说进行了阐释和评价。

（四）张锡纯

张锡纯（1860—1933 年），字寿甫，河北盐山人，代表作为《医学衷中参西录》（1918—1934 年）。他的中西医汇通思想鲜明地体现在他汇通中西医学理论，发展传统中医辨治体系。

例如，对于中风实证之病机，他结合中西医学理论，认为《内经》所论薄厥、煎厥，即西医所谓之脑充血，"夫所谓厥者，即昏厥眩仆之谓也。大厥之证，既由于气血相并上走，其上走之极，必至脑充血可知"。治疗时除治以清火、镇肝、降胃、敛冲之外，还必须依据西医所述脑充血的机制，辅以引血下行之法，重用赭石、牛膝之类，使充血得以缓解。对于中风虚证之病机，他解释说："脑充血者，其脑中之血过多，固能伤其脑髓神经。脑贫血者，其脑中之血过少，又无以养其脑髓神经。是以究其终极，皆可使神经失其所司也。"治疗时除应用补血之法外，还需采用升血之法，重用生黄芪补气以助血上升。

在应用具体药物治疗疾病时，张锡纯也认为"中西之论药性，凡其不同之处，深究之又皆可以相通也"，因此经常融汇中西理论来阐释方药之功效。例如，他认为消渴的形成与膵（胰）密切相关，"迨至膵病累及于脾，致脾气不能散精达肺则津液少，不能通调水道则小便无节，是以渴而多饮多溲也"，治疗时处以滋膵饮。该方中除直接应用猪胰子外，还应用山药"滋补膵脏"。另外，一些西药也可以根据中医理论来分析其性效，可与中药配合应用治疗疾病。例如，张锡纯擅用阿司匹林，认为它"实为酸凉解肌之妙药"，常配伍石膏治疗热证，"与大量之石膏并用，服后须臾其内伤、外感相并之热，自能化汗而解也"。

综上所论，近代中西医的汇通，既标志着中医传统理论与辨治体系在近代的嬗变，也是当时整个社会思想文化转型在中医界的呈现。在今天看来，当时西医的解剖水平仍显粗疏，中西医学的折衷汇通亦有汇而难通的生硬之处，甚至是以误读和消解传统中医为前提的中西汇通。但是，折衷汇通中西医的努力，却为传统中医面对时代变化的近代转型提供了一种可能和方向。

二、中医科学化思潮

受近代西化思潮的影响，西方科学曾在近代中国获得极大的认可与追捧。1923 年 12 月，胡适于《科学与人生观》中曾讲："这三十年来，有一个名词在国内几乎做到了无上尊严的地位；无论懂与不懂的人，无论守旧和维新的人，都不敢公然对他表示轻视或戏侮的态度。那个名词就是'科学'。这样几乎全国一致的崇信，究竟有无价值，那是另一问题。我们至少可以说，自从中国讲变法维新以来，没有一个自命为新人物的人敢公然毁谤'科学'的。"1932 年，中国科学化运动协会正式成立，随后在京、宁、沪、汉、津等地成立了一批分会，并创办《科学的中国》作为会刊，积极倡导和组织中国科学化运动。

中医科学化是中医界对科学化思潮的借鉴，是中国科学化思潮在中医药学领域中的渗透和体现。国内医学界最迟到 1928 年已明确提出"医学科学化"的口号。例如，1928 年陆渊雷便曾在《中国医学月刊》撰写了《改造中医之商榷》，特别论述了中医科学化思想，认为"中医不欲自存则已，苟欲自存，舍取用科学，别无途径"。中医科学化思潮对近代中医药学的发展影响很大，曾一度作为改造传统中医药学知识体系的重要方法之一而得到广泛认可。例如，《中央国医馆组织章程》的第一条便是："本馆以采用科学方式整理中国医药、改善疗病及制药方法为宗旨。"

中医科学化的核心思想是，中医的疗效是确定的，但是理论不完善甚至是错误的，因此，可以用科学的方法进行梳理和解释。现以部分近代中医的观点为例，进行说明。

（一）丁福保

丁福保（1874—1952 年），字仲祜，号畴隐居士，又号济阳破衲，江苏无锡市人，是近代有名的佛学家、医学家、出版家。一生著述丰富，中医著述有《内经通论》《伤寒论通论》《四部总录医药编》等，还曾编译了大量日本近代医学著作，是近代较早全面、系统介绍西方医学的著名学者，对西方医药学在中国的发展起到重要的促进作用。

他倡导以科学方式解释中医之理，证明其疗效。例如，其《中药浅说》"例言"中说我国本草"颇为科学家之所诟病"，所以需要科学的整理，"是书从日本药物学家选择而成。凡各药之原物、形态、成分、应用等，皆依据科学，一一载用，足以正国人之误，开后学之途径，使数千百年谬误之学说，一变而为化学实验的学说"。就具体架构而言，"是书共分十章，章各一类""各药有数种效用者，择其最重要之效用而归入之""一药之有数种异名者，今择其最普通者载之""我国本草名书，皆不载明用量，学者揣摩比儗，弊端百出，实为一大缺点。是书则载其一回之最少量以至最大量，按照服用，可无危险、过多、过少之弊""所载各药之用量，皆以克计算"。

（二）陆渊雷

陆渊雷（1894—1955 年），名彭年，江苏川沙（今属上海市）人。著有《伤寒论今释》《金匮要略今释》等。

陆渊雷认为科学化是证明中医实效的必由之路，"国医所以欲科学化，并非逐潮流、趋时髦也。国医有实效，而科学是实理。天下无不合实理之实效，而国医之理论乃不合实理"（《生理补正》）。所以，他认为在学习中医古代典籍时要以方药之书为要，而不可拘泥于中医理论之书，"当以《伤寒论》《金匮要略》《肘后方》《千金方》《外台秘要》《本草经》《名医别录》等方书、药书为主要科目。不当以《素问》《灵枢》《八十一难》等议论之书为主要科目。当根据科学，以解释医理、药理。国医之胜于西医者，在治疗，不在理论。《素》《灵》《八十一难》等理论之书，多出于古人之悬揣，不合生理、解剖、病理。时医不察，尊奉之，以为医学之根柢，自招物议，引起废止中医之危机，此大不智也"（《整理中医学说刍议》）。在治病时，倡导以西医理论指导中医用药，中西互补，"治病虽用中药方，理法则大体采用西医，诚以西医之理法，根据科学信而有征，而中医之疗法，根据数千年之实验，往往突过西医也。且医药所以救疾苦，免夭札，人命至重，苟有良好方法，当一律研究采用，不当存中西门户之见，更不当与保存国粹、提倡国货并为一谈。是以仆之志愿，欲冶中西为一炉，使中医研究西国之科学原理，使西医采用中国之简效疗法。盖不但望中医得西法而言归实际，亦望西医得中法而更有进步也"（《答黄劳逸君》）。

（三）其他

谭次仲（1893—1955年），字星缘，广东南海（今佛山市南海区）人。著有《伤寒评志》《金匮削繁》《中医与科学》等。谭次仲认为中医科学化是中医改良之阶梯，"改善之方策维何？则世界化而已，科学化而已。科学者，世界医学之共轨也"。若不进行中医科学化，则有六种弊端，"其一，国医非科学化则不能得确实之改良与进步也……其二，国医非科学化则必渐失国人之信仰也……其三，国医非科学化则不能与卫生行政联成一气也……其四，国医非科学化则不能加入教育系统也……其五，国医非科学化则不能消除西医之敌视也……其六，国医非科学化则不能提高国医之地位也"（《痛陈国医不能科学化之六弊呈粤厅书》）。

时逸人（1896—1966年），江苏仪征市人。著有《中国时令病学》《时氏内经学》《时氏诊断学》《时氏妇科学》《中国药物学》等。他认为复兴中医的基本条件之一就是中医学说的系统化和科学化，"欲使其学说有系统，当合乎科学原则为依归，当以生理究其用，解剖明其体，病理通其变，药理救其弊。至于整理之道，根据物理、化学、生物学、人种学、优生学、生理学、解剖学等，整理中医的基础医学。根据生理学、解剖学、组织学、诊断学、医化学等整理中医的疾病论说。依观察与实验两种步骤而整理之，合则编存，不合则摒弃之。再就各科各器官之疾病分定义、原因、证候、病理、诊断、预后、治法、处方等，依照科学这种新学，使成有系统之学说，恰合于实地之应用"（《复兴中医之基本条件》）。

施今墨（1881—1969年），原名毓黔，字奖生，浙江萧山（今杭州市萧山区）人，北京"四大名医"之一。其门人辑录有《施今墨临床经验集》等。他认为，"中医改进之方法，舍借用西学之生理、病理以互相佐证，实无他途"，"宜亟以科学方法阐明之，讲通之，整理而辑述之。若者可用，用之；若者可弃，弃之。是非得失，详慎审定，庶几医学日进"。

综上所述，中医科学化的最终目的还是为了积极回应和反对当时社会上的废止中医思潮，为了保存和延续中医的发展，希望借由"科学"的理论来阐释和维护中医的疗效，说明中医存在的必要性。但是在具体实践过程中，对科学本身理解的片面性，使所谓的科学化经常成为中西医学理论表面上的互解，甚至是中医西医化。重新回顾近代中医所作的中医科学化工作，固然存在不少削足适履的比附与融汇，但其与时代对话的努力是值得肯定的。不可否认，或显或隐，中医科学化依然是当今中医发展的重要导向或方向之一。通过回顾和评价近代以来中医科学化的历史，今天的中医科学化，应该随着整个社会对科学评价的愈趋多样化和客观化，而呈现出不同于以往的历史态势。与其纠结于中医是否科学，不如更加深入地理解科学的内涵，避免以狭隘的自然科学视角来审视和评价中医学的学术体系。

第五节　近代中医学的主要成就

近百年来，虽然战乱频仍，中医学在医学文献的整理研究、中药学、方剂学，以及内、外、妇、儿、针灸、骨伤、推拿等临床各科仍取得了长足的发展。由于西学东渐、中西汇通思潮的影响，中医学在承继前代学术成就的同时，又从不同角度吸取了西方医学的知识和方法，在理论和实践上都出现了变革，为本时期医学的发展赋予了新的时代特点。

一、医学文献的整理研究

近百余年来古医籍的考证、注释等整理研究工作成绩显著，对于保存和研究古代重要文献作出了突出贡献。

(一)《黄帝内经》

清代崇尚学问实证、返本求真，考据之风盛行。清末出现了一批从文字、音韵、校勘角度对《黄帝内经》进行研究的著作。除了医家外，又有俞樾、胡澍、孙诒让等经学家的校勘注释，别开生面。后期则侧重于阐述经义，并进行系统的整理类编，以周学海、恽铁樵、张骥等为代表。民国时期，又有时逸人、秦伯未等针对院校教育编撰的《内经》讲义，丰富了《内经》的研究。

1. 对《黄帝内经》的训诂、校勘、考证 清代经学家俞樾的《内经辨言》（1850年）考察了《素问》四十八条训诂校误，收于著作《读书余录》，后上虞俞鉴泉更名为《内经辨言》。俞氏的训释，重点在正其句读，训勘字义，辨讹正误，又能博征古本典籍，旁引诸子百家之说，考证详实精当，触类旁通。陆懋修的《内经难字音义》（1884年）以《说文解字》《尔雅》《广韵》等字书，和经史子集、医学论著共20余部著作为依据，对《黄帝内经》中400多个难懂字词进行正音和释义，精于文字考据，重视医理阐发。胡澍仿王念孙《读书杂志》例，撰《素问校义》（1872年）1卷。该书引证广博，校勘法度谨严，纠正了全元起、王冰、林亿等的偏失。惜胡氏因病早逝，仅完成《素问》前5篇共46条校注。孙诒让的《札迻·素问王冰注校》（1893年）依据"就古音求古义，求证于本书，审词法句法，正字形讹误，探寻其对文，广征经史传"的校勘方法，以具体实例对《素问》原文及王冰注释进行了辨讹释疑。虽仅13条，但考校精审，是《素问》研究的重要参考。

2. 对《黄帝内经》的经义阐发 清代周学海撰有《内经评文》（1896年），包括《素问评文》24卷、《灵枢评文》12卷。周氏既长于经史辞章之学，又精通医道，通过注文评述《黄帝内经》，以旁注、夹注、篇尾小结的形式，对《黄帝内经》各篇详细品评，是一部较好的注释《黄帝内经》的著作。民国时期，在中西医存废之争中，余云岫于1916年出版《灵素商兑》，认为《黄帝内经》"无一字不错"，中医"不科学"。为此，恽铁樵指出发展中医"第一要义，在将古书晦涩之医理，诠释明白，使尽人可喻"。他在《群经见智录》中概述了《黄帝内经》全书大旨，探讨《黄帝内经》与《易经》的关系，用四时气候的盛衰变化解释五行相生相克之理，揭示中医学理论的实质和内涵。张骥的《内经药瀹》（1923年）辑录《内经》中有关用药理论的原文，分为阴阳色气味、气运、五岁、六化、五方、水谷、五宜、五过和药制共9类，分别予以集注，并加按语说明。

3.《黄帝内经》讲义的出现 近代《黄帝内经》讲义主要有时逸人的《时氏内经学》、秦伯未的《秦氏内经学》。

1928年，时逸人在上海创办"江左国医传习所"，同时兼任上海中医专门学校、中国医学院教授，讲授《黄帝内经》及温病。1939年，在上海中医专门学校任《黄帝内经》教授的时氏，将昔日讲稿增订润色，编撰成为《时氏内经学》。是书分为上、下两篇，上篇为总论性质；下篇将传统体例与现代西医学体例相结合，分为摄生、阴阳、生理、色诊、脉诊、病理、治法、病机、标本、经脉病等10个专题。编纂时先述《黄帝内经》条文，然后解释经义，再附讲解，使学习者了解经文的主旨，侧重于整体思想的把握。

秦伯未（1901—1970年），名之济，号谦斋，上海陈行镇人。秦氏早期对《黄帝内经》的研究成果有以训诂为主的《读内经记》（1928年），分类研究的《内经类证》（1929），专题研究的《内经病机十九条之研究》（1932年）。1934年，秦氏为上海中医专门学校编写了讲义《秦氏内经学》。该讲义借鉴了当时西医学的框架，设生理学、解剖学、诊断学、治疗学、方剂学、病理学、杂病学等7个章节，将《黄帝内经》相应条文分门别类重新编排。

（二）《伤寒杂病论》

这一时期对《伤寒杂病论》的研究，除传统的注释、发挥外，较为突出的是，在西学东渐的影响下，还出现了以中西医汇通观点对仲景原文的注释、补正和发挥，以及侧重于临床应用的阐释。

1. 传统注释发挥 陈恭溥编撰的《伤寒论章句方解》（1851年），"依每章每节之义，以发明之，每句每读，逐字以详解之"，分章节和句读，参合其他注家逐一注释，同时又结合了自己数十年的心得。陆九芝的《伤寒论阳明病释》（1866年）鉴于伤寒阳明病为"中焦危急之候"，专述阳明证一经病证，对阳明病篇78条原文进行阐释，提出"阳明无死症"等观点。严鸿志的《金匮广义》（1924年），分4卷，先列经文，次为经释，其次广义，又次方药，通俗易懂。范式则《伤寒辨解》（1948年）、《金匮辨解》（1949年），遵仲景原文，间附辨误，并对前贤注解进行删减，择其精要。

2. 中西汇通思想下的诠释 中西医汇通学派的医家多以中西汇通的观点来诠释伤寒。如唐宗海《伤寒论浅注补正》（1892年）重视气化的基础形质，力求以形质说明气化。认为形以附气，气为形用，二者必须并重，方能形理合于一贯。恽铁樵的《伤寒论研究》（1923年）强调研究《伤寒论》应立足实证，反对流于文字的解释，尝试以西医生理学、病理学等知识与《伤寒论》中的理论互参，以求取长补短，从而形成了独特的、别开生面的"伤寒新论"。恽氏还编著有《伤寒论辑义按》。

承淡安《伤寒论新注》（1956年）开针灸补注《伤寒论》条文之先河，在充分肯定《伤寒论》自身重要价值的同时，积极发扬针灸之道，主张"伤寒各证，皆可用针或灸代替药剂治疗"。在论述具体病变机理之时，承淡安在继承传统注释基础上，大量引入西医学知识，侧重于从人体生理功能的角度予以解释。

3. 立足于临床的经典阐发 吕震名的《伤寒寻源》（1850年），分为三篇：上篇记载中风、伤寒、湿温、热病、温病五种外感热病；中篇记载了发热、恶寒等21种常见症状，从证候学角度进行分析；下篇载录《伤寒论》113方。吕氏注重经典与临床的结合，尤其是中、下篇，着眼于临床证候，从六经辨证的角度阐发经典；对经方的研究注重结合主症、证候，对临床辨证有提纲挈领之用。

曹颖甫的《伤寒发微》《金匮发微》（1931年）以经解经，并能于诸家注释之外独树一帜，别出新意。曹氏将平日经验方案附于经文之下，以临床实例说明仲景条文。如仲景的蒲灰散方，一般认为蒲灰为蒲黄，曹氏根据自己的临床经验指出蒲灰为大叶菖蒲，味咸能降，味辛能开。并举王一仁及自己验案各一则以说明之。此外，曹氏又有医案著作《经方实验录》（1937年），载录其运用仲景方的验案，在中医界颇有影响。

（三）《难经》

这一时期校注《难经》的著作影响较大的主要有：张骥补校《黄帝八十一难经正本》（1937年），系张氏参考《难经》各种版本，校订原书而成，对于学习和研究《难经》有一定参考价值。叶霖撰《难经正义》（1895年），共6卷，分别考订和论述了脉学、经络、脏腑、疾病、腧穴、针法等。作者考证周详，多有新见，为注疏《难经》之佳作。

对《难经》进行阐释、发挥的著作，主要有近代经学家廖平的《难经经释补正》（1913年），是在徐灵胎《难经经释》的基础上，借鉴吕广、丁德用、滑寿、丹波元胤诸家见解，结合自己的见解撰成，颇有参考价值。张山雷撰《难经汇注笺正》（1923年），于《难经》原文之下，先列各家汇注，次列考异，再列笺正提出本人见解，间引西医学说。黄竹斋撰《难经会通》（1945年），对原文进行逐条注解，言简意赅，颇有精义。

（四）《神农本草经》

顾观光依据《本草纲目》卷二"《神农本草经》目录"，从《证类本草》中辑出365种药物，并参照《神农本草经》卢复辑复本、《大观本草》以及《太平御览》等，详加考订，于1844年完成《神农本草经》重辑本4卷。书中考订药物94种，以药物性味、功效为多，并注重临床实用。

《神农本草经》的汇纂、注释和阐发以仲昂庭、阮其煜、蔡陆仙等人的著作较为突出。仲昂庭以张隐庵注释的《神农本草经》为纲，附载各注家之说，并加评述，撰成《本草崇原集说》（1910年）。该书重在"探五运六气之原，阐发阴阳消长之理"。阮其煜主编的《本草经新注》（1935年），载录药物280种，对各药的性味、功效、主治，均按西医药理学的形式阐述，并说明用药剂量、禁忌和注意事项等，对《神农本草经》的阐发别具特色。蔡陆仙的《中国医药汇海》（1941年），分为经、史、论说、药物、方剂、医案、针灸7部，其中经部首列《神农本草经》及各家注解。书后尚列"历代药物作家考""本草经之注家考"，为研究我国药学史提供了宝贵的资料。

二、丛书、医案、医史类著作的出版

（一）丛书

裘庆元编辑《三三医书》（1924年）与《珍本医书集成》（1936年）是这一时期影响较大的两部医学丛书。裘庆元（1873—1948年），字吉生，浙江绍兴市人，近代著名医家。裘氏于1924年刊《三三医书》，取"医不三世，不服其药"及"三折肱知为良医"之典。书凡三集，每集各33种，每书各撰提要。是书内容丰富，各科兼备，保存了大量的中医孤本秘籍。《珍本医书集成》共收载古今医书90种，分隶12类，即医经、本草、脉学、伤寒、通治、内科、外科、妇科、儿科、方书、医案、杂著，具有十分重要的学术与文献价值。曹炳章的《中国医学大成》（1936年），收录医书128种；商务印书馆的《丛书集成初编》（1935年），收录医书41种。

（二）医案

这一时期特别是清代末期医案数量众多。个人著述方面，如徐锦的《心太平轩医案》（1851年）、谢星焕的《得心集医案》（1861年）、《王旭高临证医案》（1862年）、《费伯雄医案》（1863年）、《何澹安医案》（1875年）、张士骧的《雪雅堂医案》（1903年）、余景和的《诊余集》（1918年）等，述案完整，说理透彻。西医学传入后，有些医家对传统医案加以变革，采用中西汇通的观点叙述医案，以张锡纯的《医学衷中参西录》附案为代表。再如曹颖甫《经方实验录》（1937年），处方以仲景为宗，说理则中西兼采，颇具特色。

同时又有大量合刊汇编医案问世，如柳宝诒的《柳选四家医案》（1904年），包括尤在泾《静香楼医案》2卷、曹仁伯《续志堂医案》2卷、王旭高《环溪草堂医案》3卷和张大曦《爱庐医案》1卷。所收医案以内科为主，取材严谨，按语精辟。何廉臣的《全国名医验案类编》（1927年）为何氏搜集当时全国90位名医的验案300余则，分类汇编而成。书中内容以急性外感热病的中医治疗为主，并附以何氏按语进行点评，具有很高的理论研究和临床实践价值。

（三）医史

谢观的《中国医学源流论》（1935年），对中国医学的分期、变迁、医书、医方、学派、医学各科、疗法、疾病，以及中西医汇通等都作了专题论述，对于历代各家学说有较为严谨的考证和客观的评价，是一部由博返约阐述中医药学发展脉络的医史著作。陈邦贤分别于 1920、1936 和 1957 年出版了三部《中国医学史》。其中 1920 年版是我国第一部医学通史，具有很高的学术价值，对后世医史研究产生了重大影响。王吉民、伍连德二人是中华医史学会的创始人，因有感于外国医史著作极少谈及中国医学，用英文写成《中国医史》(1932 年)。是书分上、下卷，上卷为中国传统医学部分；下卷为近现代部分，叙述西洋医学由开始传入，历经曲折，最后发展成完整的中国现代医学体系的历程。李涛的《医学史纲》(1940 年)是我国第一部中外医史合编的专著。分为四章，即史前医学、古代医学、中古医学和近代医学。书中附插图计 125 幅，不乏珍贵史料。全书按中、西医学发展进程，依次相提并论。史料丰富，脉络清晰。是书还述及未来医学之职责、西洋医学之输入中国及中国新医学教育等专题。全书中西医学史汇集，是一部中西合璧的医学史专著。

三、药物学与方剂学的发展

（一）药物学

近百余年间，我国传统医学受到冲击。在本草学的研究方面，一是延续传统的本草研究，包括对《神农本草经》的研究；二是一些学者吸取国外的研究方法，将药理学知识兼收并蓄；三是出现了一些制药、鉴定方面的专著。

吴其濬于 19 世纪中（约 1841—1846 年）编撰《植物名实图考》，书未成而作者逝，初刊于道光二十八年（1848 年）。收载植物药 1714 种，分为 12 类，详述这些植物的名称、产地、品种、形态、性味、药用价值等。书中对植物名称与实物进行了考证，并绘制植物形态图，为植物分类提供了宝贵资料。这是我国第一部以植物命名的专著，在本草学、植物学方面都有重要研究价值。

屠道和广泛地收集《神农本草经》《本草经集注》等本草著作 20 余种，于同治二年（1863 年）编成《本草汇纂》10 卷。书中收载药物 560 种，根据药性药效分为温补、平补、补火、滋水等 31 类及谷、菜、果、禽兽、鳞 5 部。书中对于药物性味、归经、主治功效、用药宜忌等均作了较详尽的论述。并另列"脏腑主治药品"，可供临床参考。1904 年，周岩撰《本草思辨录》4 卷，收药 128 味。周氏强调《神农本草经》的经典地位，对李时珍、刘若金、邹润安等的药性理论提出了不同见解，重视辨证与辨药相结合，将方、药互相印证，并结合了个人研究仲景处方用药之心得，每多独到见解。此外，尚有张希白《药性蒙求》(1856 年)、丁甘仁《药性辑要》(1917 年)及《药性易知》(1918 年)、周志林《本草用法研究》(1941 年)等著作，注重药性药效的研究。

中西汇通的思想渗入到本草的研究中。唐宗海的《本草问答》(1893 年)，书凡 2 卷，为唐氏与其门生张士让在本草学方面的疑难问答，共 60 条。除重点探讨辨药之法、产地、炮制、升降、引经等外，又涉及中药药理与形色气味的关系、中西医学的长短得失等问题，尝试汇通中西。张拯滋《草药新纂》(1917 年)也是中西医汇通的产物，书中既有采访所得的民间用药经验，又参考了西医药理知识。温敬修的《实验药物学》(1924 年)，全书分正编、续编，收载药物 587 种，分为强壮药、强（健）胃消化药、泻下药等 23 类，着重于对药物功效的阐述。丁福保的《中药浅说》(1933 年)按药物功效，以西医药理论分为强壮健胃消化药、解热药、驱虫药等 10 类。对药物的介绍分为产地、原植物、形态、成分、应用等项，体例与传统本草书不同。书中还吸收当时药物化学的研究成果，说明了 51 种中药的成分。

近代出现了不少致力于药物鉴别和中药炮制的研究，成就显著。郑肖岩于 1901 年著成《伪药条辨》1 卷，收载药物 110 种。曹炳章在其基础上增补编成《增订伪药条辨》(1928 年)，书凡 4 卷，载药 110 种，分为山草、芳草、隰草、毒草、木、石、虫介、兽 8 部，从药物的产地、形态、气味、功效等方面加以分析和对比，鉴别药物的真伪、优劣和不同品种。是书流传广泛，影响较大。其他如陈仁山的《药物出产辨》（1930 年），汪雪轩《鉴选国药常识》（1936 年）等，都是这一时期有代表性的药物鉴定专著。

炮制与制药方面，杨熙龄的《著园药物学》（1919 年），涉及炮制、鉴别及用药等内容，而以炮制制剂最有价值。其子杨叔澄对中药传统炮制制剂经验进行整理，著有《中国制药学》（1938 年），内容全面实用，为近代制药学佳作。王一仁著《饮片新参》（1935 年），以饮片为研究对象，亲自尝验，以定形色性用，是较早的饮片专著。

（二）方剂学

这一时期方剂学研究的特点是由博返约，向理论研究深化。费伯雄撰《医方论》（1865 年），书中不分门类，选取《医方集解》中 355 方，详加评论。他的评述对后世深入学习方剂理论，正确掌握制方之法及临床用途，具有较高价值。近代蒋文芳撰《时方论》，书中依据治则八法，以汗、吐、下、补、温、清、消、和分类，以阐述组方原理为主要内容，所列 87 方（例案），方论紧密结合，论述简明透彻。

在对古今方书的整理编纂方面，取得较突出的成就。较有代表性的如文晟辑的《医方十种汇编》、曹绳彦《古今名医万方类编》、吴克潜《古今医方集成》、蔡陆仙《中国医药汇海·方剂部》等。丁福保编撰的《中西医方汇通》（1910 年）书凡 10 章，以西医系统分类，载药 747 首。书中将中、西处方对照，是一部有特色的体现中西汇通思想的方书。

单方、秘方、验方的汇集整理成绩较为突出。如鲍相璈的《验方新编》（1846 年），全书 16 卷，约分 92 门（部），按人体部位划分疾病种类，各病症下附有单方、验方，共收 3240 余方，以价廉、易得、有效为原则，力求方药稳妥，其中尚有不少外治法。刊行后各地纷纷刊印，先后出现数十种版本。

四、临证各科的发展

近百年来，内、外、妇、儿、针灸、骨伤、推拿等临床各科在学术上均取得了一定的发展，产生了一批重要的论治专病的著作。

（一）内科

内科方面，影响较大的有王泰林的《西溪书屋夜话录》（1897 年），王氏认为肝病最杂而治法最广，他以肝气、肝风、肝火为纲，概括了常见肝病证候的治法和常用药物，切合实用，其"治肝三十法"为后世所重视。孟河学派代表医家费伯雄著有《医醇賸义》（1863 年），对中风、肝病、虚劳、咳嗽、痰饮等慢性疾病的治疗有较丰富的经验。费氏以"醇正""缓和"为学术特色，主张以平淡之剂治疗疾病。这一时期内科综合性医著还有蒋宝素《医略十三篇》（1840 年）、文晟《内科摘录》（1850 年）、许半龙《内科概要》（1925 年）等。

出现了一批专病研究的专著。专论中风的，主要有沈灵犀《中风简要》（1875 年）、张伯龙《类中秘旨》（1903 年）、张山雷《中风斠诠》（1917 年）、蔡陆仙《中风病问答》（1935 年）等。论述肝病的，主要有王旭高《肝症论治》（1897 年）、朱振声《肝胃病》（1933 年）等。专论肺痨的，主要有秦伯未的《痨病指南》（1920 年）、罗祯符《痨病述要》（1932 年）、沈炎南的《肺病临床实验录》（1946 年）等。

温病学方面，雷丰著《时病论》（1882 年），概括了时病 62 种，详载各种治法及验案。雷氏推崇伏气学说，阐述了四时外感病的特点。柳宝诒的《温热逢源》（1900 年）认为温病多由伏气而起，诊治仍推重伤寒六经辨证。对于传染病的研究，清代温病学家王孟英著有《霍乱论》（1838年），后于1862年修订、增补而成《随息居重订霍乱论》，详论霍乱病的病情、治法、医案、方药，是一部理论联系实践的霍乱病专著。罗汝兰的《鼠疫汇编》（1891年）是现存最早的中医治疗鼠疫专著。

（二）外科

近代外科影响力较大的医家有马培之、余景和、张山雷等。

清代医家马培之主张外科病证需内外同治，将自己的外科常用验方、外用药，以及膏药的配制法、有关外科器械的使用等，总结汇集而成《外科传薪集》（1892年）。又撰《马培之外科医案》（1893年），记载了疔毒、瘰疬、流注等42种外科病证的治法。

余景和主张外科医生要熟悉脉诊和方药，内科医生也要兼习刀针。撰有《外科医案汇编》（1891年），将青浦陈学山等的外科医案726首与余氏自己的部分医案合为一编，诸案以内、外两科兼症者居多，治法精当，示人以法。

张山雷对疡科造诣颇深，撰有《疡科纲要》（1917年），从整体出发，阐述疡证的辨证和治疗，融会中西，以西医理论阐释病机，所述方药切实可用，对后世影响颇深。

（三）伤科

赵廷海撰有《救伤秘旨》（1852年），对整复后的固定论述详细，颇多新见，如在足踝关节损伤整复后的固定中，使用超关节固定法，"用布兜掌前，系于膝下，令脚掌不直伸下，仍令脚掌时常伸屈"。还收集少林学派的治伤经验，介绍了损伤各种轻重症的治疗方法。赵濂的《伤科大成》（1891年），是赵氏积多年临症经验，博采群书，整理编辑而成，详细论述了摸、接、提、端、按摩、推拿手法在理伤治疗中的应用，同时还记载了医家个人的独到经验。如通过观察指甲颜色来判断伤情，"以我手指甲，掐其手指甲，放手即还原色者易治，少顷始还原色者伤重，手指甲紫黑者不治"。

骨伤科流派兴起，著名的如江南石氏伤科、河南平乐郭氏、北京双桥罗家、天津苏氏正骨、湖北武当派李氏正骨、福建少林派正骨等，各具特色。

（四）妇科

陈筱宝（1872—1937年）吸取陈素庵、王肯堂、徐灵胎、王旭高、傅青主、叶天士等妇科诊治经验，主张从气血论治妇科疾病，提出病人以元气为本，治疗以调治血分为要，妇人杂病以调肝为中心环节。潘霨的《女科要略》（1877年）系统论述了妇科常见证治，其中对调经论述最详，治疗上重视调理脾胃，进一步丰富了傅山培补气血、重视脾胃的学术主张。朱南山（1872—1938年）亦精于妇科，制订有《妇科十问口诀》："一问年月二问经，及笄详察婚与亲；三审寒热汗和便，四探胸腹要分明；头痛腰酸多带下，味嗅辨色更须清；五重孕育胎产门，崩漏注意肿瘤症；六淫七情括三因，八纲九候祖先问；本病杂症弄清楚，十全诊治方得准。"有较强的临床实用性。

近代中医妇科还注意吸收西医生理、病理、解剖之长。如近代医家顾鸣盛著《中西合纂妇科大全》（1918年），分调经、杂证、胎前、产后4门，悉以中医学说为经，西医学说为纬，分列"中医学说"和"西医学说"，汇集中西妇科要论。时逸人所撰《中国妇科病学》（1931年）以中医理论学说指导辨证用药，又结合西医妇科检查，颇具新意。

（五）儿科

这一时期儿科对麻疹、惊风、痘症的研究较为突出。张霞谿撰《麻疹阐注》（1840年），指出麻疹病当用表散法，并强调了善后当以养血为主，弥补了前人治疹忽视善后的不足。吴砚亚撰《麻疹备要方论》（1853年），简要介绍了麻疹的病源、脉证、各种兼证、禁忌及备用方药等。

专论惊风的有陈景岐《七十二种急慢惊风救治法》（1930年）、温存厚的《小儿急惊风治验》（1886年）等。专论痘症的有王廷钰的《儿科痘症歌》（1886年）、卜子义等的《中西痘科合璧》（1921年）等。

小儿外治法在此时有了进一步发展。如张振鋆的《厘正按摩要术》（1888年），以手法外治见长，提出小儿病诊治辨证为先，集儿科外治各法之大成，图示清晰，特色明显。杨鹤龄的《儿科经验述要》（1949年），擅用封脐法、灯火疗法等外治法。

（六）针灸科

自道光二年（1822年）清太医院取消针灸科后，针灸的发展受到了很大阻碍。民国时期禁令解除，针灸学得到较大发展。

廖润鸿撰《针灸集成》（1874年），共4卷，引录了《内经》《针灸甲乙经》《备急千金要方》《针灸资生经》等古代医籍中关于针灸论述的精华，并在《铜人腧穴针灸图经》的基础上，对腧穴作了审慎的考证。赵熙、孙秉彝、王秉礼合编的《针灸传真》，含《针灸传真》《内经刺法》《名医刺法》《考证穴法》四种著述，在针灸手法、理论、治疗等提出了许多独到见解。其中《考证穴法》部分明确了周身十二条经脉和奇经八脉的走向，并厘定了经穴的位置。

近百年来影响最大的针灸专著当属承淡安的《中国针灸治疗学》（1931年）。承淡安（1899—1957年），出身于医学世家，原名启桐、秋悟，江苏江阴人。青年时期，在西学东渐思潮的影响下，曾参加西医函授班与西医实习。《中国针灸治疗学》分为四篇，首篇"总论"，论针灸术之沿革；第二篇"经穴之考证"，讨论了人身度量标准，穴位的解剖部位、主治、摘要等；第三篇"手术"，叙述了针具的制造及其施针的手法，尤其强调针刺补泻手法的意义；第四篇"治疗"，介绍了伤寒等42种病症的病因、征象、治疗及预后。承氏主张衷中参西，采用西医知识讲述穴位局部解剖，书中还绘有骨骼图、血管图、筋肉图、神经图各1幅。

另外，承淡安还于1929年在江苏望亭发起成立我国第一个针灸研究机构——中国针灸学研究社，并以函授通讯研究的形式在全国范围发展社员。该社创办《针灸杂志》，设立针灸疗养院，推动了针灸学的传播。

（七）按摩科

唐元瑞的《推拿指南》（1905年），书分7卷，前6卷辑前人所说，第7卷详论61种眼疾的推拿手法，开推拿手法治疗眼科疾病之先河。黄汉如的《黄氏医话》（1933年），记载了黄氏数十年运用一指禅推拿治病的验案和心得，是目前所见最早的推拿医话。杨华亭的《华氏按摩术》（1934年），以西医生理病理、解剖、电磁气等学科知识汇通按摩，是按摩科中西医汇通的较早尝试。

清代同治年间（1862—1874年）在扬州一带流行的一指禅推拿流派的基本手法有推、拿、按、摩、滚、捻、搓抄、揉、缠、抖、摇等10余种。近代按摩推拿术有明显进展，形成了如脏腑点穴推拿、内功推拿等推拿流派。

值得一提的是，清末还出现了一部重要的外治法专著——吴尚先的《理瀹骈文》（又名《外治医说》，1864年）。吴尚先（1806—1886年），字师机，浙江钱塘（今杭州）人。他指出："外治之理，即内治之理，外治之药，亦即内治之药，所异者法耳。"以内科理法方药为依据，将外治法发展到广泛用于内、外诸证的治疗。吴氏总结出敷、熨、罨、涂、熏、浸、洗、擦、搭、抹、擂、嚏、吹、吸、捏、咂、坐、塞、踏、卧、刷、摊、点、滴、烧、照、缚、扎、刮痧、火罐、按摩、推拿等数十种外治法，丰富了中医的治疗手段。尤其重视膏的应用，称"膏可以统治百病"。书中共收录方药1500余首，涉及内、外、妇、儿、五官各科，被后人誉为"外治之宗"。

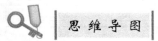

思维导图

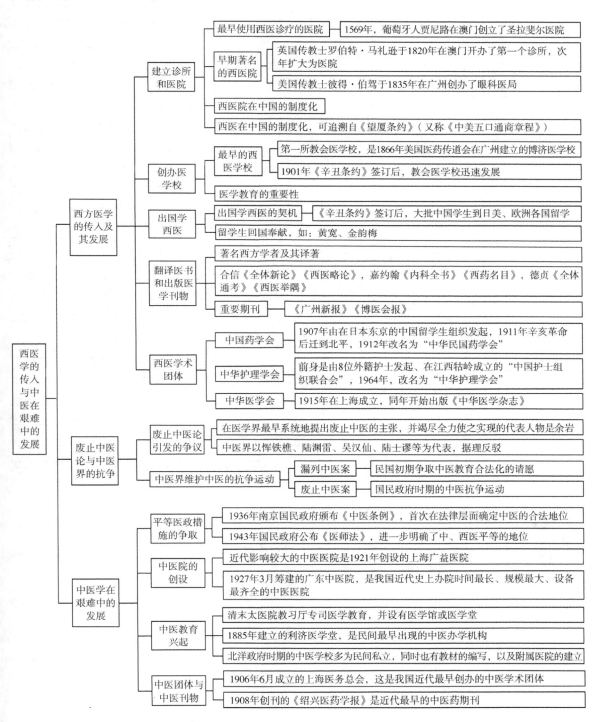

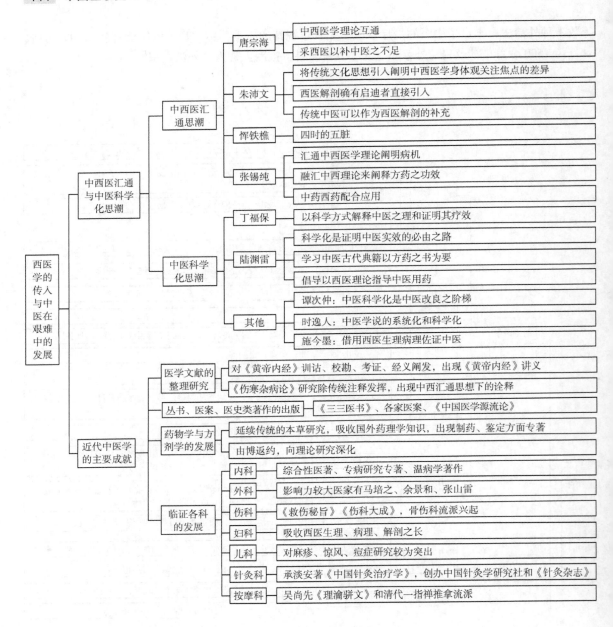

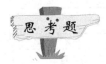

1. 简述西方医学传入的背景和方式。
2. 中西医汇通的代表医家有哪些? 他们的主要观点是什么?
3. 试述中医科学化的主要观点和代表医家。

第八章 中华人民共和国成立以来中医学的发展

（中华人民共和国成立后 1949 年后）

📖 学习目标

1. 掌握新中国卫生工作方针及中医政策形成发展的历程及其主要内容。
2. 熟悉"西医学习中医"和不同阶段中西医结合事业发展的特点及主要成就。
3. 了解我国高等医学教育、各级卫生组织、卫生团体的发展过程；我国中医药学在文献出版、基础研究、方药研发、临床发展等方面所取得的主要成就。

1949 年 10 月，中华人民共和国成立，全国各族人民在中国共产党的领导下，走上了社会主义革命和建设的道路。

1949—1956 年是中华人民共和国创立和建设的奠基时期。中国共产党领导恢复了国民经济，完成了土地改革，实现了从新民主主义向社会主义的过渡。在此基础上，提出了过渡时期总路线，开启了大规模工业化建设，不失时机地、创造性地进行了农业、手工业和资本主义工商业的社会主义改造，确立了社会主义公有制度，实现了中国历史上最深刻、最伟大的历史变革。

社会主义基本制度确立以后，以毛泽东同志为主要代表的中国共产党人团结带领全国各族人民进行全面大规模的社会主义建设，对适合中国国情的社会主义建设道路进行了艰辛探索。经过艰苦努力，确定了把中国建设成为一个强大的社会主义国家的战略目标，创造了如何建设社会主义的新理论，基本建立起独立的、比较完整的工业体系和国民经济体系，取得了一批重要科技成果，成功研制出"两弹一星"，外交方面取得了新突破，成为在世界上有重要影响的大国，培养了一大批社会主义建设的骨干力量；另一方面，也经历了挫折，发动了"大跃进"、人民公社化运动，甚至错误发动了"文化大革命"，但又自己拨乱反正，一一纠正失误，并在粉碎"四人帮"后，为加快社会主义建设，酝酿对外开放和对若干体制进行改革。这为新的历史时期开创中国特色社会主义提供了宝贵经验、理论准备、物质基础。

改革开放是中国共产党和全国各族人民的一次伟大觉醒，是中国人民和中华民族发展史上一次伟大革命，孕育了中国特色社会主义从理论到实践的伟大创造。1978 年 12 月，中共中央召开十一届三中全会，深刻总结我国社会主义建设正、反两方面经验，借鉴世界社会主义历史经验，作出把党和国家工作中心转移到经济建设上来、实行改革开放的历史性决策。以邓小平同志为主要代表的中国共产党人团结带领全党全国各族人民，深刻揭示社会主义本质，确立社会主义初级阶段基本路线，明确提出走自己的路、建设中国特色社会主义，科学回答了建设中国特色社会主义的一系列基本问题，成功开创了中国特色社会主义。

从 1992 年到 2002 年，面对新的国内外形势，以江泽民同志为主要代表的中国共产党人，高举邓小平理论伟大旗帜，团结带领全党和全国各族人民，从容应对来自各方面的困难和风险，妥善处理一系列关系党和国家发展的重大问题,加快改革开放步伐,成功把中国特色社会主义全面推向 21 世纪。中共十六大以后,以胡锦涛同志为主要代表的中国共产党人,带领全党全国各族人民,根据新的发展要求,深刻认识和回答了新形势下实现什么样的发展、怎样发展等重大问题,形成了科学发展观,中国进入全面建设小康社会、加快推进社会主义现代化的新阶段。

党的十八大以来,以习近平同志为核心的党中央团结带领全党全国各族人民,对新时代坚持和发展中国特色社会主义这一重大时代课题进行了深入探索,创立了习近平新时代中国特色社会主义思想,更加自觉地增强中国特色社会主义道路自信、理论自信、制度自信、文化自信,坚持统筹推进"五位一体"总体布局、协调推进"四个全面"战略布局,对党和国家各方面工作提出一系列新理念、新思想、新战略,取得了改革开放和社会主义现代化建设的历史性成就,推动党和国家事业发生历史性变革。

新中国成立以来,毛泽东、邓小平、江泽民、胡锦涛、习近平等国家领导人都对卫生工作和中医药工作做过重要批示,为卫生事业和中医药发展奠定了政策基础。40 多年来的改革开放取得了突出的成就,带来了中国经济社会的深刻变化,也为中医药的发展提供了良好的环境和条件。国家卫生工作方针指导中国卫生事业的总体发展,中医政策的内涵不断完善,中医药事业的建设取得了显著成就,高等中医教育不断健全和完善,中医药文献陆续整理出版;借鉴现代科学技术,中医药研究取得了前所未有的成果,中医医疗服务水平和服务能力大幅提高,中西医结合工作也稳步开展。与此同时,中医药文化逐渐向世界各地传播。

第一节 卫生工作方针和中医政策

新中国成立后,党和政府出台了符合中国国情的卫生工作方针与政策,建立了各级卫生行政组织,有力地促进了医疗卫生事业和中医药事业的蓬勃发展。

一、卫生工作方针

党和政府十分关心广大人民群众的身心健康,结合不同历史时期的发展特点与客观条件,制定了相应的卫生工作方针政策,有效地指导着医疗实践工作。

(一)新中国成立初期

新中国成立初期,医疗卫生资源严重短缺,广大城乡缺医少药,各类疾病严重威胁人民的生命健康,医疗卫生工作面临着严峻考验。1949 年 9—10 月,第一届卫生行政会议在北京召开;同年 11 月,中央人民政府卫生部正式成立。为深入分析全国卫生状况,"交流和总结过去的经验,讨论和更明确地肯定今后全国卫生建设的总方针,并制定出一些具体办法来保证这一方针的贯彻",第一届全国卫生会议于 1950 年 8 月召开。会议期间,毛泽东为大会题词:"团结新老中西各部分医药卫生工作人员,组成巩固的统一战线,为开展伟大的人民卫生工作而奋斗。"会议最终确定了卫生工作三大原则:"面向工农兵""预防为主""团结中西医",明确了卫生工作的主体和服务对象、卫生工作的业务方针和工作方法。1950 年 9 月 8 日,中央人民政府政务院第 49 次政务会议正式批准"面向工农兵""预防为主""团结中西医"为新中国卫生工作的三大方针。

1952 年 12 月 1 日,第二届全国卫生行政会议在北京召开。12 月 8 日,会议议决增加"卫生工作与群众运动相结合"为卫生工作方针。至此,新中国成立初期的卫生工作四大方针正式形成。"四大方针"充分体现了我国卫生事业的性质和特点，有力地激发了广大医务工作者和人民群众的奋斗热情。从此，全国医药卫生工作顺利开展，全国医疗卫生条件日益好转，社会主义卫生事业也不断发展、蒸蒸日上。

（二）改革开放和建设有中国特色社会主义新时期

党的十一届三中全会以来，人民群众的生活水平日益增长，对健康的要求不断提升。党和政府与时俱进，制定出新的卫生工作方针，推进着新时期卫生事业的发展。

改革开放初期的卫生工作方针旨在突出公共卫生服务和农村卫生的重要性。1991 年 4 月 9 日，第七届全国人民代表大会第四次会议召开，通过了《国民经济和社会发展十年规划和第八个五年计划纲要》，提出新时期的卫生工作方针："贯彻预防为主，依靠科技进步，动员全社会参与，中西医并重，为人民健康服务。"1996 年 12 月，党中央、国务院在北京召开第一次全国卫生工作会议，明确了卫生事业在国民经济和社会发展中的地位和作用，明确了卫生事业的性质和卫生工作方针，明确了卫生改革的目的和指导思想。1997 年 1 月发布的《中共中央、国务院关于卫生改革与发展的决定》确立了"以农村为重点，预防为主，中西医并重，依靠科技与教育，动员全社会参与，为人民健康服务，为社会主义现代化建设服务"的卫生工作方针。这一卫生工作方针，强调了以农村为重点、预防为主、中西医并重的战略重点，强调了依靠科技与教育、动员全社会参与的基本策略，强调了为人民服务、为社会主义现代化建设服务的根本宗旨。

21 世纪以来，我国经济和医疗飞速发展，人民群众对于医疗卫生的需求有了新的变化。2001 年 2 月的全国卫生工作会议指出，我国卫生改革与发展已进入新阶段，即全方位、整体推进时期。

2016 年 8 月 19 日，首次全国卫生与健康大会在北京召开。会议上，习近平从实现民族复兴、增进人民福祉的战略高度，首次提出"健康优先"这一全新的发展理念，强调"健康优先"将成为社会经济发展方向的新标识；强调没有全民健康，就没有全面小康，要把人民健康放在优先发展的战略地位，全方位、全周期保障人民健康，这是对健康在国民经济社会生活中地位的又一次提升，也是我国卫生与健康事业发展史上的一个里程碑。同年 10 月 25 日，中共中央、国务院印发并实施《"健康中国 2030"规划纲要》，正式将习近平在全国卫生与健康大会讲话中的 38 个字"以基层为重点，以改革创新为动力，预防为主，中西医并重，将健康融入所有政策，人民共建共享"，确立为新时期我国卫生与健康工作方针；新的卫生工作方针将人民健康保障工作从过去的医疗卫生领域拓展为"大卫生""大健康"理念，我国卫生工作开始踏上新的征程。

二、中 医 政 策

中医政策是我国卫生工作的重要组成部分，新中国成立后，党和政府十分关心和扶持中医事业的发展。在毛泽东关于中医药发展的一系列指示精神的指导下，中医政策不断完善，中医事业稳步发展。

（一）探索与确立阶段

1949 年第一届卫生行政会议期间，毛泽东即强调"必须很好地团结中医，提高技术，搞好中医工作，发挥中医力量"。1950 年第一届全国卫生会议期间，毛泽东再次强调"团结新老中西各部分医药卫生工作人员"。然而，在实际执行中，上述指示没有获得认真贯彻，一些不利于中医发展的现象时有发生。

针对这种局面，毛泽东明确指出："我认为中国对世界上的大贡献，中医是其中的一项……中医宝贵的经验必须加以继承和发扬。"1954 年，毛泽东再次发表重要谈话："重视中医，学习中医，对中医加以研究整理并发扬光大，这将是我们祖国对全人类贡献中的伟大事业之一。"同年 6 月，毛泽东指示："即时成立中医研究机构，罗致好的中医进行研究，派好的西医学习中医，共同参加研究工作。"

1955 年 12 月，中医研究院正式成立，周恩来题词"发扬祖国医药遗产，为社会主义建设服务"；同时，全国首届西医离职学习中医研究班在中医研究院举行开学典礼，共有 84 名全国各地选送的高等西医药学校毕业生和具有临床经验的西医师来院报到。首届学员在两年半的时间里，努力学习中医学，取得了可喜成绩。1958 年 10 月，毛泽东在卫生部党组《关于西医学中医离职班情况成绩和经验给中央的报告》上批示："中国医药学是一个伟大的宝库，应当努力发掘，加以提高。"

毛泽东的多次指示，及时扭转了中医药发展的不良局面。在党和国家领导人的密切关怀下，卫生部开始大力推进中医及中西医结合工作，中医和中西医结合两方面都有了较大发展，中医的社会地位和学术地位也发生了根本变化。

（二）发展与完善阶段

党的十一届三中全会以后，中医药事业迎来了又一个春天，党和政府对中医事业的政策不断发展与完善，有力地推动了中医药的发展壮大。

改革开放后，党和政府从多个方面，给予中医药大力支持，中医政策得到了有力贯彻。1980 年，卫生部召开全国中医和中西医结合工作会议，明确指出中医、西医、中西医结合"三支力量都要大力发展，长期并存，团结依靠这三支力量，发展具有我国特点的新医药学，推动医学科学现代化"。1982 年，中华人民共和国第五届全国人民代表大会第五次会议，通过《中华人民共和国宪法》，其中第 21 条规定"国家发展医疗卫生事业，发展现代医药和我国传统医药"。1985 年，中央书记处和国务院联合听取卫生部党组汇报，明确"要把中医和西医摆在同等重要的地位"。1986 年 7 月 20 日，国务院发出通知，决定成立国家中医管理局，作为国务院直属机构，以加强对中医工作的管理；1988 年，国家中医管理局职能扩大，更名为国家中医药管理局。1991 年 10 月，国家中医药管理局和世界卫生组织联合在北京召开国际传统医药大会，40 多个国家和地区的传统医学专家和 22 个国家的卫生部高级官员参加会议，会议一致通过了以"人类健康需要传统医药"为主题的北京宣言，并决定将每年的 10 月 22 日定为世界传统医药日，江泽民为大会题词："弘扬民族优秀文化，振兴中医中药事业。"1997 年 1 月的《中共中央、国务院关于卫生改革与发展的决定》，明确指出"中医药是中华民族优秀的传统文化，是我国卫生事业的重要组成部分，独具特色和优势。我国传统医药与现代医药互相补充，共同承担保护和增进人民健康的任务""正确处理继承与创新的关系，既要认真继承中医药的特色和优势，又要勇于创新，积极利用现代科学技术，促进中医药理论和实践的发展，实现中医药现代化。坚持'双百'方针，繁荣中医药学术"。

21 世纪以来，中医药事业稳步发展，党和政府多次强调"中西医并重"的原则。2001 年 9 月颁布的《中医药事业"十五"计划》，要求合理配置中医药资源，加强中医医疗机构建设，推进中医药科技进步，培养社会需要的各类中医药人才，发挥中医药在农村卫生保健中的作用，推动中医研究与中药产业结合，大力促进中西医结合，加快民族医药发展，扩大中医药对外交流与合作。2007 年 10 月，胡锦涛在中国共产党第十七次全国代表大会报告中提出，要坚持"中西医并重""扶持中医药和民族医药事业发展"。2009 年 4 月，《国务院关于扶持和促进中医药事业发展的若干意见》发布，进一步明确了对中医药事业的扶持。此外，2003 年 10 月 1 日，《中华人民共和国中医药条例》

正式实施，这是我国中医药发展史上的一个里程碑，标志着中医药事业走上全面依法管理和发展的新阶段。

（三）新征程和新使命

党的十八大以来，以习近平为核心的党中央，把中医药工作摆在更加重要的位置。习近平在多个场合都对中医药给予了高度评价，并在国内外积极推广中医药。2015 年 12 月 22 日，习近平致信祝贺中国中医科学院成立 60 周年，希望广大中医药工作者增强民族自信，勇攀医学高峰，深入发掘中医药宝库中的精华，充分发挥中医药的独特优势，推进中医药现代化，推动中医药走向世界。2016 年 2 月 22 日，国务院印发《中医药发展战略规划纲要（2016—2030 年）》，明确此后十五年我国中医药发展方向和工作重点，以促进中医药事业健康发展。2016 年 8 月 19 日，习近平出席全国卫生与健康大会，指示要着力推动中医药振兴发展，坚持中西医并重，推动中医药和西医药相互补充、协调发展，努力实现中医药健康养生文化的创造性转化、创新性发展。2016 年 12 月 6 日，国务院新闻办公室首次发表《中国的中医药》白皮书，充分介绍了中国发展中医药的国家政策和主要措施，标志着中医药发展上升为国家战略。

2016 年 12 月 25 日，第十二届全国人民代表大会常务委员会第二十五次会议表决通过了《中华人民共和国中医药法》，该法于 2017 年 7 月 1 日正式实施。中医药法第一次从法律层面明确了中医药的重要地位、发展方针和扶持措施，为中医药事业发展提供了法律保障，也有利于提升中医药的全球影响力。

2019 年，党和政府更将中医药的发展提升到中华民族伟大复兴、实现中国梦的历史高度。10 月 20 日，中共中央、国务院印发《关于促进中医药传承创新发展的意见》，指出传承创新发展中医药是新时代中国特色社会主义事业的重要内容，是中华民族伟大复兴的大事。10 月 25 日，习近平对中医药工作做出重要指示，强调要遵循中医药发展规律，传承精华，守正创新，加快推进中医药现代化、产业化，坚持中西医并重，推动中医药和西医药相互补充、协调发展，推动中医药事业和产业高质量发展，推动中医药走向世界，充分发挥中医药防病治病的独特优势和作用，为建设健康中国、实现中华民族伟大复兴的中国梦贡献力量。这些重要论述，极大地鼓舞了中医药人的信念与热情。

2020 年以来，新冠疫情蔓延全球，而中国的抗疫成绩令世界瞩目，中医药在抗疫斗争中的表现优异。习近平总书记评价："中西医结合、中西药并用，是这次我国疫情防控的一大特点，也是中医药传承精华、守正创新的生动实践。"随后，党和政府给予中医药更多扶持。2021 年 1 月 22 日，国务院印发《关于加快中医药特色发展的若干政策措施》，从人才、产业、资金、发展环境等多个方面提出 28 条举措，为中医药高质量特色发展保驾护航。2021 年 3 月 6 日，习近平总书记在看望参加全国政协十三届四次会议的医药卫生界、教育界委员，并参加联组会时指出，要做好中医药守正创新、传承发展工作，建立符合中医药特点的服务体系、服务模式、管理模式、人才培养模式，使传统中医药发扬光大。2021 年 6 月 10 日，国家卫生健康委、国家中医药局、中央军委后勤保障部卫生局联合制定了《关于进一步加强综合医院中医药工作推动中西医协同发展的意见》。

总之，自新中国成立以来，党和政府一直亲切关怀中医药事业的发展，在不同历史时期出台了各类政策和法令，为中医药事业的发展提供了全方位的保障，中医药事业也在不断前进，医疗、教学、科研等各项工作均取得了明显进展和举世瞩目的成绩。如今，中医药事业更是以前所未有的速度向前发展。

第二节　中医药事业的蓬勃发展

新中国的成立，给中医药事业的发展带来了光辉的前景。中医药事业迎来了蓬勃发展的时期，各类医药卫生组织先后建立，形成了从中央到地方完整的管理体制，为系统开展卫生工作，发展医药卫生事业，提供了基本保障。同时，中医高等教育逐渐取代了传统的师带徒模式，成为中医人才培养的主渠道；中医临床诊疗充分利用现代科学技术和装备，综合服务能力不断提升；中医基础理论、临床疾病和中药研究水平不断提高，并取得了许多重要成果。

一、中 医 医 疗

中华人民共和国成立以来，党和政府对中医采取扶植和保护政策，中医医院经历了从无到有、从少到多的发展过程。1949—1954 年，全国中医从业人员有 30 多万，政府在各地普遍成立"卫生工作者协会"，吸纳个体中医为会员，这是人民政府管理中医的最初形式。

1954—1966 年，是中医药行政和医疗组织结构确立的重要时期。1954 年卫生部成立中医司，全国各省、市相继建立中医行政机构。国家将散在于社会的中医药人员全部进行组织安排，组成数万个联合诊所，并建立一批全民或集体所有制的中医院或中医联合门诊部，各级综合性医院也相继设立中医科。同时创办一批直属卫生部或省级卫生行政的中医医院，如中医研究院附属广安门医院和西苑医院、北京中医学院附属东直门医院、广州中医学院附属第一医院、上海中医学院附属龙华医院、北京市中医院、江苏省中医院、广东省中医院等。截至 1966 年，全国中医院已发展到 300 多所，为中医药事业的发展奠定了基础。1966—1976 年，中医药事业和其他行业一样，遭受严重摧残。

党的十一届三中全会以来，党和国家拨乱反正，各行各业蓬勃发展，党的中医政策很快得到贯彻落实。1980 年，卫生部召开全国中医、中西医结合工作会议，决定有计划、有重点地建设和加强一批中医医院，对中医医院的建设给予行政支持和物质保证，使中医医院的建设得到恢复和发展。1982 年 4 月，卫生部在湖南衡阳召开全国中医院和高等中医教育工作会议（简称"衡阳会议"），讨论制定《全国中医医院工作条例》，要求全国各省、地、县均要建立中医医院，并强调保持中医特色的办院方向，以适应广大人民群众对中医药卫生保健的需求。

1983 年 9 月，卫生部又发出《关于加强中医专科建设的意见》，随之涌现一批著名中医专科医院。同年 11 月，卫生部在重庆召开中医急症工作会议，专题讨论如何开展中医急症工作，提出了《关于加强中医急症工作的意见》，明确了中医急症工作的方向和目标，中医医院普遍加强了中医急症科室建设。1994 年《中医急诊诊疗规范》在全国实施，1995 年公布了全国中医医院急诊必备中成药，并于 1997 年遴选出 53 种中成药推广使用，治疗范围涉及心脑血管疾病、热病、出血性疾病等 20 多个病种，对中医急诊工作起到了积极的推广作用。

1984 年和 1986 年召开全国第一次民族医药工作会议和全国县级中医医院工作会议后，把扶植、加强民族医药工作和普及县级中医医院列入了国家卫生工作计划。

1992 年 2 月，国家中医药管理局在广州召开首届全国中医急症工作会议，总结了中医急症工作经验和成绩。1991 年和 1993 年，先后两次召开全国中医医院分级管理工作会议。根据不同区域卫生服务要求，确定中医医院的不同级别，对其规模、设备、功能、人员配备、技术水平、服务质量、管理效应等，提出不同要求，以全方位的科学管理模式建立中医医院管理体制，以适应时代发展需求。1992年2月，国家中医药管理局医政司制定《中医病案书写规范》。当年起，在全国各级各类中医医院、西医医院中医科施行，对于规范中医临床医疗，总结实践经验，提高医疗质量，具有重要意义。

2005年11月，中国中医研究院在成立50周年时更名为中国中医科学院，进一步确立了中医药的科学地位。为保持中医医院的中医药特色，防止西医化，2006年国家中医药管理局关于印发《中医医院中医药特色评价指南（试行）》和《中医医院（三级）中医药特色评价细则（试行）》的通知，对中医医院的内涵建设进行了规范。2007年，国家中医药管理局印发了《中医坐堂医诊所管理办法》，积极探索中医药改革与发展的新思路。截至2011年底，全国中医院机构38 177个，床位529 791张，中医药从业人员625 396人。

新中国成立以来，中医临床取得了多方面可喜成绩。中医药不仅在防治常见病、多发病等方面发挥独特优势，也在应对突发公共卫生事件、防治重大疑难疾病和新发传染病等领域，发挥了重要作用。

1954年石家庄地区运用温病理论和方法治疗流行性乙型脑炎，取得了显著疗效，让世人重新审视中医药治疗急性传染病的能力。此后，中医药广泛参与包括流行性乙型脑炎、流行性脑脊髓膜炎、麻疹、流行性感冒、白喉等急性传染病的防治，取得可喜的成效。

20世纪50年代以来，在朱琏、鲁之俊的倡导和政府支持下，针灸得到最大程度的普及，对针灸、经络的研究也逐步深入，针灸临床应用范围日益广泛，特别是在对神经、消化、呼吸、泌尿、心血管系统疾病及精神类病证的治疗中，效果明显；针灸抗炎、抗休克、针刺麻醉的研究也取得了较为满意的效果。

随着中医药研究的不断深入，中医诊疗方案在临床实践中不断完善，一批学术特点突出、临床优势明显的中医重点学科和专科初步形成。中医在治疗肝胆病、脾胃病、肾病、心脏病、血液病、脑中风、糖尿病、老年性痴呆、恶性肿瘤等方面，取得了新的突破。

近30年以来，我国已基本建立了以中医医院为主体、覆盖城乡的中医药服务网络，中医药防病治病能力不断增强，服务领域不断拓展，城乡居民对中医临床服务的需求已基本满足。随着现代中医临床体系的建立，中医在防治常见病、治疗多发病、重大疑难疾病、传染病的过程中，已经形成了较为完整的疾病诊疗规范，显示出独具特色的临床疗效。

二、中 医 教 育

新中国成立后，国家采取多种方式大力培养中医药人才，中医药教育实现了与现代教育的接轨，逐步建立起完整的高等教育体系。

（一）中医药院校的成立

1951年12月，卫生部颁发《关于组织中医进修学校及进修班的通知》，各地随之成立17所中医进修学校和101个中医进修班，建立最初的中医培训机构。1956年，为迎合中医事业发展的需要，周恩来总理指示卫生部，在北京、上海、广州、成都四地创办了第一批中医学院，中医高等教育正式纳入国家高等教育序列。以后，许多省、市先后设立中医学院，1958年10月已有中医学院13所、中医学校100余所。1960年部分中医学院增设中药本科专业，3所医学院校设立中医系。至1966年，全国已有中医学院21所，在校生1万余人。经过10余年努力，中医学院不断发展壮大，逐步建立起一支具有较高水平的中医教师队伍，课程设置几经调整，确立了中医、西医课程兼备的课程体系，保证了高等中医教育的人才培养质量。

1982 年 4 月卫生部在衡阳召开了全国高等中医教育工作会议，重点讨论了高等中医药教学问题，此次会议成为改革开放后高等中医药教育发展的新起点。至 1984 年，全国中医学院已增至 25 所，另有 11 所高等医学院校开办中医中药专业，中医药学专业在校学生达到 26 690 人，高等中医院校的办学规模不断扩大，教学条件日趋改善。同时，中等医药学校设立中医士、中药士、针灸、推拿、中医护理等专业，为农村基层培养了大批医药、护理人才，也改善了高、中等中医药人员的结构。

目前全国除新疆、青海、西藏、内蒙古、海南等省、自治区没有独立的中医高等院校之外，其他省、市均设立了中医高等院校，而且大部分自 1995 年以来相继更名为中医药大学，为中医药人才的培养提供了更好的平台。

（二）中医教材的编撰

新中国成立初期，随着中医高等院校的建立，中医统编教材也列入了国家高等教育的统一规划之中。

1959 年 4 月，卫生部组织编写了首版统编中医教材，即"中医学院试用教材"，1960 年开始由人民卫生出版社陆续出版。为更好地适应实际教学的要求，1963 年卫生部先后召开基础课和临床课的教材修订会议，对"中医学院试用教材"进行修订，从而形成"中医学院试用教材重订本"，史称"二版教材"。"二版教材"对首版试用教材做了全面的修订和充实，成为统编中医教材系列中的经典。随着中药本科专业的相继开设，1973 年 6 月卫生部组织 22 所院校分工协作，集体编写了第三版"中医学院试用教材"，由上海人民出版社于 1974—1977 年相继出版，增加了中药专业的新教材。1978—1980 年，卫生部又按教学科目组织编写了第四版中医药教材。

1982 年 10 月，卫生部在南京首次成立全国高等中医药教材编审委员会，组成 32 门课程教材编审小组，并修订了各科教学大纲。这批教材中，除少数属初次编写外，多数是在第二版教材的基础上充实、修改，诞生了全新的第五版中医药教材。1992 年国家中医药管理局据国家教委精神，成立了教材编审委员会，统一组织编写出版了普通高等教育中医药类规划教材，即第六版中医药教材。该版教材内容较前五版有了更多充实和提高。

近年来，伴随着中医高等教育改革的深入，中医药教材的编制与出版呈现出百花齐放的态势，多家出版社先后出版了不同系列的中医药教材。中医药教材建设不断得到总结与提高，与中医药高等教育发展相辅相成。

三、中医科研

（一）中医古籍文献的整理与出版

中华人民共和国时期，中医文献事业是在继承传统学术和工艺基础上逐步向系统化、高水平方向迈进的。1955 年底中医研究院成立，下设编审室，主要工作包括注释经典医著，整理、审定名老中医学术经验，审查中医验方。此后，陆续组织出版了一批中医经典著作。

1981 年 8 月，中央恢复了古籍整理工作。1983 年 1 月 18 日，人民卫生出版社中医古籍整理出版办公室正式成立。之后，根据中央指示精神，由各地专家牵头分别整理了《伤寒论》《神农本草经》《针灸甲乙经》《诸病源候论》《金匮要略》《中藏经》《素问》《灵枢经》《脉经》《难经》《黄帝内经太素》等书籍，为中医理论与临床研究的发展提供了重要学术资源。

　　20世纪90年代，国家非常注重海外珍本古医籍的搜集与出版，在中日双方学者的共同努力下，《日本现存中国稀觏古医籍丛书》于1999年由人民卫生出版社出版，之后《海外回归中医善本古籍丛书》自2002年起陆续发行，极大地丰富了国内古医籍资源。

　　70多年来，中医古籍文献的整理和出版，无论从数量还是质量上都有了极大的发展。目前，借助于数字化技术和设备，中医古籍的整理工作也在升级，更多中医典籍得到有效保护和利用。

（二）中医基础理论研究

　　中华人民共和国成立以来，我国学者利用现代科学技术和方法，对中医药基本理论开展探索研究，特别是在中医脏象、证候、体质、经络的研究方面成绩显著。如对肾、脾的研究，揭示肾与神经、内分泌、免疫系统的关系，证明肾阳虚与下丘脑-垂体-肾上腺皮质轴有密切关系；脾气虚与消化系统、自主神经、免疫系统功能的关系。在证候研究中，建立20多种中医"证"的动物模型，促进中医实验研究的发展。通过全国范围的广泛协作，在证候规范化、标准化方面取得显著成绩，从而提高了辨证论治的水平。特别是通过血瘀证的研究，使活血化瘀治法在内、外、伤、妇、儿等科100多种疾病中得到广泛应用。在体质研究中，制定中医体质分类判定标准。在经络研究中，对循经感传的产生机理、经脉-脏腑的相关联系途径以及经络循行途径上的理化特性、经络的体表定位等进行深入研究。在针刺镇痛和针刺麻醉研究中，针、药复合麻醉应用范围不断扩大，一些高难度手术在针麻下获得成功，保持世界领先水平。中医学术标准规范化建设取得较快进展。

　　改革开放以来，先后出台一批中医药行业标准、国家标准和技术规范，如《经穴部位》标准、《耳穴名称与部位》标准、《中医病症分类与代码》标准、《中医临床诊疗术语》标准、《中医病证诊断疗效标准》《中医内科急症诊疗规范》《亚健康中医临床指南》《中医护理常规技术操作规程》《中医内科常见病诊疗指南》等。中医学术标准规范工作促进了中医医疗的现代化进程，有利于中医学与现代科学的沟通、交融，成为中医药学术发展的重要标志。

（三）中医临床研究

　　中医治则、治法和辨证论治规律的研究使中医药在治疗常见病、多发病以及疑难病证方面突显优势，中医诊疗水平和临床疗效不断提高。例如中医药在治疗冠心病、动脉粥样硬化、病毒性肝炎、重度黄疸、肝纤维化、结石症、风湿和类风湿关节炎、糖尿病及其并发症、高脂血症、老年性痴呆、骨质疏松症等方面总结并创造不少新治法，如开郁清热法在2型糖尿病中的应用、益气升陷法在病毒性心肌炎中的应用、补血类中药对血虚证的干预、参松养心胶囊治疗心律失常的应用等，均显示良好的疗效。

　　2003年抗击重症急性呼吸综合征（SARS）时，采用中医药、中西医结合方法治疗SARS效果明显，能够缩短平均发热时间，改善全身中毒症状，对促进肺部炎症吸收，降低患者病死率，改善免疫功能，减少激素用量，以及发病早期阻断病程发展等方面，都有良好效果，得到世界卫生组织（WHO）的积极评价与肯定。试点地区艾滋病病人和感染者的治疗结果表明，中医药治疗艾滋病可以明显改善临床症状，提高生活质量，显示良好的发展前景。

　　在2008年汶川大地震的伤员救治、伤残康复工作中，中医药再次发挥简、便、验、廉的特色优势，以手法整复加小夹板固定、中药洗敷抗感染促愈合，推拿、按摩、针灸、拔罐等就地取材、快速处置的中医药方法，有效处理2.6万余名伤员；并采取"大锅汤"的办法，发放数百万份中药防疫汤剂，在预防灾后疫病工作中发挥重要作用。2009年3月，墨西哥、美国等先后发生人感染甲型 H1N1 流感病毒，并传入我国，鉴于中医药有丰富的流行性感冒防治经验，卫生部、国家中医药管理局组织专家，针对不同人群制定《甲型 H1N1 流感中医药预防方案（2009 年版）》；同年 9 月，进一步修订形成《甲型 H1N1 流感中医药预防方案（2009 年版修订版第一版）》，应用效果明显。

2020 年初出现的新型冠状病毒肺炎疫情，是中医药应对新发传染病的又一次重大考验。在中共中央的指挥和组织下，中医药行业的专家和大批医护人员一直奋战在抗疫第一线，为有效控制疫情发挥了巨大的作用。张伯礼指出："在这次抗击新冠肺炎疫情中，中医药做出 4 个贡献：集中隔离服用中药，有效阻断疫情扩散和蔓延；中药进方舱治轻症，病人零转重、医护零感染；重症患者中西医结合救治，提高治愈率，降低病亡率；恢复期中西医结合康复治疗，减少并发症。"

四、学术团体与医学刊物

从 1977 年开始，中华医学会、中华护理学会、中国药学会等学会陆续恢复开展业务活动。同时，很多新学会也纷纷成立，如中华中医药学会、中国针灸学会、中国中西医结合学会、中国生物医学工程学会、中国康复医学会、中国病理生理学会、中国营养学会、中国药理学会、中华预防医学会等。

中华医学会成立于 1915 年，是党和国家联系医学科技工作者的桥梁和纽带，是发展中国医学科学技术事业的重要社会力量。中华中医药学会成立于 1979 年，原名中华全国中医学会，1992 年改名为中国中医药学会，2002 年更名为中华中医药学会。该学会下设内科、外科、眼科、妇科、儿科、耳鼻喉科、骨伤科、老年病、编辑出版、医史文献等 66 个专科学会。主办《中医杂志》（中文版、英文版、日文版）《中华中医药杂志》《中国肛肠病杂志》《新中医》等期刊。中华中医药学会是发展我国中医药事业的重要社会力量。中国针灸学会成立于 1979 年，下设临床、针法灸法、实验针灸、针刺麻醉、经络、腧穴、耳穴诊治、针灸文献、针灸器材、腹针等 41 个二级专业委员会，主办《中国针灸》《针刺研究》等杂志。中国针灸学会是发展针灸的重要学术团体，也是促进中外针灸学术交流的重要社会力量。中国中西医结合学会成立于 1981 年，原名中国中西医结合研究会，1990 年更名为中国中西医结合学会。目前学会下设重症医学、活血化瘀、虚证与老年医学、肿瘤、骨伤科、妇产科、儿科、急救医学、呼吸病、微循环等 66 个专业委员会。主办《中国中西医结合杂志》（中、英文）《中国中西医结合耳鼻咽喉科杂志》《中国中西医结合急救杂志》等期刊。

此外，国家中医药管理局设立了中国中医药报社，以及中医古籍出版社、中国中医药出版社等。1983 年起创办大型综合性编年史鉴《中医年鉴》，该年鉴 1989 年改名为《中国中医药年鉴》2003 年起分为《中国中医药年鉴》（行政卷）与《中国中医药年鉴》（学术卷）。这些学术团体的学术活动，期刊、书籍、报纸的发行，对于弘扬中医药文化、交流中医药学术、培养中医药人才，起到了积极推动作用。

五、中药的生产与科研

中华人民共和国成立以来，中药事业有了很大发展。计划经济时期，药材归国家统一经营，曾一度供不应求。改革开放后，中药生产、收购、销售等向市场经济模式转变，中药材、中成药及中药零售企业迅速发展，中药工业生产能力明显增强，中药商品日益丰富。

1996 年 12 月召开的全国卫生工作会议，明确提出实现中药生产现代化和中药产业现代化的目标后，中药质量标准的现代化进程不断提速。同时，药材种植、中药饮片的现代化也提上议事日程，中药逐步进入科学管理协调发展阶段。中药资源普查工作取得重大成果，基本摸清我国中药资源蕴藏量和分布情况，为保护和合理开发中药资源提供科学依据。对近 300 种常用中药材品种进行整理和质量标准研究，建立中药材质量标准。中药饮片炮制减毒增效及定向控制研究取得显著成就。《中华本草》《中医方剂大词典》《中医药—中药材重金属限量》《中药方剂编码规则及编码》《中药编码规则及编码》《中药在供应链管理中的编码与表示》等一系列集中医药研究大成著作的问世，反映当代中药研究水平。

抗疟新药双氢青蒿素的研制和全国中药资源普查在国内外产生了深远影响，两者均获 1992 年全国十大科技成就奖。青蒿素主要研发人之一屠呦呦于 2015 年 10 月 5 日获得诺贝尔生理学或医学奖，这是中国科学家在本土上进行的科学研究首次获得诺贝尔科学奖，也是中国医学界和中医药成果迄今获得的最高奖项。截至 2009 年 10 月，全国引种中草药 3000 种以上，以往靠进口的 60 种常用中药，引进成功 30 种，如产自国外的药用植物西洋参已引种成功；人工合成麝香、人工虎骨粉、人工培植牛黄等一些动物药代用品的研发成功，为保护濒危动植物种和保障动植物药材的开发利用做出了重要贡献。一批优质道地药材生产基地已经形成，中药材栽培面积不断扩大，中药野生资源和生态环境得到保护。广东、四川、贵州、吉林等 14 个省建立中药现代化产业基地。全国现有中药资源 12 807 种，药材种植面积 1424 万亩，药材生产基地 600 多个。

2010 年版《中国药典》明确了中药饮片的概念，解决了中医配方和中成药生产投料界定不清楚的问题，与之配套出版的《临床用药须知》中首次编纂中药饮片卷，收载中药饮片 557 种。中成药工业产值从 1978 年的 8 亿元增加到 2008 年的 1400 多亿元。截至 2009 年 2 月，中药行业企业数为 2091 个，从业人员人数 43.46 万人。其中，中成药企业 1444 个，从业人员人数 36.3 万人；饮片企业 647 个，从业人员 7.1 万人。2008 年，中成药销售 1676 亿元，饮片销售 395 亿元，中药材销售 372 亿元，中药产品已出口到 160 多个国家和地区，进出口总额达到 17.52 亿美元，其中出口 13.09 亿美元。中药现代化，中药产业不断壮大。中药从丸、散、膏、丹等传统剂型，发展到现代滴丸、片剂、膜剂、胶囊、合剂、冲剂、栓剂、霜剂、针剂、大输液、中药饮片颗粒等 40 多种剂型、9000 余个中成药品种。中药产品种类、数量生产工艺水平有很大提高，2008 年中药工业总产值超过 20 000 亿元。中药农业在保障中药生产原料供给的同时又成为农村产业结构调整、农民增收、生态保护的重要措施。

随着中医药走向世界进程的加快，中药出口近年来有了较大增长，并呈现良好发展势头。一批具有自主知识产权的中药新药研发上市，复方丹参滴丸、康莱特注射液等中药开始探索走向国际市场，一批年产值超过 20 亿的企业迅速成长。截至 2009 年 10 月，中药出口已扩大到 160 多个国家和地区，除传统的东南亚、欧美、大洋洲外，还远销到南美、中东及非洲等国家，中药产品的国际竞争力进一步增强。

第三节　"西医学习中医"与中西医结合的探索

新中国成立之初，为了改进中医工作，"西医学习中医"成为重要措施之一。1958 年提出"创立中国新医药流派"的口号后，中西医结合研究全面开展，"西医学习中医"的学者发挥了重要作用，中西医结合逐渐成为我国医学发展中三支力量之一。

一、"西医学习中医"

20 世纪 50—80 年代，在物质和科研条件远不如今天的情况下，国家多次组织"西医学习中医"（以下简称"西学中"），其目的是让具有西方医学教育背景的人员，通过对中医学系统学习，用先进的科学理念与方法来研究中医药，进而整理提高中医学，实现中西医结合。它为中西医结合事业培养了一批包括诺贝尔奖获得者、院士等在内的中西医结合领军人才。

1955 年 12 月卫生部举办了第一届全国西医离职学习中医班，历时 2 年半，于 1958 年 6 月结束。第一届"西学中"班招收了一批来自全国的医学院毕业生和有临床经验的西医师。学员们首先通过中医老师授课并结合自学的方式，深入学习了中医经典，基本掌握了阅读中医书籍的能力。在此基础上，学习中医临床各科 7 个月，并在北京、苏州、南京等地进行了为期一年多的临证实习。

1958 年，卫生部党组在《关于西医学中医离职班情况成绩和经验给中央的报告》中建议在各省、市、自治区自行规划举办"西学中"离职学习班，以便"更多、更快、更好、更省地培养出既懂西医又懂中医，掌握两套学术"的新型医生。这一建议得到了毛泽东同志的高度赞赏，并批示："中国医药学是一个伟大的宝库，应当努力发掘，加以提高。"全国各省、市、自治区纷纷举办各种类型的"西学中"班，有离职的、半脱产、在职的，两年半、两年、一年，六至八个月，学员人数也逐年扩大。据 1960 年统计，全国离职"西学中"班达 37 个，学员 2300 人，在职"西学中"36 000人。到 1962 年 7 月，全国仅离职西学中班的结业学员就达到两千多名，除此之外，还有一大批西医参加了业余学习。1963 年，卫生部《关于当前中医工作中若干问题的意见》提出，除了继续执行"西医学习中医"的政策外，"要求大学毕业后，经过 5~7 年临床的主治医师或相当主治医师以上的水平"，方有资格参加"西学中"的学习班。

全国范围的"西医学习中医"，培养了一大批热爱中医，掌握中、西医两套本领的高级临床人才，并成为从事中西医结合事业的骨干。2016 年度国家最高科学技术奖获得者、中国首位诺贝尔生理学或医学奖获得者屠呦呦教授，于 1959 至 1962 年参加了卫生部"西学中"班。她在诺贝尔奖颁奖典礼的演讲中提到，青蒿素的成功提取，与她的"西学中"经历有着密切的关系。中国第一代中西医结合专家、中国科学院院士、中国中西医结合事业的奠基者和开拓者陈可冀教授从福建医科大学奉调到京参加卫生部离职"西学中"班，并以优异的成绩完成学习。陈可冀院士长期从事中西医结合心血管病及老年病的研究，成果丰硕，其研究曾获得国家科技进步一、二等奖，还为中西医结合事业培养出了一大批优秀人才。在从事中西医结合研究的院士中，几乎都有"西学中"背景。

从 1958 年开始，在中共中央有关指示精神鼓舞下，中西医结合由"一方一病"逐步转为理论和临床的全面研究工作，一大批接受过医学院校训练的现代医药人员通过"西学中"走上了中西医结合的道路，在临床、科研、教学等方面开拓性地进行了中西医结合研究，取得了一批科研成果，对新中国医学事业的发展做出了重要的贡献。

二、中西医结合的探索

中西医结合的探索大致经历了三个阶段。分别是临床实验阶段、临床实践阶段和理论创新、临床治疗和实验研究相结合的新阶段。

20 世纪 50 年代是中西医结合的临床实验阶段。随着西医学习中医学员陆续结业，中西医结合研究工作由学习逐步转为临床实践。

20 世纪 60—70 年代是中西医结合真正进入临床实践的阶段。具体的研究工作大多采用辨病与辨证分型相结合，中西医诊疗手段相结合的方法。由此，中西医结合临床治疗的病种不断扩展，几乎涉及临床医疗的所有领域。在一批著名老中医的临床指导下，研究成果不断产生，并总结出很多疾病的中西医结合诊疗特点。这一阶段，中西医结合获得了明显的进展，取得了一些重要成果，受到了国内外的关注。

如中西医结合治疗急腹症，是早期取得的研究进展，吴咸中院士长期从事中西医结合治疗急性腹部外科疾病的研究，是该领域的开拓者之一，其研究成果获得了国家科技进步二等奖。研究结果证明，经中西医结合治疗，扩大了非手术治疗的范围，降低了手术率，提高了治愈率。中西医结合治疗骨折是另一项比较重大的研究成果，以小夹板局部外固定，以手法整复和病人自觉进行功能锻炼为主要内容的中西医结合治疗骨折，已在全国推广，这一疗法比纯西医疗法骨折愈合时间缩短，功能恢复好，病人痛苦少，并发症低。针刺麻醉也是中西医结合的重要成就，韩济生院士的针刺机理研究取得了举世瞩目的成果。在其他领域，中西医结合也取得有相应的研究进展。沈自尹院士长期从事中西医结合思路和方法的开拓，在肾本质研究和传统老年医学研究方面取得了一系列突破性成就；刘耕陶院士长期从事中西医结合抗肝炎药及肝脏生化药理学研究，其研究成果获国家发明奖二等奖、三等奖等；李连达院士先后完成 70 种中药新药的研制或药理研究工作。

1980 年，国务院副总理陈慕华在全国中医和中西医结合工作会议上提出，中西医结合是我国医学科学的一个独创的经验，应当坚持下去。她认为中西医结合在某些疾病的临床治疗上取得了比单一疗法更好的效果。"中西医结合治疗某些急腹症，非手术治愈率达到 70% 以上。以中医手法整复、小夹板固定和功能锻炼为特点的中西医结合治疗骨折，疗程和功能恢复的时间可以缩短 1/3—1/2，复位满意者达 90% 以上。中西医结合治疗肛肠疾病、骨关节及软组织损伤、冠心病、脑血管疾病、泌尿系结石、小儿肺炎、婴儿腹泻等，大都取得了比单独用西医或中医治疗更为满意的效果。中西医结合创立的针刺麻醉，及对针麻原理的研究，不仅成功地把针刺镇痛效果应用于复杂的外科手术，而且导致了生理、生化方面某些新的发现"。

20 世纪 80 年代后，中西医结合进入理论开拓、临床治疗和实验研究相结合的新阶段。这一时期，中西医结合从临床到基础、从理论到实践、从宏观到微观，在多学科、多层次展开。1982 年世界卫生组织介绍的中国医学在世界上处领先地位的有 5 项：断肢再植、烧伤治疗、骨折治疗、急腹症治疗和针麻研究，其中 3 项属中西医结合项目，即中西医结合治疗骨折、急腹症和针麻研究。1979—1982 年全国卫生系统获国家发明奖项目共 22 项，其中属中西医结合者占 7 项；1984 年卫生部评出甲、乙级成果奖共 1605 项，其中属中西医结合项目 256 项。

为了促进中西医结合事业的发展，1981 年成立了中国中西医结合学会，并创办了《中西医结合杂志》。1982 年"中西医结合"作为一门独立的新学科诞生。目前，中西医结合已纳入高等教育本科、研究生教育的专业目录，培养了一大批兼通中、西医的高层次人才。

中西医结合研究已进行了半个多世纪，关于其研究方式、研究内容、研究思路的相关讨论仍在进行。面对中国当代医学出现的新问题、新现象、新局面，中西医结合研究也站在了新的起点。有关中西医结合研究的讨论在今后一段时期内还将长期存在。应该相信，中西医结合事业因为涉及两种医学体系的各方面重大问题，因此，值得研究的课题是极为丰富的，其发展前景也是十分广阔的。

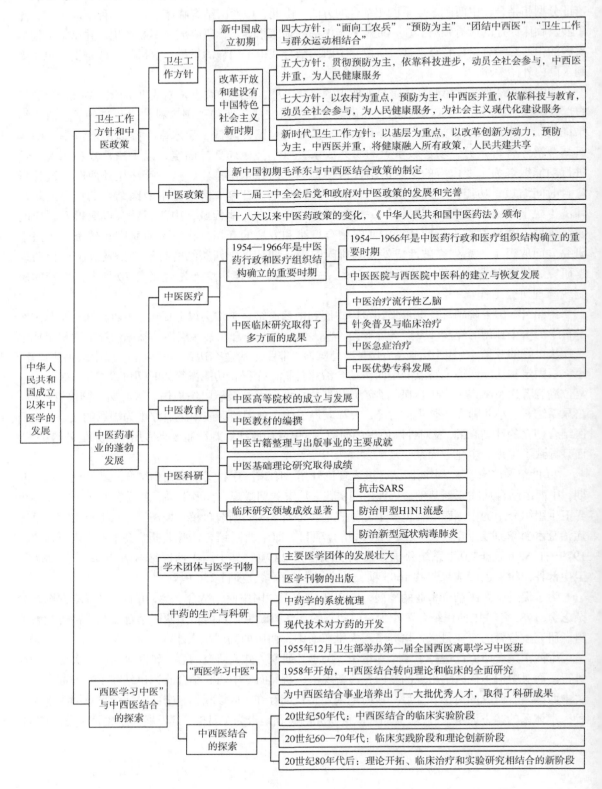

1. 新中国成立初期，党和政府制定的卫生工作四大方针是什么？其原因有哪些？
2. 简述新中国成立以来中医药教学科研的主要成就。
3. 如何评价"西医学习中医"及中西医结合的探索？

中国医学史大事年表

约前 4000 年	龙山文化晚期，中国人已会酿酒。
前 1700 年	伊尹精于烹调，相传是汤液发明者。
前 1600 年	甲骨文中记载人体解剖部位名称和各部疾病，龋齿为较早的疾病记录。中国人已会应用石器、骨器、青铜等制作的医疗用具。
前 1100 年	西周置医师，掌医之政令；疾医、疡医、食医、兽医等，为医学分科之始。设官员掌管藏冰、变火，以救时疾。
前 556 年	《左传·襄公十七年》记载国人逐瘈狗（疯狗）。
前 541 年	医和提出阴、阳、风、雨、晦、明六气太过致病学说。
前 500 年	湖南长沙马王堆出土的简帛医书《五十二病方》《足臂十一脉灸经》《阴阳十一脉灸经》《导引图》《却谷食气》等，约成书于这一时期，记录了治疗腹股沟疝的疝带和疝罩、痔漏手术方法、水银制剂治疗皮肤病等。
前 400 年	《黄帝内经》总结当时医疗实践经验，《山海经》记载药物百余种。
前 277 年	秦始皇令方士献仙人不死之药，炼丹术兴起。秦阿房宫设浴池、冰库，并有十分坚固的直径约 60 厘米的管道组成下水道。秦设"病所"以收容麻风病人。
前 215 年	淳于意生。他的《诊籍》记载 25 个病案，是中国最早的病历记录。
前 117 年	典籍开始描述消渴病（糖尿病）。
前 26 年	侍医李柱国校方技书，有医经 7 部，经方 11 部。
2 年	民疾疫者，舍空邸第医药——为公立时疫医院之滥觞。
16 年	王莽使太医尚方与巧屠作人体解剖，量度脏腑以为医用。
26 年	东汉置太医令，掌诸医。下设员医 293 人，员官 19 人。另设药丞、主药、方丞、主方各 1 人。
27 年	《论衡·解除篇》提出蚤、虱有吸血之害。
44 年	马援在交趾，军中经瘴疫死者十之四五，自此将疟疾传至中原。
162 年	陇右军中大疫，死者十之三四，皇甫规亲入庵卢巡视。
190 年	《难经》约成于此时。简牍《治百病方》成书（甘肃武威汉墓出土）。华佗在此时前后，应用酒服麻沸散进行全身麻醉。
196—204 年	张仲景著《伤寒杂病论》。描述了肠痈、肺痈、阴吹等，创用人工呼吸法急救自缢以及灌肠术等。中国切脉诊断疾病的专书《脉经》成书。
259 年	皇甫谧撰成《针灸甲乙经》。
392 年	唇裂修补手术获得成功。
420 年	胡洽居士著《百病方》，始用水银制剂利尿。
465 年	宋齐之间有释门深师、支法存描述诸脚弱（脚气病）症治。

483 年	陈延之撰《小品方》约成于此时。
420—479 年	雷敩编成药剂学专著《雷公炮炙论》。
499 年	《刘涓子鬼遗方》论述金创，痈疽、疮疖等化脓性感染之诊断和治疗原则，是现存较早外科专著。
500 年	陶弘景著《本草经集注》《补阙肘后百一方》等书。
512 年	姚法卫《经验方》，所载人体寄生扁形动物所致病例，为世界最早记录。
542 年	智聪携《明堂图》等中医药典籍至日本。
610 年	巢元方等著《诸病源候论》。
624 年	唐太医署，分医学为四科，各设博士、助教以教授医学。
641 年	文成公主嫁藏王松赞干布，所带中医书由哈祥马哈德瓦和达马郭嘎译为藏文。藏汉医学开始频繁交流。
659 年	苏敬等《新修本草》，是中国第一部药典。
682 年	孙思邈撰《千金翼方》成书。
739 年	陈藏器著《本草拾遗》。
752 年	王焘撰《外台秘要》。
753 年	鉴真和尚抵达日本，传授中国科学文化及医学。
762 年	王冰重新编次注释《黄帝内经素问》。
841—846 年	蔺道人著《仙授理伤续断秘方》。
847—859 年	咎殷著《经效产宝》。
919 年	中国籍波斯人李珣《海药本草》行世。
936 年	和凝著《疑狱集》，为法医学之始。
934—965 年	韩保升删订《新修本草》等，编成《蜀本草》。
973 年	刘翰等人编成《开宝新详定本草》。次年重定为《开宝重定本草》。
982—992 年	王怀隐等修订《太平圣惠方》。
984 年	日·丹波康赖《医心方》成书。
992 年	宋太医署改名为太医局。
1026 年	王惟一《铜人腧穴针灸图经》，次年又主持铸造针灸铜人两具，是最早的针灸教学模型。
1045 年	宜州推官吴简命医师、画工根据解剖刑犯内脏，绘制《欧希范五脏图》。
1057 年	宋代设校正医书局，全面校勘 10 世纪以前医籍。
1057—1061 年	掌禹锡等编著《嘉祐本草》。
1061 年	苏颂编成《本草图经》。
1075 年	《苏沈良方》首载秋石制取法，秋石为最早的性激素制剂。
1076 年	设官营药铺医局熟药所。
1086 年	韩祗和著《伤寒微旨论》。
1093 年	董汲著《小儿斑疹备急方论》，为中国第一部小儿急性斑疹热专书。
1098 年	杨子建著《十产论》。
1100 年	庞安时著《伤寒总病论》。
1107 年	陈师文等校正《太平惠民和剂局方》。
1108 年	在唐慎微《经史证类备急本草》基础上校订形成《大观本草》。
1114 年	设医药和剂局、医药惠民局，实行药政管理。
1116 年	寇宗奭著《本草衍义》。
1111—1117 年	宋医官合编《圣济总录》。

1119 年	阎孝忠集钱乙《小儿药证直诀》，为我国现存最早之儿科专著。
1127 年	窦材《扁鹊心书》首载山茄花（曼陀罗花）和大麻花作全身麻醉剂。
1132 年	许叔微著《普济本事方》。
1144 年	成无己著《注解伤寒论》。
1150 年	刘昉等编《幼幼新书》。
1156 年	《小儿卫生总微论方》刊行。
1165 年	东轩居士《卫济宝书》创用"癌"字命名深部脓肿。
1174 年	陈言著《三因极一病证方论》。
1181 年	郭雍著《伤寒补亡论》。
1182 年	刘完素著《素问玄机原病式》。
1186 年	刘完素著《素问病机气宜保命集》。张元素著《珍珠囊》。
1189 年	张杲著《医说》。
1220 年	王执中著《针灸资生经》。
1217—1221 年	张从正著《儒门事亲》。
1231 年	李杲著《内外伤辨惑论》。
1237 年	陈自明《妇人大全良方》成书，是中国现存最早的妇科专著。
1247 年	宋慈撰《洗冤集录》。系现存第一部法医专著。
1249 年	李杲著《脾胃论》。
1253 年	严用和著《济生方》。
1254 年	陈文中著《小儿痘疹方论》。
1270 年	元政府设广惠司。
1294 年	曹世荣著《活幼心书》
1330 年	忽思慧《饮膳正要》成书，是第一部营养学专书。
1335 年	齐德之著《外科精义》。
1337 年	危亦林著《世医得效方》。
1341 年	杜本增订《敖氏伤寒金镜录》，列三十六舌象，是最早之舌诊专书。
1347 年	朱震亨著《格致余论》《局方发挥》。
1359 年	滑寿著《诊家枢要》。
1368 年	王履著《医经溯洄集》。
1384 年	徐彦纯著《本草发挥》。
1403—1408 年	明政府编成大型类书《永乐大典》，其中收载明代以前的大量医书。
1406 年	朱橚等著《救荒本草》。《普济方》约成书于此时。
1443 年	明太医院复刻《铜人腧穴针灸图经》，并重铸针灸铜人。
1436—1449 年	兰茂《滇南本草》约成书于此时。
1492 年	王纶著《本草集要》。
1513 年	李濂著《医史》。
1529 年	高武著《针灸聚英》。薛己著《内科摘要》。
1535—1550 年	沈之问《解围元薮》为第一部麻风病专书。
1549 年	江瓘著《名医类案》。
1554 年	薛铠著《保婴撮要》，创用烧灼断脐法预防婴儿破伤风。
1556 年	徐春甫著《古今医统大全》。
1565 年	楼英著《医学纲目》。陈嘉谟著《本草蒙筌》。
1568 年	徐春甫等在直隶顺天府（今北京）组织成立一体堂宅仁医会。

1575 年	李梴著《医学入门》。
1578 年	李时珍《本草纲目》成书，1593 年首次印行金陵刻本。
1586 年	马莳著《黄帝内经素问注证发微》，《黄帝内经灵枢注证发微》。
1591 年	高濂撰辑《遵生八笺》。
1601 年	杨继洲著《针灸大成》。
1602—1608 年	王肯堂著《证治准绳》。
1615 年	龚廷贤著《寿世保元》。
1617 年	陈实功《外科正宗》记述鼻息肉摘除术、气管缝合术等。
1620 年	武之望著《济阴纲目》。
1622 年	缪希雍著《炮炙大法》。
1624 年	张介宾著《类经》。
1632 年	陈司成著《霉疮秘录》，是我国第一部梅毒学专著。
1636 年	胡慎柔著《慎柔五书》。
1637 年	宋应星《天工开物》强调采煤时排除毒气、防止冒顶等安全卫生措施。
1641 年	胡正心著《万病验方》。秦景明著《症因脉治》。
1642 年	吴又可撰《温疫论》。
1644 年	傅仁宇著《审视瑶函》。
1667 年	张璐著《伤寒缵论》《伤寒绪论》。
1670 年	张志聪著《黄帝内经素问集注》，《黄帝内经灵枢集注》。
1674 年	柯琴著《伤寒来苏集》。
1682 年	汪昂著《医方集解》。
1687 年	赵献可著《医贯》。
1695 年	张璐著《张氏医通》。
1697 年	王宏翰卒。王氏为我国第一个接受西说之医家，生前曾撰《古今医史》。
1700 年	张介宾《景岳全书》刊行，记载鼓膜按摩术与自家耳咽管吹张术。
1723 年	清政府编成大型类书《古今图书集成》，内有《医部全录》520 卷。
1727 年	程钟龄著《医学心悟》。
1740 年	王洪绪著《外科证治全生集》。
1742 年	清政府令吴谦等编撰《医宗金鉴》刊行。
1746 年	叶天士《临证指南医案》成书。
1750 年	陈复正著《幼幼集成》。
1752 年	张宗良著《喉科指掌》。
1759 年	赵学敏著《串雅外编》，《串雅内编》刊行。
1761 年	吴仪洛著《成方切用》。
1765 年	赵学敏著《本草纲目拾遗》。
1768 年	安徽桐城疫疹（猩红热）流行。余霖著《疫疹一得》论述之。
1770 年	魏之琇著《续名医类案》。
1774 年	叶天士门人顾景文辑成《温热论》。
1792 年	唐大烈主编《吴医汇讲》，为我国最早医学杂志。
1798 年	吴鞠通著《温病条辨》。
1805 年	程文囿著《杏轩医案》等。高秉钧著《疡科心得集》。
1808 年	钱秀昌著《伤科补要》。
1822 年	清政府下令在太医院内废止针灸科。

1828 年	北京设种痘公局。
1830 年	王清任著《医林改错》。
1834 年	高文晋著《外科图说》记述外科刀剪钳针等器械图式。
1836 年	中国第一次施行割除乳癌手术。
1837 年	林则徐查毁鸦片。
1838 年	郑梅涧著《重楼玉钥》。
1840 年	江考卿著《江氏伤科方书》，用骨移植术治疗复杂骨折。
1841—1846 年	吴其濬著《植物名实图考》及《植物名实图考长篇》。
1852 年	王孟英著《温热经纬》《王氏医案》等。
1858 年	陆定圃著《冷庐医话》。
1861 年	苏州雷如金创制六神丸，治咽喉诸病颇效。陈国笃著《眼科六要》。
1863 年	费伯雄著《医醇賸义》。屠道和编著《本草汇纂》。
1864 年	吴尚先著《理瀹骈文》。
1865 年	费伯雄著《医方论》。
1882 年	雷丰著《时病论》。李纪方著《白喉全生集》。
1884 年	唐宗海著《中西汇通医书五种》。
1891—1911 年	周学海著《周氏医学丛书》。
1892 年	朱沛文著《华洋脏象约纂》。马培之著《外科传薪集》。
1900 年	柳宝诒著《温热逢源》。
1901 年	郑肖岩著《鼠疫约编》《伪药条辨》。
1908 年	南京市举办中医考试。
1911 年	第一个卫生教育组织"中华卫生教育会"成立。
1913 年	北京中医学会成立。
1914 年	北洋政府鼓吹废止中医，遭到全国中医药界的强烈反对。
1915 年	中华医学会成立。《中华医学杂志》创刊。
1918—1934 年	张锡纯著《医学衷中参西录》。
1921 年	谢观等编成《中国医学大辞典》。
1922 年	恽铁樵著《群经见智录》。
1924 年	陈克恢肯定麻黄素的止喘功能，并小量提取。
1927 年	曹炳章著《增订伪药条辨》。何廉臣编《全国名医验案类编》。
1928 年	毛泽东在《井岗山的斗争》一文中强调"用中西两法治疗"疾病。南京国民政府设立卫生部，建立中央医院，扩充中央防疫处与教育部合组医学教育委员会，颁布《药典》等，两年后，又撤销卫生部，于内政部设卫生司。
1931 年	"中央国医馆"成立。承淡安著《中国针灸治疗学》。中国工农红军卫生学校在江西苏区成立。
1932 年	王吉民、伍连德合编《中国医史》（英文版）。
1935 年	谢观著《中国医学源流论》。陈存仁等编《中国药学大辞典》。
1936 年	曹炳章辑《中国医学大成》。吴克潜编《古今医方集成》。
1941 年	蔡陆仙等编《中国医药汇海》。
1949 年 10 月 1 日	中华人民共和国成立。11 月中央人民政府卫生部成立。
1950 年	第一届全国卫生会议召开，制定"面向工农兵""预防为主""团结中西医"为卫生工作的三大方针。
1954 年	中共中央批转中央文委党组《关于改进中医工作的报告》。卫生部成立中医司。

1955 年	卫生部中医研究院正式成立。全国第一届西医学习中医研究班同时开学。卫生部中医研究院成立中医教材编辑委员会。
1956 年	北京、上海、广州、成都四所中医学院相继成立。卫生部通令废除《中医师暂行条例》《中医师暂行条例施行细则》《医师、中医师、牙医师、药师考试暂行办法》《中医诊所管理暂行条例》。
1959 年	中央卫生部组织编写首版统编中医教材。
1964 年	《中国药典》1963 年版（一部）出版。国家科委成立中药中医组。
1972 年	湖南长沙考古发现马王堆一号汉墓女尸保存完好。肌肤、内脏、脑均保存完整，说明当时已有相当先进的防腐技术。
1973 年	湖南医学院等解剖马王堆一号汉墓女尸，其肌肤、内脏、组织细胞等在镜下清楚可见。
1974 年	上海第二医学院在针刺麻醉下进行体外循环心内直视手术成功。中药麻醉用于临床手术获得成功。
1978 年	抗疟新药青蒿素在中医研究院取得成果。
1979 年	中华全国中医学会在北京成立。中医研究院、广州中医学院主编《简明中医辞典》出版。中华医史学会举办第四届全国医史学术会议。
1982 年	卫生部在衡阳召开全国高等中医教育工作会议。《中医大辞典》分册陆续出版。中国医史文献研究所在京成立。全国高等中医药教材编审委员会在南京成立。
1986 年	国家中医管理局成立，是国务院直属机构，由卫生部代管。
1988 年	国家中医药管理局正式成立。
1999 年	《中华人民共和国执业医师法》施行。中医、民族医、中西医结合医师资格考试开始。《中华本草》出版发行。
2003 年	《中华人民共和国中医药条例》正式颁布。
2008 年	世界第一所中医孔子学院在英国伦敦南岸大学建成。
2009 年	《国务院关于扶持和促进中医药事业发展的若干意见》正式发布。
2012 年	全国古籍保护工作的重点项目《中华医藏》编纂工作在北京正式启动。
2015 年	屠呦呦"有关疟疾新疗法的发现"获诺贝尔生理学或医学奖。
2017 年	《中华人民共和国中医药法》出台。
2019 年	全国中医药大会召开。《关于促进中医药传承创新发展的意见》发布。
2020 年	国家中医药博物馆成立。
2021 年	中医四诊仪首次运用在空间站任务中，通过望、闻、问、切的手段，为航天员身体护航。

主要参考文献

陈邦贤. 中国医学史[M]. 上海：上海书店出版社，1984.

程喜霖. 论陶弘景生卒年与遁入道门的原因[J]. 学术研究，1994（1）：94-98.

邓铁涛，程之范. 中国医学通史（近代卷）[M]. 北京：人民卫生出版社，2000.

二十五史[M]. 北京：中华书局，1998.

方春阳. 中医历代名医碑传集[M]. 北京：人民卫生出版社，2009.

李经纬，林昭庚. 中国医学通史（古代卷）[M]. 北京：人民卫生出版社，2000.

李经纬，孙学成. 四库全书总目提要·医家类及续编[M]. 上海：上海科学技术出版社，1992.

李经纬. 中外医学交流史[M]. 长沙：湖南教育出版社，1998.

李云. 中医人名词典[M]. 北京：国际文化出版公司，1988.

梁永宣. 中国医学史[M]. 2版. 北京：人民卫生出版社，2016.

廖育群，等. 中国科学技术史·医学卷[M]. 北京：科学出版社，1998.

马伯英，高晞，洪中立. 中外医学文化交流史——中外医学跨文化传通[M]. 上海：文汇出版社，1993.

孟永亮. 北宋校正医书局研究[D]. 北京中医药大学，2014.

钱超尘. 中国医史人物考[M]. 上海：上海科学技术出版社，2016.

史世勤. 高校教材《中国医学史》若干中日医学交流史实问题的商榷[J]. 中医杂志，1991（11）：57-58.

宋珍民. 孙思邈生年新证[J]. 中华医史杂志，2013（1）：9-17.

吴佐忻，全瑾. 智聪的国籍与赴日日期[J]. 中医文献杂志，2011，29（6）：39-42.

薛清录. 中国中医古籍总目[M]. 上海：上海辞书出版社，2007.

甄志亚. 中国医学史[M]. 上海：上海科学技术出版社，1997.

《中国医籍大辞典》编纂委员会. 中国医籍大辞典[M]. 上海：上海科学技术出版社，2002.